ullstein

EVA MIRASOL

Staying Alive

ROMAN

Ullstein

Wir verpflichten uns zu Nachhaltigkeit
- Papiere aus nachhaltiger Waldwirtschaft und anderen kontrollierten Quellen
- ullstein.de/nachhaltigkeit

Die Geschichte ist erfunden, hat sich aber vermutlich bereits mehrfach so zugetragen.

MIX
Papier | Fördert gute Waldnutzung
FSC® C021394
FSC
www.fsc.org

Originalausgabe im Ullstein Taschenbuch
1. Auflage Juni 2025

Bei Fragen zur Produktsicherheit wenden Sie sich bitte an
produktsicherheit@ullstein.de
Satz: LVD GmbH, Berlin
Gesetzt aus der Droid Serif
Druck und Bindearbeiten: ScandBook, Litauen
ISBN 978-3-548-07031-5

Für F. und S.

Inhalt

Der Drink bin heute ich

Ein großes Berliner Krankenhaus. Rettungsstelle. Montagmorgen.

Ich bin Ärztin. Das ist so etwas Ähnliches wie Arzt.

»Welcome to hell«, sagt der Oberarzt und schüttelt mir die Hand.

»Hello«, sage ich wenig schlagfertig.

»Ich meine natürlich herzlich willkommen im Team.«

Er lacht. Ich stimme ein.

»Gute Laune können wir hier immer gut gebrauchen«, sagt er und klopft mir auf die Schulter. »Ich bin Micha. Wenn du magst, können wir uns duzen.«

Ich bin nicht überrascht. Alle Oberärzte wollen heutzutage geduzt werden, bis auf die ganz alten vielleicht, die seit unzähligen Generationen auf großen, feudalen Landsitzen wohnen und wahrscheinlich sogar noch ihre Kinder siezen. Die anderen verknüpfen mit dem Du die Illusion, trotz eines Lebens voller knallharter Karriereentscheidungen irgendwie locker geblieben zu sein. Spätestens bei der Dienstplanung aber hört der Spaß auf, denn da gelten mit einem Mal wieder die Hierarchien des vorletzten Jahrhunderts. Wie gerne würde man nach dem fünften Nachtdienst in Folge seinen Oberarzt zumindest wieder siezen. Für ein wenig professionelle Distanz.

»Ich bin Nicki«, sage ich.

»Ich weiß«, grinst er.

Wir stehen im Pflegestützpunkt, einem von zwei Seiten begehbaren Raum mit verglaster Front, in dem sich so viele Menschen befinden, dass es scheint, als volontiere die gesamte Klinik heute in der Rettungsstelle.

Michas Telefon klingelt, und während er kurz beiseitetritt, blicke ich mich um. Hinter dem langen Empfangstresen sitzen ein paar Leute am Computer, ein paar andere stehen daneben und diskutieren irgendetwas miteinander, die übergroße Mehrheit jedoch eilt hektisch hin und her und telefoniert. Womöglich stellen sich Tauben so menschliche Wohnungen vor.

An der Rückwand des Raumes hängt ein großer Flachbildschirm, auf dem die Monitorüberwachung der einzelnen Behandlungszimmer angezeigt wird. Ständig piept es, und je nachdem, wie hoch und durchdringend das Piepen ist, schweifen ein oder mehrere Blicke nach hinten.

»Sorry«, sagt Micha und tritt wieder neben mich. »Hier entlang.«

Ich folge ihm in eines der Zimmer, die vom Pflegestützpunkt abgehen.

»Das ist das internistische Arztzimmer«, sagt er. Er macht eine ausladende Handbewegung in Richtung einer beeindruckenden Ansammlung benutzter Kaffeetassen und fügt vergnügt hinzu: »Eine Wohlfühloase.«

Dann stellt er mich dem Frühdienst vor: Schwester Martina, Schwester Babsi, Pfleger Rolf und Schwester Susanne, zwei ärztliche Kollegen namens Martin und Tobi sowie Sandra, die Kollegin aus dem vorangegangenen Nachtdienst. Ich habe sofort alle Namen wieder vergessen, blicke aber in lauter freundliche Gesichter. Bis auf eines.

»Und das ist Schwester Beate«, sagt Micha. »Unsere Stationsleitung.«

»Mich duzen Sie bitte nicht«, knurrt sie und verlässt das Zimmer.

Micha lacht.

Überhaupt wirkt er ziemlich gut gelaunt für die Uhrzeit, so als käme er gerade aus dem Urlaub, in den ich mich seit dem Aufstehen heute Morgen sehnlichst hineinwünsche. Passend dazu auch sein Haarschnitt, oder vielmehr dessen Abwesenheit. Er sieht eher aus wie jemand, der gleich mit Handtuch und Sonnenbrille an die Strandbar schlendert, als wie ein Vorgesetzter, auf dessen Anweisungen ich warten sollte. Nur das typische Surfer-Blond fehlt. Seine Haare sind braun und an den Schläfen ein wenig grau, doch er dürfte nicht viel älter sein als ich, und seine ständig zwinkernden Augen verleihen ihm zusätzlich etwas Jungenhaftes.

»Sei unbesorgt – ein gemeinsamer Katastrophendienst, und schon seid ihr beste Freundinnen. Apropos Katastrophendienst. Morgen ist dein erster Nachtdienst.«

»Morgen?«, frage ich entsetzt, und wieder klopft er mir auf die Schulter: »Ja, morgen. Ich hoffe, du hast damals beim Führerschein einen Erste-Hilfe-Kurs gemacht.«

Er lacht über seinen Witz. Diesmal lache ich nicht mit.

»Legt das Leben dir Pflastersteine in den Weg, bau was Schönes draus.«

»Ist das nicht der Spruch auf der Brötchentüte von Le Crobag?«

Micha freut sich: »Genau der. Ist aber eigentlich von Goethe. Warst du schon mal in Wien?«

Ich schüttele den Kopf.

»Kunst ist, wenn man's nicht kann, denn wenn man's kann, ist's keine Kunst!« Triumphierend sieht er mich an. »Johann Nepomuk Nestroy, ein Wiener!«

»Arzt?«, frage ich.

»Nein, Dichter!«

»Dein Humor würde mir unter anderen Umständen gut gefallen«, sage ich.

Er hebt die Hand wie zum militärischen Gruß: »Häng dich an Martin, er wird dich einarbeiten.« Dann verlässt er das Zimmer.

»Ist das sein Ernst?«, frage ich meinen neuen Kollegen. Er hat dunkle Augenbrauen, eine Glatze und ein tiefes Grübchen am Kinn, das Auffälligste jedoch ist seine Körpergröße, er ist bestimmt einen Meter neunzig groß, wenn nicht mehr.

»Definitiv«, sagt er. »Aber mach dir keine Sorgen, ich rufe mir zum Reanimieren immer noch manchmal die Anästhesisten zu Hilfe.«

»Kommen die denn?«

»Wenn sie nicht gerade im OP sind.«

Er grinst mich an.

»Lass uns loslegen«, sagt er und greift sich eine der Kladden, die aufgereiht an einem Bord an der Wand lehnen. »Es sind schon fünf ungesehene Patienten im Warteraum.«

Ein ungesehener Patient ist ein Patient, der noch nicht ärztlich gesehen wurde. Wer in die Rettungsstelle kommt, trifft zuerst auf die Pflege. Die stellt fest, ob der Patient lebt und wenn ja, wie lange noch. Je kürzer die vermutete Überlebenszeit, desto schneller geht es weiter, und bei vielversprechenden Vitalparametern passiert erst einmal eine ganze Weile gar nichts. Zumindest nicht, wenn die Rettungsstelle voll ist, denn dann wird triagiert, und wer einen normalen Blutdruck hat und nicht so aussieht, als würde er in den nächsten Minuten ersticken, muss sich gedulden. Wenn man dann nicht wenigstens Brustschmerzen vorweisen kann oder ein anderes, Drama versprechendes Einsatzstichwort, sitzt man ruck, zuck drei Stunden im Warteraum. Ein weiterer Notfall, und schon sind es fünf. Noch einer, acht. Und so weiter.

Eigentlich ist es wie so oft im Restaurant. Man setzt sich hin, wird freundlich begrüßt, kriegt sofort die Speisekarte – aber dann kommt stundenlang niemand, um die Bestellung aufzunehmen. Dafür kriegen alle, die später kommen, früher ihr Essen. Und das sieht auch noch besser aus. Irgendwann geht man oder beschwert sich.

In der Rettungsstelle entscheiden sich die Menschen in der Regel für Letzteres, denn wer acht Stunden gewartet hat, möchte zumindest einen Drink.

Der Drink bin heute ich.

»Ich glaube, wir sollten noch ein CT[1] machen«, sage ich. »Aber ich würde das gerne mit meinem Kollegen besprechen.«

»Und der ruft dann seine Mama an?«

Der Patient, der vor mir sitzt, ist zunehmend ungehalten. Mitte fünfzig, dunkelblaue Jeans und ein T-Shirt mit einer gigantischen Camp-David-Aufschrift.

»Ich warte seit Stunden«, sagt er genervt. »Und alle anderen waren vor mir dran.«

Seine Frau tätschelt ihm den Arm: »Schatz, sei nicht unfreundlich, sonst müssen wir noch abspülen.«

Während ich seine Krankengeschichte in den Computer tippe, kommt Martin ins Zimmer: »Ich glaube, wir sollten noch ein CT machen«, sagt er. »Aber ich würde das gerne mit der Neurologin besprechen.«

Der Patient rollt mit den Augen.

---

1 Ein CT ist die medizinische Version der Nacktfotografie, allerdings unbearbeitet und trotz neuester Technik überwiegend ohne Farbe. Wer ein Ganzkörper-CT braucht, ist wahrscheinlich zu Recht in der Rettungsstelle. Oder ein Narzisst.

Aus den fünf ungesehenen Patienten werden fünfzehn. Drei davon sind so krank, dass Martin sie doppelt zählt und ich in Gedanken dreifach.

»Macht ihr jeden Tag so viele Überstunden?«, frage ich, als wir das Zimmer verlassen und gemeinsam wieder Richtung Pflegestützpunkt gehen. Dort ist immer noch so viel los, dass ich jedes Mal Sorge habe, ich könnte Martin aus den Augen verlieren und stattdessen irgendeinem anderen Kollegen zurück in den Gang folgen.

»Im Winter mehr als im Sommer.«

Es ist Anfang Mai.

Martin sieht mich prüfend an: »Traust du dir zu, die nächsten Patienten alleine zu übernehmen – wir gehen hier sonst unter.«

»Klar«, lüge ich.

»Kannst immer fragen.«

Ich nicke und tue genau das alle fünf Minuten. Mal stürzt der Computer ab, mal fehlt irgendein Passwort, dauernd finde ich irgendetwas nicht, und auch die Patientinnen und Patienten sind nie da, wenn man sie braucht, geschweige denn dort, wo man sie sucht.

»Wo ist denn die Personaltoilette?«, frage ich versehentlich Schwester Beate. Die zeigt auf eine Tür hinter mir, auf der in Großbuchstaben »Personaltoilette« steht: »Pinkeln können Sie dann aber alleine, oder?«

Martin, der gerade mit Schwung die Tür eines Behandlungszimmers aufreißt und neben mir auf den Gang tritt, zwinkert mir zu: »Immer locker bleiben. Du schlägst dich gut.«

Er ist der netteste Kollege der Welt. Und ich will einfach nur nach Hause.

Mein nächster Patient hat chronischen Schnupfen. Bis ich das herausfinde, ist es abends.

»Ich tue wirklich, was ich kann«, sage ich.

»Aber können Sie, was Sie tun?«, fragt der Patient.

»Johann Nepomuk Nestroy?«, frage ich.

»Nein«, sagt er. »Mein Name ist Müller.«

Stethoskop-Credibility

Am nächsten Tag komme ich erst zum Nachtdienst. Auf dem Weg zur Arbeit fahre ich freihändig auf meinem Fahrrad und hoffe, dass ich einen Unfall habe und wegen eines komplizierten Schlüsselbeinbruchs nicht arbeiten kann.

Die Luft ist immer noch warm von einem der ersten durchgehend sonnigen Tage des Jahres, und halb Berlin hat Urlaub oder scheint zumindest am nächsten Tag keiner seriösen Tätigkeit nachgehen zu müssen. Dicht an dicht stehen die Menschen auf den Gehsteigen vor den Kneipen. Ich höre Sprachfetzen auf Spanisch und Französisch, überall klirren Gläser. Wahrscheinlich bin ich die Einzige, die ohne alkoholisches Getränk Fahrrad fährt.

Nachdem ich zweimal fast von einem Lkw überrollt worden bin, ramme ich eine Fußgängerin.

»Mama!«, sage ich entsetzt.

»Kind! Du bist ja ganz blass.« Prüfend mustert sie mein Gesicht.

»Erster Nachtdienst«, sage ich.

»Jetzt schon?« Sie schüttelt missbilligend den Kopf.

Ich seufze, aber da ich viel zu früh dran bin, wehre ich mich nicht, als sie mich auf die nächste Bank bugsiert und mir einen Espresso spendiert.

Ein paar gute Ratschläge gibt es obendrein: »Lass dir nichts gefallen«, sagt sie. Und: »Legt das Leben dir Pflastersteine in den Weg, bau was Schönes draus.«

»Mama«, sage ich.

»Das steht hier auf der Brötchentüte!« Sie deutet auf die braune Verpackung, die aus meiner Tasche ragt.

Ich seufze wieder.

»Ich muss los«, sage ich. »Hab einen schönen Abend.«

»Das wünsche ich dir auch«, sagt sie und küsst mich zum Abschied auf die Wange.

Als ich um kurz vor zehn in der Rettungsstelle ankomme, ist Martin noch nicht da. Ich hole mir einen Kasack und eine Hose aus dem Wäscheraum für die Funktionskleidung des Personals.

Ich war nie ein großer Fan von Arztserien, doch dass diese Kleidung nichts mit den heißen Outfits in *Grey's Anatomy* gemein hatte, sah sogar ich. Funktionskleidung als nachlässig getarnter Euphemismus für einen schlecht sitzenden zweiteiligen Schlafanzug. Die Farbkodierung ist klar. Chirurgen tragen Grün, Internisten Weiß, Notfallmediziner Blau. Mir hatte immer schon Rosa am besten gefallen, aber dafür hätte man sich beim Reinigungspersonal bewerben müssen.

»Immerhin sind unsere Schlafanzüge hinten nicht offen«, höre ich Martin sagen, der hinter mir in die Umkleide kommt. »So wie die Nachthemden für die Patienten.«

»Oder die Hosen für die Darmspiegelung.«

Er lacht. »Die sind dazu auch noch braun. Am Ende bin ich ganz froh über meinen blauen Schlafanzug. Zieht man die zwei Stunden ab, die ich für Anfahrt und Einkaufen benötige, trage ich eigentlich gar kein anderes Kleidungsstück mehr. Zu Hause den eigenen, auf der Arbeit den blauen. Das ganze Leben eine Pyjamaparty. Okay, ohne die Party.« Er schließt seinen Spind ab: »Bist du bereit für deinen ersten Nachtdienst?«

»Hmm«, sage ich und stecke mein Stethoskop in die Tasche.

Das Stethoskop ist wichtiger, als man denkt. Sogar Orthopäden haben eines, obwohl sie es ziemlich sicher niemals benutzen. Dafür haben sie große Hände, renken Hüften ein und machen Witze über Internisten. In der Rettungsstelle benötigen jedoch auch sie ein Stethoskop, denn da tragen alle Blau, und da man an einem Schlafanzug keine Troddeln oder Ehrenbezeichnungen anbringen kann, ist es das einzige Unterscheidungsmerkmal zwischen ärztlichem Personal und Pflegekräften.

Zur besseren Sichtbarkeit trägt man das Stethoskop um den Hals. Dadurch ist allen klar, dass hier jemand so viel zu tun hat, dass keine Zeit bleibt, es wieder in die Kitteltasche zu stecken. An manchen Tagen wäre es wahrscheinlich besser, es gleich im Ohr zu lassen – da muss man dann aber vorsichtig sein, dass man das andere Ende auf dem Weg zum nächsten Patienten nicht an irgendeinen Tisch knallt, sonst platzt einem das Trommelfell.

Selten nur tragen auch einmal Schwestern oder Pfleger ein Stethoskop bei sich, dies ist dann aber in der Regel ein einfacheres Modell, das überwiegend zum Blutdruckmessen verwendet wird und ohnehin in jedem Zimmer hängt. Wird es versehentlich eingesteckt, landet es in der Tasche des Kasacks und nicht am Hals, denn dort platzieren es tatsächlich nur Ärztinnen und Ärzte. Oder Pflegekräfte, die sich ihrer Sache sehr sicher sind.

Wollen auch Sie so aussehen, als arbeiteten Sie bei Ärzte ohne Grenzen? Für nur 300 Euro vermitteln wir Ihnen, worauf es ankommt! – Für Fachrichtungen, die das Stethoskop für ihre alltägliche Arbeit nicht benötigen, vermute ich in Vorbereitung auf den Einsatz in der Rettungsstelle Stethoskop-Credibility-Seminare. Es ist zumindest unwahrscheinlich, dass der sehr attraktive Neurochirurg, der soeben mit Martin spricht, irgendetwas dem Zufall überlässt, schon gar nicht das erotische

Zurechtrücken des aus der Balance geratenen Stethoskopschlauchs an seinem makellosen Hals.

Eigentlich ist also alles ganz einfach: Stethoskop – ärztliches Personal, kein Stethoskop – Pflegepersonal, Stethoskop um den Hals – kommt vom Seminar, Stethoskop in der Tasche – kommt vom Blutdruckmessen, Stethoskop im Ohr – Tinnitus.

Leider hat man den Patienten diese ungeschriebenen Gesetze nicht mitgeteilt, sodass die sich auf die althergebrachte Differenzierungsmethode verlassen müssen: Männer – Ärzte, Frauen – Schwestern.

»Erst wenn du sehr viele Falten hast, glauben sie dir dein Medizinstudium«, sagt Sandra, die mir die offenen Fälle aus dem Spätdienst übergibt. »Und dann wollen sie wissen, ob es nicht bald zu spät ist für den Rest des Lebens.«

Sie hinterlässt mir sieben ungesehene Patienten.

»Sieben?«, frage ich.

»Sei froh, dass es nicht acht sind.«

Eine Stunde später sind es bereits wieder fünfzehn. Martin macht die Notfälle, und ich die, die eigentlich zum Hausarzt hätten gehen sollen.

Ob ich studiert habe, will ein älterer Herr wissen.

Er sitzt auf der Trage in einem der Behandlungszimmer und baumelt mit den Beinen. Es ist der Raum, in dem der Computer so ungünstig positioniert ist, dass ich mich entscheiden muss, ob ich mich mit ihm oder dem Bildschirm unterhalte.

Ich deute auf das Stethoskop an meinem Hals.

Nachdenklich schüttelt er den Kopf. Ob ich mir sicher wäre? Ab und an würde ja auch mal eine Schwester eines einstecken.

Überrascht von seiner Sachkenntnis zeige ich auf das Namensschild an meinem Kittel.

»Na, so was«, sagt der Mann.

Was er hat, ist mir völlig unklar. Am meisten störe ihn das

Gefühl, sein linkes Ohrläppchen gehöre nicht mehr zu seinem Körper. Ich habe im Studium gelernt, dass niemand so genau weiß, warum man überhaupt ein Ohrläppchen hat, aber das interessiert ihn nicht, er will seines trotzdem wieder. Wozu, kann er mir nicht beantworten, nicht einmal Ohrringe trägt er, aber was soll ich da diskutieren. Um Zeit zu gewinnen, schlage ich einen stationären Aufenthalt vor.

»Wegen des bisschen Ohrläppchens?«

»Immerhin sind Sie dafür in die Rettungsstelle gefahren.«

»Da haben Sie auch wieder recht«, räumt er ein. »Und vielleicht ist ja morgen bei der Visite auch ein richtiger Arzt dabei.«

»Ich werde sehen, was sich machen lässt.«

Auch meine nächsten Patienten leiden an mir bisher völlig unbekannten Symptomen wie Angst, allein zu lesen, und Zucken im vorderen Zungendrittel. Ein nicht unerheblicher Teil kommt, weil noch Licht brannte. Ich bin versucht, sicherheitshalber alle stationär aufzunehmen und bleibe vage auf die Frage, was denn genau mit ihnen los sei.

»Gicht«, sage ich zu einem älteren Herrn, der nicht lockerlässt.

»Komisch«, sagt er. »Mein Hausarzt dachte, ich hätte einen Herzinfarkt.«

Ach, rudere ich ein wenig zurück, das könne man manchmal gar nicht so genau unterscheiden.

Während ich ihm Blut abnehme, fällt mein Blick auf ein Plakat an der Wand. Dort wirbt Lilly Pharma für sein Insulinpräparat Abasaglar.[2]

---

2 Insulin gibt es schon lange, aber hin und wieder kommt ein neues Präparat auf den Markt, und damit sich das alle gut merken können, trägt es eingängige Namen wie Abasaglar.

»Das Leben ist voller erster Momente«, heißt es, und dann wird aufgezählt: »Meine erste Liebe«, »mein erstes Baby«, »mein erstes Basalinsulin«, und: »Abasaglar«.

Fast steche ich daneben. Wer hätte gedacht, dass das Leben nach der ersten Liebe noch so viele schöne Überraschungen bereithält? Der Patient folgt meinem Blick.

»Was kommt denn nach Abasaglar?«, fragt er mich.

»Sagen Sie es mir, ich habe noch nicht einmal ein Baby.«

Der Patient lacht. »Blut abnehmen müssen Sie noch üben, aber lustig sind Sie.«

»Danke«, sage ich und steche nun wirklich daneben.

Seine Begeisterung schwindet prompt, das Ergebnis der Laboruntersuchung jedoch rehabilitiert mich: Er hat tatsächlich Gicht, keine Spur eines Herzinfarkts. Erleichtert verschreibe ich ihm ein Schmerzmedikament.

»Sie sind ja wie Sherlock Holmes!«, sagt der Mann.

»Mir würde Dr. Watson schon reichen«, sagt Schwester Beate und knallt mir drei weitere Kladden auf den Tisch. Ein Stethoskop baumelt von ihrem Hals.

Der Hals ist für Anfänger

In den nächsten Stunden halte ich mich an Schwester Angela. Die macht zwar auch nicht den Eindruck einer liebevollen Großmutter, scheint aber zumindest nicht beschlossen zu haben, dass ich ihre neue Schwiegertochter bin, die es rauszuekeln gilt. Ich habe vielmehr das Gefühl, dass ich ihr völlig egal bin. Als sie mich das dritte Mal Susanne nennt, korrigiere ich sie vorsichtig.

»Tut mir leid«, sagt sie. »Ihr Ärzte wechselt häufiger als die Patienten.«

»Ich bleibe erst einmal«, sage ich.

»Das kann ja heiter werden. Du siehst aus wie Schwester Susanne.« Zerstreut klickt sie im Computer herum. »Bis auf das Stethoskop am Hals.«

Mit zunehmender Dunkelheit werden die Menschen immer kränker, sodass unsere Arbeitsteilung hinfällig wird. Jetzt übernimmt nicht nur Martin die Notfälle, sondern auch ich – und die, die eigentlich zum Hausarzt hätten gehen sollen, machen es sich im Warteraum mit *Herr der Ringe* bequem. Ich höre, wie Pfleger Rolf freundlich die special extended edition empfiehlt. »Sechs Stunden Bonusmaterial«, flüstert er mir zu.

Mein nächster Patient hat eine Magenblutung, der Blutdruck ist niedrig, und das Herz schlägt zu schnell. Außerdem ist er nierentransplantiert und hat Fieber. Als sein Blutdruck langsam weiter fällt, werde ich nervös, denn ich finde keine

Vene[3], und er braucht dringend eine Infusion. Einer seiner beiden Arme ist seit einem Schlaganfall gelähmt. Ich steche dreimal vergeblich in den anderen. Eine Kontaktaufnahme ist nicht möglich, und ich erschrecke maßlos, als der Mann mir mit seinem verbliebenen Arm in die Schulter pikt. In der Hoffnung, die Infusion am Bein legen zu können, schlage ich die Decke zurück, doch er hat keine Beine.

»Diabetes«, sagt die Ehefrau, während ich Martin anrufe und um Hilfe bitte. Der aber ist mit Schwester Beate und einer Patientin im Schockraum. Ich höre das hektische Piepen des Monitors, und auch seine Stimme klingt anders als sonst.

»Ruf die Anästhesie an«, sagt er und legt sofort wieder auf.

»Sie haben Glück«, sagt die Anästhesistin. »Ich bin gerade aus dem OP raus.«

Mir wird ein bisschen schlecht, als ich mir das Gegenteil vorstelle.

»Was brauchen Sie denn?«

»Einen ZVK«, sage ich.[4]

---

3 Venen und Arterien sind Blutgefäße. Im Volksmund heißen beide Adern, in der Medizin jedoch ist kein Platz für derart unkonkrete Poesie. Dort versteht man unter Venen Blutgefäße, die zum Herzen führen, und unter Arterien solche, die vom Herzen wegführen. Auf letzteren ist ordentlich Druck drauf, sodass man ungern versehentlich reinsticht. Dankbarerweise hat der Körper vorgesorgt und die Arterien tief ins Gewebe versenkt. Venen hingegen liegen oberflächlicher, doch auch sie sind manchmal schwer zu finden – vor allem, wenn man sie dringend braucht.

4 ZVK steht für zentraler Venenkatheter. Man punktiert eine große Vene und schiebt einen dünnen Kunststoffschlauch Richtung Herz. Liegt er richtig, kann man darüber Blut abnehmen und Infusionen verabreichen. Liegt er falsch, kann man es nicht. Ein ZVK rettet oft nicht nur die, die ihn haben, sondern auch die, die ihn legen. Alle lieben ihn, doch die leidenschaftlichste Affäre hat

»Können Sie den nicht selber legen?«

»Theoretisch schon. Aber praktisch …«

Die Anästhesistin seufzt: »Praktisch nein.«

»Es ist mein zweiter Tag.«

»Na und?«, sagt sie. »Man wächst mit seinen Aufgaben.«

Ich nehme mir vor, Martin zu fragen, ob sie vielleicht mit Micha verwandt ist.

»Wenn du denkst, es geht nicht mehr, kommt von irgendwo ein Lichtlein her.«

Sie ist definitiv mit Micha verwandt. Oder mit Paulo Coelho, dessen fröhliche Ratgebersprüche wahrscheinlich demnächst auf die Brötchentüte von Le Crobag gedruckt werden.

In diesem Moment ruft Schwester Angela nach mir: »Zimmer fünf, beeil dich, hier ist jemand mit Luftnot. Sieht nicht gut aus.«

Nicht gut ist vorsichtig gesagt die Untertreibung des Jahrhunderts. Der Patient besteht nur aus Haut und Knochen, ist kaum ansprechbar und atmet flach und schnell.

»Lungenkrebs«, sagt die Feuerwehr. »Seit heute Fieber und Luftnot.«

Ich drehe den Sauerstoff hoch. Dann wechsle ich die Handschuhe, aber auch dieser Mann hat keine sichtbaren Venen, und gerade als ich zunehmend in Panik gerate, hält mir Schwester Angela ein EKG unter die Nase.

»Raum vier, Herzfrequenz 230/min, Blutdruck knapp.«

»Wo ist Martin?«

»Immer noch im Schockraum.«

Ich lasse alles stehen und liegen und sprinte in den Raum

---

die Anästhesie. Ihr reichen oft ein paar Minuten, um das Ding an seinen Platz zu ballern – ein souveräner Quickie, wo andere jahrelang vergeblich das Kamasutra wälzen.

gegenüber. Die Frau, die am Monitor liegt, hat große, angstgeweitete Augen. Sie fasst sich an die Brust. Ich entscheide, dass dies ein noch größerer Notfall ist, und bete, dass die Anästhesistin unterwegs ist.

Während Schwester Angela dem Patienten mit Luftnot das Morphin kurzerhand unter die Haut spritzt, lege ich der Frau eine Flexüle in den linken Arm.[5]

In diesem Moment betritt Martin den Raum. Mir ist, als leuchteten seine Konturen golden – er ist meine Rettung, und ich bin nassgeschwitzt wie nach dem Marathon, den ich nie plane, zu laufen.

Nach einem kurzen Blick aufs EKG nickt er mir zu und zieht Adenosin auf, ein Notfallmedikament zur Therapie von Herzrhythmusstörungen. Während ich der Patientin erkläre, dass wir ihr jetzt gleich etwas spritzen müssen, das ihr Herz für wenige Sekunden aussetzen lässt, und dass sich das auch ganz genau so anfühlt, kommt die Anästhesistin und legt meinem Patienten den rettenden ZVK. Natürlich nicht in den Hals, sondern in die etwas schwerer zugängliche Vene unterhalb des Schlüsselbeins.

»Der Hals ist für Anfänger«, sagt sie und sieht sehr zufrieden aus.

Ich glaube, dass elf Minuten auch ihr persönlicher Rekord

---

5 Die Flexüle ist ein peripherer Venenkatheter und somit die kleine Schwester des ZVK. Man legt sie in die oberflächlichen Venen der Arme und seltener auch der Beine. Alternative Bezeichnungen sind je nach Herstellerfirma Braunüle, Viggo oder Abbocath. Oft sagt man aber auch einfach nur Zugang oder Nadel, obwohl Letzteres bedrohlicher klingt, als es ist, denn die Nadel wird nach dem Stich wieder gezogen, und es bleibt nur der Plastikschlauch im Körper. »Nur«, hatte sich meine Oma immer beschwert, »als ob ihr stolz darauf wärt, die Verpackung nicht gleich mit drin zu lassen.«

sind, denn ihre Laune ist so gut, dass sie den Patienten gleich mit auf die Intensivstation nimmt.

Die Frau im Nebenzimmer schnappt nach Luft, als ihr Herz kurz stehen bleibt – zehn lange Sekunden, bis endlich der erlösende Ton der Monitorüberwachung ertönt und das EKG einen normalen Rhythmus anzeigt.

Nach einer weiteren Ampulle Morphin stabilisiert sich auch der Patient mit Luftnot so weit, dass Martin und ich in Ruhe eine Vene suchen können.

»Ihr seid ja niedlich«, sagt die Anästhesistin. »Zu zweit für eine kleine Vene.«

Ihre Ironie perlt an mir ab, so dankbar bin ich, dass alle noch am Leben sind: »Ich weiß nicht, was ich ohne Ihre Hilfe gemacht hätte«, sage ich.

Sie lächelt: »Wenn du etwas ganz fest willst, dann wird das Universum darauf hinwirken, dass du es erreichen kannst.«

Am nächsten Morgen google ich das Zitat. Und tatsächlich: Paulo Coelho. *Der Alchimist.*

Ohne Betäubung

Zu Hause falle ich in einen traumlosen Schlaf. Als ich aufwache, ist es abends, und ich muss direkt wieder los. Statt zu essen, entscheide ich mich für eine Dusche, denn mir ist ohnehin schon schlecht. Martin hat heute frei.

»Du Arme«, hatte er mich bemitleidet, als wir am Morgen gemeinsam die Rettungsstelle verließen. »Vier Nächte hintereinander sind übel. Da bräuchte man eigentlich erst einmal ein paar Tage Urlaub.«

»Bei mir geht es mit drei Spätdiensten weiter.«

Er hatte mir auf die Schulter geklopft und sich in den Bus verabschiedet.

Auf dem Weg in die Klinik fahre ich wieder freihändig. Leider ramme ich diesmal nicht einmal meine Mutter. Aus Protest meide ich Le Crobag, sodass ich einen Umweg fahren muss, um mir einen Kaffee und ein belegtes Brötchen zu holen. Verschwitzt schließe ich mein Fahrrad ab.

Am Eingang der Rettungsstelle steht Schwester Beate mit einer jungen Frau, die mir freundlich zunickt. Ich nicke zurück, Schwester Beate drückt ihre Zigarette aus.

»Ich bin Anna«, sagt die junge Frau. »Ich mache heute die Anmeldung.«

»Ich bin Nicki«, sage ich. »Neue Kollegin.«

»Ich weiß«, sagt sie. »Hat Beate erzählt. Übler Dienst gestern, was?«

Ich nicke. Was Beate sonst noch erzählt hat, will ich gar

nicht wissen, doch so unfreundlich wie gestern blickt sie nicht. Ob wir am Ende schon beste Freundinnen sind?

»Bitte kommen Sie zum nächsten Dienst pünktlich«, sagt Schwester Beate.

Wohl nicht.

»Aye, aye, Sir«, sage ich, und Anna lacht.

In der Umkleide treffe ich auf Sandra, die soeben ihren Spind abschließt.

»Na? Schon eingelebt?«, fragt sie mich freundlich.

Ich seufze.

Sie bindet ihre Haare zu einem Pferdeschwanz und zieht eine glitzernde Haarspange in Form einer Regenwolke aus ihrer Tasche. Auf meinen belustigten Blick hin sagt sie entschuldigend: »Die ist von meiner Tochter. Hoffentlich merkt sie es nicht, sonst ist morgen früh die Hölle los.«

»Das kenne ich von meiner Nichte«, sage ich. »Die kann das Haus auch nur unter ganz bestimmten Umständen verlassen.«

Sandra nickt vielsagend. Sie greift in ihre andere Tasche und fördert zwei weitere Klammern zutage.

»Oje ... Einhorn und Katze auch noch. Das wird kein schöner Tag für die Erzieherinnen in der Kita.«

Sie steckt sich eine bunte Plüschklammer mit Katzengesicht hinter das eine und eine riesige Einhorn-Spange hinter das andere Ohr. Sie zögert.

»Eine könnte ich abgeben«, sagt sie.

»Nein danke«, sage ich.

Sie grinst.

Gemeinsam verlassen wir die Umkleide, sie in Birkenstock und mit der Frisur einer Dreijährigen, ich in nagelneuen weißen Turnschuhen, wie sie sonst nur Teenager tragen oder deren Großeltern, wenn sie von ebenjenen beraten wurden.

Dann teilen wir uns auf. Ich nehme die Übergabe aus dem Spätdienst entgegen, und Sandra organisiert eine überfällige Verlegung auf die Intensivstation.

Arbeiten mit ihr ist noch krasser als mit Martin. Während ich einen Patienten sehe, sieht sie vier. Sobald ich einen entlasse, entlässt sie fünf. Dennoch versichert sie mir mehrfach, dass ich es sehr gut mache. Ich hingegen fühle mich wie ein Kleinkind, das der Mama beim Ausräumen der Spülmaschine hilft, den Prozess um Stunden verzögert und dabei auch noch die Hälfte des Geschirrs kaputt macht.

Bereits um Mitternacht ist die Rettungsstelle so voll, dass die meisten Menschen auf dem Flur untersucht werden müssen. Dort sehe ich drei Männer mit jeweils drei Promille. Sie scheinen sich zu kennen und sitzen brav nebeneinander auf ihrer Liege, während die Unfallchirurgin einem nach dem anderen die Platzwunde näht. Ohne Betäubung.

»Tut das nicht weh?«, frage ich.

»I wo, bei so vui Alkohol«, sagt die Chirurgin. Sie kommt aus Bayern. Die drei Männer kichern.

»Waren Sie schon im CT?«, frage ich.

Alle nicken brav.

»Koa Blutung«, sagt die Chirurgin. »Wenn i fertig bin, schick i sie dir zum Ausnüchtern.«

Die Männer blicken bewundernd zu ihr auf. Ob ich nicht doch hätte Chirurgin werden sollen? Nähen ist so viel cooler als Ausnüchtern. Die Chirurgin setzt einen besonders eleganten Stich, die Männer seufzen. Mir fällt mein erster Nebenjob ein, noch zu Schulzeiten, in einer großen Anwaltskanzlei. Ich saß im Großraumbüro und sortierte Akten, als einer der Anwälte mich mit seiner Sekretärin verwechselte.

»Der Knopf muss angenäht werden«, sagte er und gab mir sein Jackett.

Ich weiß noch, wie überrascht ich war und wie lange ich für meine Antwort brauchte.

»Ich kann gar nicht nähen«, sagte ich schließlich.

Die echte Sekretärin kam mir zu Hilfe: »Ich übernehme das«, sagte sie und nahm mir das Jackett wieder ab.

Der Anwalt nickte. Im Hinausgehen drehte er sich noch einmal um: »Das lernen Sie mal, sonst finden Sie nie einen Mann«, sagte er und schloss die Tür.

Hatte ich damals aus Trotz den Entschluss gefasst, Internistin zu werden? Um das Fehlen meiner hauswirtschaftlichen Kenntnisse sozusagen beruflich zu legitimieren?

»Warum können Sie eigentlich nicht nähen?«, holt mich einer der Betrunkenen aus meinen Gedanken.

Betont gleichgültig zucke ich mit den Schultern.

»Ich habe schon einen Mann«, lüge ich. Dann lege ich jedem eine Infusion.

»Koa Bettgitter«, rät mir die Unfallchirurgin. »Sonst stürzn's wieder, wenn's drüberklettern.«

Dankbar für den Tipp lasse ich die Bettgitter weg. Eine halbe Stunde später sind die Männer verschwunden. Die Suchaktion, die sich anschließt, beschert mir einen tadelnden Blick und eine Rüge: »D'Infusion musst vorher scho obmochn, sonst büxn's mit der Nadl im Arm aus.«

Zum Glück sind die Männer nur beim Späti um die Ecke. Ein wenig ertappt folgen sie mir wieder in die Rettungsstelle. Nachdem ich ihnen die Flexüle gezogen habe, bedanken sie sich freundlich.

»Bitte unterschreiben Sie mir noch, dass Sie jetzt gegen ärztlichen Rat gehen«, sage ich.

»Aber natürlich«, sagt der eine.

»Bis zum nächsten Mal«, sagen die beiden anderen.

»Wo warst du so lange?«, fragt Schwester Beate.

»Kurz rauchen«, lüge ich, doch ich sehe, dass sie es mir nicht glaubt.

Der restliche Dienst verläuft unerwartet glimpflich, zumindest müssen wir weder reanimieren noch mehrere Patienten gleichzeitig in die nicht vorhandenen Intensivbetten quetschen. Als der Frühdienst um sieben Uhr zur Übergabe kommt, ist die Rettungsstelle leer, was uns einen dankbaren Blick von Tobi beschert. Auch seinen Namen hatte ich nach der ersten Vorstellungsrunde sofort wieder vergessen, aber sein Gesicht hätte ich wiedererkannt. Kantige Nase, Vollbart und ein Dutt, an den Seiten rasiert – sein Zugeständnis an den Arztberuf scheint die Brille, ansonsten sieht er aus wie ein Wikinger.

»Ich bin heute die ersten zwei Stunden alleine«, sagt er. »Nina ist krank, und Micha hat so kurzfristig keinen Ersatz gefunden. Er will mir zwar helfen, fährt aber parallel Notarzt und kann erst in ein paar Stunden dazustoßen.«

»Da ist er ja schon«, sagt Sandra, als ihr ein gut gelaunter Micha auf die Schultern klopft.

Er sieht anders aus als bei unserer ersten Begegnung, doch falls er nicht selbst Hand angelegt haben sollte, war der Friseur wohl spätestens bei den Koteletten abgelenkt. Allein, wieso sollte es ihm anders ergehen als mir, die ich regelmäßig 70 Euro für einen Haarschnitt zahle, bei dem außer einer Stunde House und der Verwunderung des Friseurs, dass ich es trotz meiner splissigen Haare zu einem Beruf gebracht hatte, nichts passierte. Halt, in der Regel bekam man zu Beginn einen viel zu heißen Tee serviert, der stets unberührt blieb, weil man entweder in Rückenlage beim Haarewaschen festsaß oder der Friseurumhang keine Löcher für die Hände hatte. Einmal hatte ich waghalsig nach der Teetasse gegriffen und versucht, noch während des Geständnisses, im letzten halben Jahr wieder nicht im Stehen geschlafen zu haben, einen Schluck des brühend heißen Tees zu mir zu nehmen. Das Ergebnis war ein frecher Pony – das muss in dem Moment geschehen sein, in dem ich aufgrund der Verbrennung dritten Grades an meiner Oberlippe kurz abgelenkt gewesen war und genickt hatte, ohne zuzuhören. Die Wunde an der Lippe beschäftigte mich drei Wochen lang, der Pony fast ein Jahr – »Ja, wenn Sie den nicht täglich waschen, föhnen, glätten, legen, nachschneiden und in Form bringen, sieht das natürlich übel aus« –, ich kaufte eine Menge Haarspangen und lehnte seitdem immer dankend ab, wenn die nächsten mit Schere bewaffneten Frauen und Männer mir ihre Alibi-Getränke anboten.

»Ich sehe, ihr habt die Nacht überlebt!«, grinst Micha. »Das sind ja gute Nachrichten.«

Sandra verdreht die Augen.

»Ich habe euch eine Patientin mitgebracht«, fügt er hinzu. »Verdacht auf Lungenembolie, liegt im Zimmer zwei am Monitor.«

Tobi seufzt.

»Bis später«, verabschiedet sich Sandra.

»Hoffentlich nicht«, grinst Micha. »Um 22 Uhr bin ich im Kino verabredet.«

»Ich meinte Nicki«, sagt Sandra, und mir wird schon wieder ein wenig schlecht.[6]

Auf dem Weg nach Hause hole ich mir im Vorbeifahren einen Kaffee aus einem der unzähligen Spätis, die die Straße zu meiner Wohnung säumen. Der Morgen ist noch kühl, aber der Himmel ist wolkenlos, und überall zwitschern die Vögel in

---

6 »Bis später« ist der Super-GAU der Verabschiedungen, vor allem für die Person, die nach Hause geht. »Kannst eigentlich gleich dableiben« träfe es besser.

nahezu beglückter Verzückung. Der Tag ist wie ein großes Versprechen – nur nicht für mich. Schweren Herzens schiebe ich mein Fahrrad die verbleibenden Meter bis zu dem großen Altbau, dessen Fassade schon seit Monaten durch ein riesiges Gerüst verkleidet ist, auf dem nie jemand arbeitet.

Vor meiner Haustür wächst ein lilafarbener Fliederstrauch, und als sähe ich die Pflanze zum ersten Mal, bleibe ich stehen und rieche an den Blüten. Als niemand hinsieht, breche ich hastig einen dicken Zweig ab und nehme ihn mit nach oben in meine Wohnung. Ich stelle ihn in die kitschigste Vase, die ich besitze, und genieße für einen Moment das wohl einzige Stück Frühling, das ich diesem herrlichen Tag würde abtrotzen können. Die Vase ist ein Relikt meiner WG-Zeit in Regensburg, und nicht zum ersten Mal überkommt mich bei ihrem Anblick die Sehnsucht nach der Unbeschwertheit meiner Studienjahre. Ich hatte nie bedauert, dass das Los der zentralen Vergabestelle nicht auf Berlin gefallen war. In der Erzählung der Daheimgebliebenen glich das Medizinstudium in der Hauptstadt einer jahrelangen Schnitzeljagd, in der diejenigen vorne lagen, denen es gelang, am schnellsten zwischen den unterschiedlichen Campi hin- und herzufahren. Wichtiger als jegliche Art medizinischen Wissenserwerbs schien es, die U-Bahn-Fahrpläne auswendig zu können.

Ich hingegen erinnerte mich an unzählige Stunden im Biergarten und an ganze Semesterferien, die ich grillend und Beachvolleyball spielend am Ufer der Donau verbrachte. Das Leben und die Stadt waren überschaubar, und gefühlt hatten wir ohnehin immer frei, zumindest kam mir das so vor, als mich mit dem Rückzug nach Berlin der Schock des Arbeitslebens aus meiner studentischen Oase riss.

Seufzend trenne ich mich schließlich vom Anblick des vollendeten Fliederzweiges, streiche über die halbreliefartige, goldene Silhouette der Regensburger Altstadt und falle, kaum dass mein Kopf das Bettlaken berührt, in einen unruhigen Schlaf voller seltsamer Träume. Vor meinem geistigen Auge näht die Unfallchirurgin im Dirndl einem Oktoberfestzelt voller Betrunkener kichernd die Platzwunden. Weiß-blau glitzert der Faden, und die ganze Rettungsstelle singt die Bayernhymne.

Gegen Mittag gebe ich auf, gehe duschen und setze mich mit einer Fertigpizza vor meinen Laptop, um mir *Rambo* anzusehen. Ich weiß nicht, woher meine Liebe zu *Rambo* kommt oder warum mir ausgerechnet Sylvester Stallones wortlose Gewalt Trost und Ruhe spenden, doch glaubt man meiner Mutter, ist es ein Kompensationsmechanismus zur Bewältigung meiner friedlichen und weitgehend fernsehfreien Kindheit.

»Kind, es tut mir leid«, hatte sie sich vor ein paar Jahren entschuldigt. »Am Ende war es wohl ein wenig radikal, dich immer nur *Die Sendung mit der Maus* sehen zu lassen. Jetzt holst du eben alles nach. Das legt sich schon wieder.«

Seit Jahren nun sehe ich mir *Rambo* an. Er ist eine tragische Figur, gezeichnet vom Vietnamkrieg und ohne Zugang zu einer Psychotherapie, die sich mit seiner posttraumatischen Belastungsstörung auseinandergesetzt hätte. Wer die *Rambo*-Filme kennt, weiß, dass die Gewalt, die von ihm ausgeht, keinen sadistischen Charakter hat, sondern seinem verletzten und sensiblen Inneren entspringt. Er führt den Kampf gegen das Böse nicht nur für sich selbst, sondern für all die Unterdrückten dieser Welt. *Rambo* ist David gegen Goliath, sogar die Frisur ist gleich.

Eine meiner Lieblingsszenen findet sich im ersten Teil. Dort stürzt sich Rambo auf der Flucht vor seinen Verfolgern eine fünfzig Meter hohe Schlucht hinab und kollidiert nach einem mehrere Sekunden andauernden Freiflug mit einer riesigen

Tanne. Den Bremsvorgang durch deren Äste kalkuliert er so geschickt mit ein, dass er sich lediglich eine schmale, äußerst ästhetische Schnittwunde an seinem Oberarm zuzieht, eine Schnittwunde, die er dann souverän und chirurgisch astrein mit einer fortlaufenden Naht selbst versorgt.[7]

Eine Hundertschaft Polizisten ist ihm auf den Fersen, ein Hubschrauber kreist über ihm, und alle haben Maschinengewehre – er hingegen hat nur ein Messer, aus dessen Knauf er am Fuße der Tanne Nadel und Faden holt, um damit seine Wunde zu nähen.

Selbstverständlich ohne Betäubung.

Welch ein großartiger Moment.

Warum der Faden im nächsten Nahkampf nicht sofort wieder herausrutscht und wie Rambo sich überhaupt einhändig den Knoten bindet, werde ich später die bayrische Unfallchirurgin fragen – bis dahin gebe ich mich dem optischen Genuss dieses archaischen Nähvorgangs hin und bereue zum zweiten Mal an diesem Tag, nicht selbst Chirurgin geworden zu sein.

Glaubt man meiner Mutter, ist es die Absurdität, die mich an der Szene so fasziniert. Das Unmögliche, von Rambo möglich gemacht, die souveräne Gelassenheit im Angesicht existenzieller Bedrohung, die Präzision der Naht, wo eigentlich nicht einmal Zeit für ein Pflaster ist.

Was hätte Rambo gemacht, frage ich mich, als ich mein Fahrrad aus dem Hof hole und zu meinem dritten Nachtdienst aufbreche.

---

7 Eine fortlaufende Naht ist eine Naht, die aus einem einzigen Faden besteht. Dieser wird über eine längere Strecke immer wieder ein- und ausgestochen. Erst ganz am Ende der Naht wird der Knoten gesetzt, was auch für Rambo praktisch ist, denn Knoten kostet Zeit, und die hat er nicht.

Ich gebe mir die Antwort selbst: Er wäre einfach hingegangen.

Derart psychologisch gestärkt, mache ich mich schließlich auf den Weg in die Rettungsstelle.

Der bunte Weg

Ein Psychoanalytiker hätte derzeit wahrlich seine Freude an meiner Traumwelt. Mein Unterbewusstes kehrt sich nach oben, ich träume nicht nur von meinen Diensten, sondern von Schule und Studium, es mischen sich vergessen geglaubte Unsicherheiten mit neuen Ängsten, ab und an ist sogar ein wenig Penisneid dabei, Freud wäre entzückt.

Apropos Neid aufs andere Geschlecht.

Im letzten Nachtdienst rief mich Schwester Susanne an, sie sei auf der Suche nach ihrem Kugelschreiber, sagte sie, ob ich den vielleicht eingesteckt hätte. Zum Zeitpunkt ihres Anrufs hatte ich mich gerade kurz hingelegt, in eines der Betten im Schockraum, auf die Plastikfolie und ohne Zudecke, nur ein paar Minuten die Augen schließen, dachte ich, bevor der nächste Krankenwagen kommt, und natürlich hatte ich Schwester Susanne Bescheid gesagt. Die jedoch vermisste ihren Kugelschreiber, und ich ein Y-Chromosom. Niemals, da bin ich mir sicher, niemals hätte sie sich getraut, mit dieser Frage einen meiner männlichen Kollegen zu wecken. Wenige Minuten später musste ich das Bett im Schockraum einer Patientin aus der Unfallchirurgie überlassen – »Siehst du?«, hatte sie gesagt. »Du wärst ja ohnehin gleich wieder wach geworden.« In mir schrie alles nach dem Prinzip, aber ich konnte es mir nicht leisten – wenn Schwester Susanne jetzt aus Ärger über meine miesepetrigen feministischen Betrachtungen eine rauchen gehen würde, stünde ich allein da.

Verglichen mit der großen Mehrzahl der Chefärzte ist Schwester Susanne jedoch die Gleichstellungsbeauftragte.

Auf mich als Frau hätte man in der Kardiologie nicht gewartet, erzählte mir der Chefarzt einer Klinik, deren freie Stelle wenig verwunderlich nicht mir zuteilwurde. In seiner Abteilung gäbe es männliche Kollegen, die bereit seien, vierundzwanzig Stunden am Tag zu arbeiten, sagte er, und dass es schon einer speziellen Persönlichkeit bedürfe, um auf der Karriereleiter nach oben zu klettern – als Frau könne ich vielleicht ein wenig Ultraschall lernen, Kathetern aber sei für die großen Jungs, falls ich wisse, was er meine. Ich wusste, was er meinte, aber ich schaffte den Absprung nicht, und ihm schien das Vorstellungsgespräch richtig Spaß zu machen. Abwechselnd musterte er meinen Lebenslauf und mich, hielt kurz inne und sagte dann mit demselben Ausdruck, mit dem man seinen Partner wissen lässt, dass man ihn wegen seiner genitalen Feigwarzen verlässt: Bunter Weg.

Der bunte Weg. Für jeden normalen Menschen ist der Lebenslauf eines Mediziners eine gähnend langweilige Aneinanderreihung von Prüfungen, Praktika und Zusatzbezeichnungen mit derart nahtlosen Übergängen, dass jeder schwarz auf weiß sehen kann, wie dieser Mensch sein ganzes Leben lang keine einzige Sekunde Spaß hatte. Für Mediziner indessen scheint allein die Tatsache, dass man schon in zwei unterschiedlichen Krankenhäusern gearbeitet hat, ähnlich suspekt zu sein wie Polyamorie oder die Ehe für alle.

Noch fragwürdiger anscheinend ist die Ehe mit keinem. Der letzte Chefarzt, bei dem ich mich beworben hatte, war der ehemalige Kommilitone eines Freundes. Noch am Abend des Vorstellungsgesprächs rief er diesen an und wollte wissen, warum ich keinen Partner hätte. Ich sähe doch gar nicht so schlecht aus. Dann fragte er, ob ich schon auf Tinder sei, das wäre ihm lieber als Parship, denn er sei kein großer Fan von Elternzeit, und bei Tinder scheine ihm die Wahrscheinlichkeit einer ernsthaften Beziehung mit konsekutiver Schwangerschaft geringer. Problematisch war wohl auch mein Alter. Seiner Erfahrung nach griffen Frauen über dreißig immer häufiger auf künstliche Befruchtung zurück – und sein Team würde nicht noch eine hormonell induzierte Mehrlingsschwangerschaft verkraften. Ob er ihm nicht einen Mann empfehlen könne? Oder eine Frau, in deren Eierstöcken nicht schon ein Kleinkind das Schwert wetze?

Mein Freund war geistesgegenwärtig genug, seine vierjährige Nichte vorzuschlagen: Wenn die jetzt gleich mit dem Medizinstudium beginnen würde, könne sie mit zehn anfangen zu arbeiten und hätte mit etwas Glück noch zwei Jahre bis zum Einsetzen ihrer Menstruationsblutung. Ersatzweise könne er auch noch seine Großmutter anbieten, die allerdings müsse gewickelt werden.

Es tat mir leid, als ich erfuhr, dass die Freundschaft der beiden Männer unter meiner prämenopausalen Bewerbung[8] gelitten hatte, der Freund versicherte mir jedoch, das Schweigen am anderen Ende der Telefonleitung in vollen Zügen genossen zu haben.

Bei der nächsten Bewerbung war ich deutlich besser vorbereitet. Ich hatte mir ein kleines Portfolio zurechtgelegt mit

---

8 Eine prämenopausale Bewerbung ist die Bewerbung eines Menschen mit Gebärmutter, der hormonell in der Lage ist, schwanger zu werden, und daher jederzeit Kinder kriegen kann – eine tickende Zeitbombe sozusagen, die in manchen Fällen erst spät durch die Menopause entschärft wird. Aus diesem Grund ist eine postmenopausale Bewerbung aus Sicht derer, die den Dienstplan schreiben, praktisch – schade nur, dass die meisten Menschen dann schon so alt sind.

Angabe meiner Tinder-Profildaten zum Beweis meiner Unseriosität sowie der Telefonnummer meiner Gynäkologin zur Verifizierung der letzten drei negativen Schwangerschaftsteste.

Überraschenderweise ging es dann aber nicht um die Farben meiner Zukunft, sondern um die meiner Vergangenheit.

Der bunte Weg.

Da war er wieder.

Hätte ich Interessenlosigkeit als Interesse angeben müssen? Hätte ich verschweigen sollen, dass ich immer im falschen Ausland gewesen war? Kein einziges Praktikum in der Schweiz absolviert hatte und noch nie in Südafrika war, wohin man fuhr, wenn man Exotik in seinen Lebenslauf bringen, aber nicht riskieren wollte, später keinen Job zu bekommen? Oder ließ allein die Tatsache, dass ich während meiner Promotion keine einzige weiße Ratte getötet hatte, das Wort Hippie auf meiner Stirn leuchten?

Als auch dieser Chefarzt gönnerhaft meinen Lebenslauf beiseitegelegt hatte, meldete sich die ebenfalls anwesende Oberärztin zu Wort: So schlimm fände sie persönlich meinen bunten Weg gar nicht, sagte sie, was sie aber wirklich interessieren würde, sei die Herkunft meiner Eltern.

»Beide Deutsche«, hatte ich wahrheitsgemäß geantwortet.

Ach, das würde sie jetzt aber wundern, sie hätte geschworen, es seien Italiener, woher kämen denn sonst meine dunklen Haare? Und hatte ich nicht einen kleinen Akzent?

»Mein Sohn studiert Medizin in der Schweiz«, hörte ich da den Chefarzt sagen. »Und macht dann ein Praktikum ...«

»... in Südafrika«, ergänzte ich.

»Woher wissen Sie das?«

»Auf Wiedersehen«, sagte ich, stand auf und nahm meine Jacke.

»Woher wussten Sie, dass ich Sie nicht einstelle?«, fragte er verblüfft.

»Weibliche Intuition«, sagte ich. »Und kein Italiener ist bereit, 24 Stunden am Tag zu arbeiten.«

Der Chefarzt war so begeistert von meiner Schlagfertigkeit, dass er mir überraschend doch die Stelle anbot.

»Das hätte ich Ihnen gar nicht zugetraut«, sagte er.

»Ich Ihnen auch nicht«, sagte ich.

Beide reichten wir uns die Hände.

Und da war ich nun.

Die Latte hängt hoch

Die Oberärztin, die mich für eine Italienerin hielt, war im Sabbatical, und auch den Chefarzt hatte ich seit meinem Vorstellungsgespräch nicht mehr wiedergesehen. Er war entweder auf einem Kongress, einer Veranstaltung, einem Symposium, einer Tagung, einer Sitzung, einer Zusammenkunft oder einem Kongress. Manchmal kam er wohl zur Visite[9] im Frühdienst, aber auch da sah ich ihn nie, denn der Frühdienst war seit meinem ersten Arbeitstag nicht mehr in meinem Dienstplan aufgetaucht – bis auf ein Mal, doch ich glaube, an diesem Tag war der Chefarzt auf einem Kongress.

Stattdessen lerne ich sukzessive das Pflegepersonal kennen.

Da ist Schwester Andrea, die schon so lange in der Rettungsstelle arbeitet, dass sie die Hälfte der Patienten mit Namen kennt, Schwester Heike, deren drei Töchter alle Medizin studieren und angeblich genauso wenig wissen wie ich, und Pfleger Boris, der zur Belustigung der Patienten mit Nachnamen Becker heißt.

»Ich bin Boris«, höre ich ihn sich ein ums andere Mal vorstellen. »Boris Becker.«

---

9 Den Patient:innen dauert die Visite immer zu kurz, den Ärzt:innen immer zu lange. Selten einigt man sich friedlich in der Mitte, sodass immer jemand unzufrieden ist. Auch innerhalb der einzelnen Fachrichtungen variiert die Gesprächszeit stark: 2 Minuten (Chirurgie) oder 2 Stunden (Psychiatrie). Die Innere Medizin liegt irgendwo dazwischen, Tendenz Psychiatrie.

»Bond. James Bond«, antworten dann gerne die, denen es ein wenig zu gut geht für einen Besuch in der Rettungsstelle.

Wer seine Namen ebenfalls sportlich nimmt, sind Schwester Angela Merkel und Pfleger Christian Lindner. Wer gar nichts sportlich nimmt, ist Schwester Susanne – auch sie arbeitet praktisch schon seit ihrer Geburt in der Rettungsstelle und ist, vorsichtig ausgedrückt, eine Zynikerin.

»Wieso ist der nicht beim Hausarzt?« ist ihre Standardantwort auf egal welchen Notfall, und ginge es nach ihr, stürbe, wer rauche, zu Hause oder belästige zumindest nicht mit Luftnot die Rettungsstelle. Natürlich raucht Schwester Susanne ebenfalls, doch ich traue ihr zu, dass sie sich ihren Lungenkrebs irgendwann selbst operiert. Ihre Gedankenwelt trägt überraschend oberärztliche Züge, denn auch ihre Fragen zielen wie jene von Micha stets auf die Metaebene. Sein Interesse gilt dem Wohnort der Patienten, und erst wenn wir abschließend herausgefunden haben, welches Krankenhaus näher gewesen wäre, lässt er mich den Fall vorstellen – ich denke, ein paar Wochen noch, und ich könnte den Taxischein machen, vielleicht mit Schwerpunkt auf medizinische Einrichtungen.

Gerne mag ich Schwester Emily. Sie hat aufgrund ihres jugendlichen Alters zwar nichts zu sagen, ist aber hilfsbereit und rollt nicht mit den Augen, wenn ich sie bitte, mir ein EKG zu schreiben oder eine Infusion anzuhängen. Schwester Heikes Antwort auf ein derartiges Ansinnen ist ähnlich der von Susanne immer dieselbe: »Denkst du, wir haben nichts zu tun?«, und sie wirkt dabei so empört, dass ich mir stets aufs Neue unsicher bin, ob nicht vielleicht doch ich das Konzept der Arbeitsteilung fehlinterpretiert habe. Zweifelsohne hat sie selten die Hände frei, in der Regel aber nur, weil sie sich nicht von ihrem Maßkrug voller Hagebuttentee trennt.

Zum Glück gibt es Schwestern wie Schwester Babsi, obwohl diese wahrscheinlich sagen würde, dass der Plural an dieser Stelle überflüssig ist, da es nur *eine* Schwester Babsi gibt. So wie es auch nur *einen* Rudi Völler gibt. Schwester Babsi ist ein großer Fußballfan. Sie kennt sämtliche Spielstände aller Partien der Nationalmannschaft seit 1982 auswendig und ist maximal textsicher, was die schönsten sprachlichen Schnitzer deutscher Fußballer betrifft. Den meisten dürfte bekannt sein, dass Andy Möller sowohl Mailand als auch Madrid in Italien vermutete, aber Schwester Babsi kennt natürlich auch die abseitigeren Stilblüten. Mit »Nichts ist scheißer als Platz zwei« hat Erik Meijer es in ihren Spind geschafft. In meinen würde ich Mario Basler hängen: »Jede Seite hat zwei Medaillen«, wusste nämlich der, eine mir ungleich sympathischere Beobachtung als die Otto Rehagels – dass man mal verliert und mal die anderen gewinnen.

Schwester Babsi sieht aus, als hätte man ihr für einen Heimatfilm die Zöpfe geflochten, hat aber 40 pack years[10] und eine Stimme wie Tina Turner. Sie ist es, von der ich gerne selbst versorgt werden würde, käme ich mit einem schwerwiegenden Problem in die Rettungsstelle. Sie oder Pfleger Rolf, denn auch der fühlt sich im Schockraum so wohl wie ich mich nur in meinem eigenen Bett.

---

10 Als pack years oder Packungsjahre bezeichnet man die Menge an Zigaretten, die ein Mensch während seines rauchenden Lebens konsumiert. Ein pack year hat, wer ein Jahr lang eine Schachtel pro Tag raucht, zwei pack years, wer zwei Jahre lang eine Schachtel pro Tag raucht, und vierzig pack years, wer noch weiß, dass man früher auch im Flugzeug rauchen durfte. Die Rechnung ist einfach, solange die Leute ihre Schachteln nicht dritteln oder anfangen, selbst zu drehen. Glaubt man meinem letzten Chefarzt, kann eine einzelne Zigarette den Tod bedeuten, glaubt man Micha, sind vier pack years völlig in Ordnung. »Wie viele hast du denn?«, frage ich ihn. »Drei«, grinst er. »Bald höre ich auf.«

Beide sind heute im Dienst – »Da kannst du eigentlich gleich wieder heimgehen«, witzelt Micha, der sich soeben in den Feierabend verabschiedet.

»Die Idee hatte ich auch schon«, sagt Nina, meine Kollegin aus dem Spätdienst, und für einen kurzen Moment blitzt auch in mir die Vision eines freien Abends auf. Ich sehe mich in einer Weinbar sitzen, um mich herum angetrunkenes Gelächter, vor mir eine Schale dunkelgrüner, praller Oliven, und die Sonne wirft glitzernd ihre letzten Strahlen auf die Gläser. Ich muss schmunzeln bei der Lektüre der Weinkarte: Muskulös und zugleich filigran sei der Grauburgunder, und auch der Bordeaux verheimliche nichts – in meiner Vorstellung sehe ich den Kellner an meinen Tisch treten und ein kühl beschlagenes Glas vor mir absetzen. Meine Hände umfassen leicht den Stiel, ein zarter Duft von Birne streichelt meine Nase, und ich spüre, wie sich die perlende Flüssigkeit auf den Geschmacksknospen meiner Zunge verteilt …

»Hey du«, sagt Nina. »Alles in Ordnung?«

»Entschuldigung …«

Nina lacht: »Du sahst aus, als stündest du kurz vor einem Orgasmus.«

»Hey, hey, hey«, sagt Micha. »Nicht vor den Kindern.« Er deutet auf sich.

Nina lacht wieder.

Es ist das erste Mal, dass ich mit ihr zusammenarbeite, und sie ist mir sofort sympathisch. Sie trägt ihre dunkelblonden Haare hochgesteckt zu einem Dutt, aus dem ein Bleistift ragt, und beim Lachen sieht man eine winzige Zahnlücke.

»Erst war ich krank, dann hatte ich frei – geniale Kombination. Ich habe sogar mein Passwort vergessen, so fern war mir die Rettungsstelle«, sagt sie.

Micha schüttelt den Kopf: »Aus diesem Grund bin ich prinzipiell gegen Urlaub – wer freihat, kommt auf dumme Gedanken.«

Er grinst, aber ich habe das deutliche Gefühl, dass er es ernst meinen könnte.

»Ich erinnere mich gar nicht an meinen letzten freien Tag«, sage ich.

»Micha ist immer betrunken, wenn er den Dienstplan schreibt«, frotzelt Nina, doch überraschenderweise lacht Micha nicht mit: »Du kannst das zukünftig gerne für mich übernehmen«, sagt er beleidigt. »Eure ganzen Sonderwünsche unter einen Hut zu bringen ist kein Spaß.«

»Pro Monat ein Tag frei ist ein Sonderwunsch?«, frage ich, doch Nina tritt mir auf den Fuß.

»Hey, das war doch nur ein Witz«, sagt sie. »Du machst das super!«

Er nickt zufrieden und verabschiedet sich.

Fragend hebe ich die Augenbrauen.

»Man wundert sich«, sagt Nina. »Aber bei der Dienstplanung versteht er keinen Spaß. Seit dem letzten Witz dieser Art bin ich Katastrophenschutzbeauftragte.«

»Was muss man da machen?«

»Keine Ahnung, aber es gibt noch viele offene Posten – und keinen davon willst du haben.«

Ich muss lachen.

»Vielleicht kann eine von euch ja den Chef als Sekretärin auf seine Kongresse begleiten.«

Nina und ich drehen uns um. Vor uns steht Martin.

»Was machst du denn hier?«, freue ich mich. »Sind wir einer mehr im Spätdienst?«

»Um Himmels willen nein, ich hatte eine Fortbildung. Ich bin jetzt Transfusionsbeauftragter.«

»Siehst du?«, sagt Nina.

»Was hast du angestellt?«, frage ich.

»Michas Dienstplanung mit Kafka verglichen.«

»Welches Werk?«

»Das Gesamtwerk.«

Nina lacht.

»Freu dich nicht zu früh«, sagt Martin. »Der Katastrophenschutz soll auch überarbeitet werden.«

Sie stöhnt.

»Darf ich die lustige Runde mal auflösen?«, fragt Schwester Martina, und schuldbewusst nehme ich den ersten Rettungsstellenschein entgegen.

»Martina, Babsi und Rolf in einem Dienst – da könnt ihr ja gleich wieder heimgehen«, sagt Martin.

»Jetzt fang du nicht auch noch an.« Nina verdreht die Augen. »Außerdem sind Martina und Rolf drüben in der Chirurgie, richtig?«

»Richtig«, sagt Martina, aber ich sehe, dass sie sich über das Kompliment freut. »Der Schein lag aus Versehen bei uns. Ist aber, glaube ich, nichts Schlimmes.«

»Danke«, sage ich und stehe auf. »Ich mach schon.«

Dankbar setzt Nina sich wieder hin: »Ich nehme den nächsten«, sagt sie.

—

Es ist wichtig zu wissen, auf wen man sich verlassen kann. Schwester Martina zum Beispiel irrt sich selten. Wenn sie sagt, es sei nichts Schlimmes, stimmt das meist, und noch viel besser funktioniert es andersherum: Wenn sie ein ungutes Gefühl hat, lohnt es sich, den Patienten zu überwachen, auch wenn es aussieht, als ginge es ihm besser, und wenn sie nicht ans unauffällige Labor glaubt, macht es Sinn, so lange weiterzusuchen, bis man etwas findet.

Schwester Laura hingegen irrt sich ständig. »Ich habe ein ungutes Gefühl«, sagt sie mit bedeutungsschwerer Stimme und filtert zielsicher diejenigen heraus, denen auch ein Besuch in der Apotheke hätte weiterhelfen können.

Zu meinem Glück mögen mich beide. Martina, weil ich genau das mache, was sie mir sagt, und Laura, weil ich zwar nie das mache, was sie mir sagt, dies aber immer erst, wenn sie weg ist.

Oft ist das feinfühlige Eindenken in die unterschiedlichen Primärpersönlichkeiten des Pflegepersonals ohnehin anspruchsvoller als die medizinische Tätigkeit an sich.

Pfleger Christian zum Beispiel ist der festen Überzeugung, dass ich keine Ahnung habe, findet das aber in Ordnung, denn immerhin bin ich eine Frau. Schwester Heike hingegen bin ich vor allem aus diesem Grund verdächtig. Für sie stelle ich mich dumm, für ihn spritze ich mir gedanklich jeden Morgen ein bis zwei Ampullen Testosteron und laufe so breitbeinig, wie es meine Hose zulässt.

Nur bei Schwester Beate hilft das alles nicht, und so fange ich an zu rauchen. Alternativ könnte ich mir auch meinen Hals tätowieren lassen, aber das traue ich mich nicht, denn mir hat damals schon der Knöchel gereicht, und da kann ich wenigstens Socken drüberziehen. Schwester Beate hat mein Tattoo noch nicht entdeckt – zum Glück. Ich glaube nicht, dass ich sie beeindrucken könnte mit einem Delfin, der in den Sonnenuntergang reitet. Dass mein damaliger Freund denselben Delfin hat, nur dass der in den Sonnen*auf*gang reitet, dass man beides kaum erkennt, weil am Knöchel so wenig Platz ist, dass wir sehr jung waren und eine Woche später schon wieder getrennt und dass das Tattoo inzwischen aussieht, als schwimme ein Orca Richtung Weltuntergang, all das dürfte die Sache nicht besser machen.

Jedenfalls habe ich angefangen zu rauchen. Besonders schwer fällt es mir nicht, denn wer raucht, darf auch mal kurz raus, und da ich selbst auf der Toilette das Gefühl habe, mich beeilen zu müssen, ist die Zigarette die einzig legale Option auf fünf Minuten Pause. Das leuchtet sogar den Patienten ein, die überraschend verständnisvoll auf diese weitere Verzögerung reagieren – »Machen Sie ruhig langsam, auf die paar Minuten kommt es ja jetzt auch nicht mehr an«, habe ich schon so manchen sagen hören, der, bäte man ihn um ein wenig Geduld betreffend die Fertigstellung seiner Entlassungsdokumente, bereit wäre, die Rettungsstelle kurz und klein zu schlagen. Doch ein gut gelaunter Arzt ist anscheinend Gold wert, und wer raucht, hat danach immer bessere Laune als davor – müsste ich wählen, wünschte auch ich mir einen Arzt, der zumindest ab und an zufrieden ist, und sei es unter Drogen.

Seit ich rauche, sind die meisten Schwestern deutlich aufgetaut. Nur Beate bleibt skeptisch. Wahrscheinlich muss ich anfangen, selbst zu drehen, am besten ohne Filter oder gleich Crack – ich habe schon viel über Schwester Beate nachgedacht, sie raucht die hellblauen Gauloises, die Latte hängt hoch.

Ich sage nur *ein* Wort

Seufzend rufe ich schließlich den Patienten auf, dessen Schein versehentlich bei Martina in der Chirurgie gelandet war, und wünschte mir, es wäre andersherum.

Schwindel, Übelkeit und Erbrechen. Aus dem Nichts heraus. Der Mann sieht blass aus und wird von seiner Frau und seiner Tochter begleitet.

»Haben Sie Vorerkrankungen? Nehmen Sie Medikamente? Alkohol? Drogen?«, frage ich.

Der Mann schüttelt den Kopf. Er schwankt ein wenig.

»Wie geht es Ihnen jetzt?«

»Mir ist weiter schwindelig. Und ich habe Hunger.«

»Wann haben Sie denn zuletzt gegessen?«

»Vor ein paar Stunden.«

»Und was?«

»Abendbrot, dasselbe wie meine Frau und meine Tochter.«

Ich nicke und tippe die Anamnese in den Computer.[11]

»Ich werde Sie jetzt untersuchen«, sage ich und höre auf

---

11 Für jede Patient:in wird ein Rettungsstellenschein angelegt. Darin werden die Krankheitsgeschichte, Vorerkrankungen und Medikamente notiert, und dann wird aufgelistet, was in der Rettungsstelle gemacht wurde und warum. Das Tippen der Scheine dauert oft ewig, und mindestens einmal pro Schein stürzt der Computer ab. Wer nicht in den 90er-Jahren einen Schreibmaschinenkurs besucht hat, hat oft mehr Blickkontakt mit der Tastatur als mit den Patient:innen.

Herz, Lunge und Bauch. Da ist alles in Ordnung. Das Einzige, was auffällt, sind seine knallroten Augen und die Tatsache, dass er kichert, als ich ihm Blutdruck messe. Wenn ich es nicht besser wüsste, würde ich sagen, der Mann ist bekifft.

»Sind Sie sicher, dass Sie nach dem Abendessen nicht noch etwas anderes zu sich genommen haben?«, frage ich vorsichtig.

»Wie meinen Sie das?«

»Haben Sie vielleicht einen Joint geraucht?«

»Ich bitte Sie!«

»Entschuldigung«, sage ich. »Aber Sie sehen irgendwie high aus. Vielleicht hat Ihnen ja jemand einen Haschkeks untergejubelt?«

Eigentlich wollte ich nur witzig sein, aber der Mann hält inne.

»Jetzt, wo Sie fragen. Da lag so ein Brownie auf unserem Wohnzimmertisch ...«

»Industriell verpackt?«

»Nein, in Alufolie.«

»Das muss von unserem Sohn sein«, mischt sich die Frau ein. »Der hat neulich mit Freunden Kekse gebacken. Wir haben uns schon gewundert.«

Ich kann mir ein Grinsen nicht verkneifen.

»Sind Sie mit einem Drogentest einverstanden?«

Der Mann blickt unsicher zu seiner Frau.

Die Tochter verdreht die Augen.

Eine Stunde später: THC dreifach positiv im Urin.

Ich fühle mich wie Dr. House. Und habe Mitleid mit dem Sohn, denn der ruft gerade an: »Papa, ist alles in Ordnung?«, höre ich seine besorgte Stimme durchs Handy.

Ich schließe diskret die Tür und laufe Schwester Babsi in die Arme.

»Was ist so lustig?«, fragt sie, und ich erzähle ihr die Geschichte.

Sie grinst: »Ich tue das, weil ich ein absolut reines Gewissen habe …«

»Das kommt mir irgendwie bekannt vor«, sage ich.

»Christoph Daum«, freut sie sich. »Der Nationaltrainer, der im Jahr 2000 verdächtigt wurde, Koks zu nehmen, und zur Überraschung aller freiwillig eine Haarprobe vorgeschlagen hat.«

»Und war sie negativ, die Probe?«

»Natürlich nicht«, grinst Schwester Babsi. »Aber sein Gewissen war absolut rein.«

Fast habe ich Spaß in diesem Dienst, denn zum ersten Mal fühle ich mich nicht als der tollpatschige Störenfried, von dem das Pflegepersonal sich wünscht, er hätte Informatik studiert und beherrschte, wenn schon nicht die Medizin, zumindest das Computersystem.

Schwester Babsi scherzt mit mir, Schwester Beate ist zu beschäftigt, um mich kritisch zu beäugen, und Nina und ich entdecken unsere gemeinsame Vorliebe für extrem starken Kaffee. Außerdem hat irgendjemand Kuchen mitgebracht, und immer, wenn gerade nichts zu tun ist, mache ich mit Nina eine kleine Pause im Arztzimmer. Sie zeigt mir ihr Notizbuch, und ich schreibe mir die wichtigsten Telefonnummern ab.

»Wieso gibt es denn keine offizielle Liste?«, will ich wissen.

»Die gibt es«, sagt sie. »Aber das letzte Update ist von 1995. Nimm lieber meine, sonst rufst du den vorigen Chef auf Mallorca an.«

»Mallorca?«

»La Gomera. Die Kanaren.« Sie grinst. »Ich hole uns noch einen Kaffee, okay?«

Ich nicke, doch gerade als ich die Lehne meines Drehstuhls ein wenig nach hinten legen will, werde ich in den Schockraum gerufen.

Der Schockraum ist der Raum für die Notfälle, in ihm werden die Schwerkranken oder Schwerverletzten erstversorgt, und bereits auf den wenigen Metern vom Arztzimmer dorthin werden meine Hände so schweißig, dass ich mehrere Versuche benötige, mir die Handschuhe anzuziehen. Noch während ich versuche, das Gummi möglichst souverän über die beiden letzten verbleibenden Finger zu schieben, übergibt mir die Notärztin einen luftnötigen Patienten, der laut seiner Ehefrau schon in den letzten Tagen zunehmend gelben Schleim gehustet hatte. Heute ging es dann auf einmal rapide bergab – der Mann hat hohes Fieber und stöhnt. Sein Blutdruck ist im Keller, und die Notärztin hat bereits alles gespritzt, was auch mir eingefallen wäre.

»Ich muss leider weiter«, sagt sie, und in ihrem Blick liegt tatsächlich ein wenig Mitleid. »Mein Handy klingelt schon wieder.«

Ich rufe in der Anästhesie an, aber es ist besetzt.

»Nina!«, schreie ich über den Gang. »Ich brauche deine Hilfe im Schockraum!«

»Hast du schon mal intubiert?«, fragt mich Schwester Babsi, während sie mit beeindruckender Geschwindigkeit das Intubationszubehör neben mir auf dem Tisch ausbreitet.

»Ja«, sage ich. »Gestern zum ersten Mal mit Micha.«

»Dann steht es eins zu null für dich«, sagt Nina, die auf einmal hinter mir steht.

»Aber ich habe in den Magen intubiert.«

»Dann nimm heute lieber die Lunge«, sagt Schwester Babsi und zieht die Beatmungsmaschine und das mobile Absauggerät ans Kopfende.

Mir ist schlecht, doch nach wenigen Minuten ist klar, dass der Patient intubiert werden muss.[12]

Ich denke an gestern. Micha hatte alles vorbereitet und mir sämtliche Medikamente angereicht – »Sechzig Prozent intubieren beim ersten Mal in den Magen«, hatte er mich getröstet. »Zieh den Schlauch einfach wieder raus und versuch es noch einmal.«

Wie durch ein Wunder hatte es beim zweiten Mal geklappt.

»Jetzt musst du es etwa hundertmal machen, bis es sitzt und du es ohne mich kannst«, hatte er gegrinst, als er mir erklärte, wie die Beatmungsmaschine funktionierte und mit welchen Infusionen der Patient nun auf die Intensivstation verlegt werden musste.

Am Abend hatte ich mir die Dosierungen der Medikamente, die wir verwendet hatten, in mein Notizbuch geschrieben. Und die Leitlinien zur Notfallnarkose gelesen.

»Von allem immer eine Ampulle«, hatte Micha gesagt. »Da kann man fast nichts falsch machen. Bis auf …«

Die Ausnahmen, die er aufgezählt hatte, straften seine Regel Lügen, aber ich war dennoch froh, dass es einen Gott gab und dass der für mich gestern eine Probe-Intubation mit Micha gebucht hatte.

»Bitte zwei Ampullen Rocuronium[13]«, sage ich zu Schwester Babsi, die mir wortlos eine bereits aufgezogene Spritze hinhält.

---

12 Hierzu schiebt man einen Plastikschlauch in die Luftröhre; dieser wird auch Endotrachealtubus oder einfach nur Tubus genannt. Knifflig für alle, die neu im Geschäft sind: Die Luftröhre ist klein und liegt unpraktisch nahe an der Speiseröhre.

13 Muskelrelaxantien setzen die Muskelspannung herab und erleichtern die Intubation. Medikamentöses Yoga sozusagen, nur leider ohne Atmen – wer Rocuronium spritzt, hat also besser einen Plan.

»Willst du Propofol[14]?«, fragt sie.

»Lieber Ketamin«, sage ich. »Der Blutdruck ist so knapp.«[15]

Sie nickt, und dann geht es ganz schnell.

Ich spritze dem Patienten ein Beruhigungsmittel, Ketamin und das Muskelrelaxans. Dann öffne ich seinen Mund und drücke mit dem Laryngoskop[16] seine Zunge zur Seite. Meine Hände sind schwitzig, mein Mund ist trocken, doch wie durch ein Wunder bin ich über Nacht zur Anästhesistin mutiert, oder es tänzelt schon wieder der Intubations-Gott um mich herum – der Tubus sitzt beim ersten Mal, und der Patient ist nur wenige Sekunden ohne Beatmung. Schwester Babsi befestigt den Schlauch mit Klebeband an der Wange des Patienten, und Nina und ich schließen gemeinsam die Beatmungsmaschine an.

Als der Anästhesist in den Schockraum kommt und sichtlich

---

14 An einer Überdosis Propofol starb angeblich Michael Jackson. In Kombination mit einem starken Schmerzmittel wird es bei Narkosen verwendet.

15 Auch Ketamin ist ein häufig eingesetztes Narkosemittel in Intensiv- und Notfallmedizin. Aufgrund seiner wahrnehmungsverändernden Effekte wird es gerne auch beim Feiern konsumiert – dann allerdings, ohne dass Schwester Babsi die richtige Dosierung anreicht.

16 Mit einem Laryngoskop kann man ins Innere des Kehlkopfs blicken und die Stimmritze darstellen, durch die der Tubus in die Luftröhre geschoben wird. Ein Laryngoskop sieht aus wie eine kleine Streitaxt, wird aber nicht geworfen, sondern vorsichtig in den Rachen eingeführt. Normalerweise steht man dabei hinter dem Kopf der Patient:in. Nur wenn jemand im Auto eingeklemmt ist, stellt oder zwängt man sich davor – und weil man das Laryngoskop dabei wie einen Tomahawk hält, heißt das dann auch so: nämlich Tomahawk-Intubation. Als Internist:in ist man froh, wenn man das Ding überhaupt irgendwie gehalten kriegt – für Lucky-Luke-Referenzen bleibt dabei kein Platz.

genervt bereits mit dem Ableben des Patienten gerechnet zu haben scheint, piepen die richtigen Geräte in der richtigen Tonlage, und ich fühle mich, als hätte Schwester Babsi mir das Ketamin gespritzt.

Ein kurzes Nicken in unsere Richtung, und dann nimmt auch er den Patienten direkt mit auf die Intensivstation. Nina bietet sich an, ihn zu begleiten, und ich glaube zu wissen, warum. Er hat die Ärmel seines ohnehin schon kurzärmeligen Kasacks umgekrempelt und dürfte seine Freizeit einarmig hängend in schwer zugänglichen Felsformationen verbringen. Oder mit Gewichten intubieren, ich glaube, ich habe selten einen derart eindrucksvollen und doch nicht aufgepumpten, sondern fast kunstvoll modellierten Bizeps gesehen. Sein Kasack scheint ebenfalls maßgeschneidert zu sein, zumindest spannt der Stoff so diskret über seinen Oberarmen, dass man ahnt, dass dieser Mann sich auch in den Sphären subtiler Erotik geschickt zu bewegen weiß. Niemals würde man ihm vorwerfen können, er habe es mit dem Training übertrieben. Überhaupt nichts würde man diesem Mann vorwerfen, trüge er immer nur und einzig den Kasack mit den hochgekrempelten Ärmeln.

Nina zwinkert mir zu, und sogar Schwester Babsi scheint für einen Moment Rudi Völler zu vergessen. Dann sind die beiden verschwunden, und Babsi und ich räumen den Schockraum auf. Ein Ozean voller Plastik versinkt in großen blauen Mülltüten – »Eine Materialschlacht«, sagt Schwester Babsi. »Aber das hast du wirklich gut gemacht.«

»Ohne dich hätte ich es nicht geschafft«, sage ich, und dann mache ich eine kleine Pause: »Ich sage nur *ein* Wort: Vielen Dank.«

Ihre Augen leuchten. »Nicki!«, ruft sie laut über den Flur. »Dass du noch Horst Hrubesch kennst!«

Am anderen Ende des Flurs steht Schwester Beate, und zum ersten Mal sehe ich auch in ihren Augen ein wenig Anerkennung – ob für die gelungene Intubation oder das korrekte Zitat vermag ich nicht zu sagen, doch es ist mir egal, ich habe den Patienten gerettet und kann meine Zigarette wohl vorerst weiter mit Filter rauchen.

Nina hingegen kommt mit der Telefonnummer des Anästhesisten zurück.

Das muss ein Versehen sein

Leider verstirbt der Patient wenige Tage später auf der Intensivstation. Die Information bedrückt mich mehr, als ich gedacht hätte, doch es bleibt keine Zeit für tiefschürfende Reflexionen, denn der Dienst hat es in sich. Die Feuerwehr bringt einen Patienten nach dem anderen in die Rettungsstelle, und obwohl Früh- und Zwischendienst beide mehrere Stunden länger bleiben, kommen Nina und ich kaum zurande.

Am späten Abend steht auf einmal die Ehefrau des verstorbenen Patienten in der Rettungsstelle.

»Da sucht dich jemand«, sagt Schwester Anna und deutet den Flur entlang.

Ich gehe zu ihr.

»Sie sind doch die Ärztin aus dem Schockraum?«

»Ja«, sage ich und will gerade mein Beileid aussprechen, doch sie unterbricht mich: »Warum haben Sie bei meinem Mann kein CT gemacht?«

»Äh«, sage ich.

»Die Kollegen auf der Intensivstation haben eine Lungenentzündung diagnostiziert. Da braucht man doch auf jeden Fall ein CT!«

Ich bin so perplex, dass ich gar nichts sage.

»Mein Mann war bis vor wenigen Tagen gesund. Wenn Sie schneller ein CT gemacht hätten, hätte man ihm vielleicht helfen können!«

»Aber wir haben ihm doch geholfen«, sage ich schließlich.

»Wir haben intubiert und ihm auf Verdacht ein Antibiotikum gegeben.«

»Aber es war das falsche! Auf der Intensivstation hat er dann ein anderes gekriegt!«

Die Frau hat ein verzerrtes Gesicht und gestikuliert bedrohlich nahe vor meiner Brust.

Vergeblich versuche ich, ihr zu erklären, warum wir wann was getan haben, und dass ein CT im Schockraum nichts geändert hätte. Je mehr ich sage, desto wütender wird sie. Irgendwann schreit sie mich an: »Sie sind schuld! Sie waren zu langsam! Und jetzt sind Sie auch noch unfreundlich!«

»Ich bin doch nicht unfreundlich«, rufe ich. »Ich habe nur …«

»Sie haben gar nichts!!! Was sind Sie nur für eine Ärztin!«

Noch während ich nach Worten suche, kommt Micha mir zu Hilfe.

»Wir verstehen, dass Sie sehr traurig sind«, sagt er und legt vorsichtig seine Hand auf ihren Arm. »Es tut uns wirklich sehr leid. Aber die Kollegin kann nichts dafür. Sie und das Team im Schockraum haben alles versucht.«

Die Ehefrau schluchzt.

Micha führt sie in sein Büro. Nach einer halben Stunde kommt er wieder.

»Ich habe sie in ein Taxi gesetzt«, sagt er. »Zu Hause wartet ihre Tochter.«

»Danke«, sage ich. »Es tut mir leid, dass ich es nicht alleine geschafft habe.«

»Sie brauchte ein Ventil.«

»Ich weiß«, sage ich. »Aber sie hat mir gar nicht zugehört.«

»Manchmal gibt es eine seltsame Dynamik. Du hast nichts falsch gemacht.«

Ich bin den Tränen nahe und weiß nicht einmal genau,

warum. Weil Micha so freundlich ist? Weil die Vorwürfe so ungerecht waren? Weil der Mann tot ist? Weil ich mich fühle, als hätte ich versagt, wenn schon nicht medizinisch, dann zumindest psychologisch? Oder weil ich so leicht auch medizinisch hätte versagen können? Was wäre gewesen, wenn die Intubation nicht geklappt hätte? Ich wirklich irgendwie schuld gewesen wäre an dem Tod ihres Mannes?

Micha klopft mir auf die Schulter.

»Was machst du überhaupt noch hier?«, frage ich.

»Schreibkram«, sagt er. »Und meine Mitarbeiter retten.«

Er zwinkert mir zu.

»Was passiert, wenn man wirklich mal was falsch macht?«, frage ich.

»Tja«, sagt Micha und sieht auf einmal ernst aus. »Ich habe mich ein Jahr lang nicht mehr getraut, zu arbeiten.«

—

Die Geschichte ist traurig. Es war einer seiner ersten Dienste als junger Assistenzarzt, und die Rettungsstelle drohte überzulaufen. Als das Chaos auf seinem Höhepunkt war, kam eine fünfundzwanzigjährige Frau mit Wadenschmerzen zu ihm, begleitet von ihrem Freund.

Wadenschmerzen sind, wenn man nicht vorher gestürzt ist oder sich mit einem großen Messer in den Unterschenkel geschnitten hat, meist ein internistisches Problem, jedenfalls so lange, bis eine Beinvenenthrombose ausgeschlossen ist und es wieder zurück zu den Orthopäden geht, denn immerhin haben die das mit den Beinen studiert.[17]

---

17 Bei einer Beinvenenthrombose bildet sich ein Blutgerinnsel in den tiefen Venen der Beine, und das Blut kann nicht mehr abfließen.

Michas Patientin war übergewichtig, nahm die Pille und rauchte. Bei dieser Kombination klingeln selbst bei Zahnärzten die Alarmglocken, obwohl die in der Regel keine nackten Beine sehen, zumindest beruflich nicht. Natürlich hatte auch Micha die Risikofaktoren als solche erkannt und eine Thrombose vermutet. Er bestimmte einen Gerinnungsparameter, der, wenn er unauffällig ist, das Vorliegen einer Thrombose sehr unwahrscheinlich macht. Leider verhält es sich mit diesem Laborwert wie mit der Regel mit der einen Ampulle. Es gibt immer irgendeine Ausnahme, und Michas Patientin war wenige Tage zuvor vom Fahrrad gestürzt und hatte sich einen Bluterguss an der Schulter zugezogen – Grund genug für den erhöhten Wert und eigentlich sogar Anlass, ihn gar nicht erst zu bestimmen.

Dass die Patientin sich außerdem zunehmend unsicher war, ob nun Ober- oder Unterschenkel wehtaten, machte die Sache nicht besser, und im Lichte der Tatsache, dass er nur begrenzte Erfahrungen vorzuweisen hatte, bat Micha die Radiologin, ihm beim Ultraschall der Beine zu assistieren. Gemein-

---

Das Bein schwillt an, verfärbt sich und tut weh, denn Beine sind nicht darauf angelegt, innerhalb kurzer Zeit doppelt so dick zu werden wie ursprünglich angedacht. Noch schlimmer aber ist, dass sich das Gerinnsel lösen und mit dem Blutstrom in die Lunge transportiert werden kann. Dann hat man auf einmal eine Lungenembolie und zwei ernst zu nehmende Probleme: Zum einen fließt das Blut nicht mehr weiter, sodass der Körper zu wenig Sauerstoff erhält, zum anderen pumpt das rechte Herz gegen den Widerstand des verstopften Lungengefäßes, und da ergeht es ihm wie dem Bein: Es ist nicht darauf angelegt, innerhalb kurzer Zeit doppelt so dick zu werden wie vorgesehen. Es leiert aus und pumpt womöglich gar nicht mehr. Von leichter Luftnot bis zu Herzkreislaufstillstand ist alles möglich – kein Wunder, dass man das Problem gerne löst, solange es noch im Bein ist.

sam suchten sie vergeblich nach einer Thrombose. Micha blieb skeptisch, denn die Kollegin war ebenfalls Berufsanfängerin, doch als diese sich irgendwann festlegte, schickte er die Patientin mit einem Schmerzmittel wieder nach Hause und verzichtete auf eine Antikoagulation.[18]

Wenige Stunden später kam der Notarzt mit derselben Frau in den Schockraum zurück. Sie sei auf dem Bett zusammengebrochen, berichtete der völlig aufgelöste Freund, und habe so seltsam geatmet. Bis ihm klar war, dass seine Freundin schon längst bewusstlos war, bis er den Notarzt rief und bis der dann mit der Reanimation begann, war es wahrscheinlich schon zu spät. Dennoch wurde die Patientin über mehrere Stunden reanimiert, die längste Zeit davon in der Rettungsstelle, durch Micha und das Team im Schockraum. Die Obduktion zeigte eine Beckenvene als Sitz der Thrombose und eine ausgedehnte Lungenembolie. Die Lyse hatte zu einer unstillbaren Magenblutung geführt, die Patientin verstarb im hämorrhagischen Schock.[19]

Die Eltern des Mädchens klagten, der Freund schrieb Drohbriefe an die Rettungsstelle, und Micha musste den Fall in der M&M-Konferenz vorstellen.[20] Dort erzählte ihm ein Kollege

18 Antikoagulation steht für Blutverdünnung und ist die zentrale Therapie einer Thrombose sowie Lungenembolie. Es gibt unterschiedliche Präparate, die sukzessive das Gerinnsel abbauen und verhindern, dass sich ein neues bildet. Bei einer schweren Lungenembolie ist für solch meditatives Vorgehen keine Zeit, und man spritzt ein sogenanntes Lyse-Medikament, welches das Blutgerinnsel von einem auf den anderen Moment auflösen soll. Dies erhöht wiederum das Risiko einer schweren Blutung, aber wenn die Alternative der sichere Tod ist … – Was würden Sie tun?

19 Im hämorrhagischen Schock versterben heißt verbluten.

20 Morbiditäts- und Mortalitätskonferenz. Dort sitzen in regelmäßigen Abständen Ärzt:innen einer Klinik zusammen und widmen

aus der Rheumatologie, dass, wer eine Thrombose nicht erkenne, der internistischen Facharztbezeichnung nicht würdig sei. Michas Oberärztin nahm ihn in Schutz – gemeinsam präsentierten sie den Anwesenden das Bildmaterial und berichteten über den Fall.

Die Untersuchungsbedingungen seien nur mäßig gewesen, hieß es schließlich, und sowohl Micha als auch die Radiologin hätten sich Hilfe holen müssen. Womöglich hätte jemand mit mehr Erfahrung den Anteil der Thrombose, der laut Obduktionsbericht bis in den Oberschenkel reichte, rechtzeitig erkannt.

Bis auf den Rheumatologen war dennoch niemand der Meinung, Micha hätte seinen Beruf verfehlt.

»Warum habe ich nicht noch einmal jemand anderen gefragt? Warum habe ich nicht auf mein Gefühl gehört? Ich erinnere mich noch, dass ich an dem Tag parallel drei schwer kranke Patienten versorgen musste und froh war, wenigstens einen Fall abschließen zu können. Ich war im Stress, und ich weiß noch, wie die Patientin und ihr Freund sich bei mir bedankten und erleichtert waren, dass es nichts Schlimmes war.«

Die Eltern der Patientin zogen ihre Klage überraschend zurück, doch Micha fiel in ein Loch. Er wurde krankgeschrieben. Die Radiologin kündigte.

»Ich habe über Monate an nichts anderes gedacht als an meine Entscheidung, die Patientin nach Hause zu schicken. Ich hatte ein ungutes Gefühl. Aber ich wollte nicht immer der-

---

sich der Aufarbeitung von Komplikationen oder Todesfällen. Die Stimmung in diesen Konferenzen ist oft weniger wertschätzend, als man es sich für die psychische Hygiene der betroffenen Kolleg:innen wünschen würde.

jenige sein, der nichts alleine entscheiden kann und alles mit dem Hintergrund bespricht.[21] Die Patientin selbst wollte nicht dableiben, aber ich habe weder insistiert noch ihren Wunsch schriftlich fixiert ... Ich dachte, ich sei bereits übervorsichtig. Ich wähnte mich sicher.«

»Das tut mir sehr leid«, sage ich und lege meine Hand auf seinen Arm.

»Mir auch«, sagt Micha.

—

Meine nächsten beiden Intubationen laufen schief. Zwar rufe ich prophylaktisch jedes Mal die Anästhesie und habe Glück, dass die immer Zeit hat, aber der Vorwurf der Ehefrau des verstorbenen Patienten sitzt, und es fällt mir schwer, Michas Geschichte zu vergessen.

»Das Eis ist dünn, selbst für die, die Schlittschuh laufen können«, sagt der Chefarzt bei einem seiner seltenen Besuche in der Rettungsstelle.

»Woher hat er eigentlich immer diese Sprüche?«, flüstert Nina.

»Ich tippe auf ein Seminar«, sagt Martin. »In drei Tagen zum Chef – ganz ohne Sozialkompetenz.«

---

21 Der Hintergrund ist der diensthabende Oberarzt oder seltener die diensthabende Oberärztin. Er oder sie ist ab Dienstschluss zwar zu Hause, aber telefonisch für Rückfragen erreichbar. In manchen Fällen muss der Hintergrund auch in die Klinik kommen, seltener übernachtet er vor Ort. Es heißt immer, man solle sich nicht scheuen, anzurufen, nach dem dritten Mal scheut man sich in der Regel aber doch, vor allem wenn bekannt ist, dass der Hintergrund keine dummen Fragen mag.

»Ich bin mir sicher, er hat das Seminar in einem Tag geschafft«, sagt Nina.

Wir kichern, aber so richtig lustig ist es irgendwie nicht.

Dann verabschiede ich mich in ein langes Wochenende. Freitag, Samstag, Sonntag frei.

»Das muss ein Versehen sein«, sagt Micha, als ich mich bei ihm bedanke. »Da war ich wohl ausnahmsweise beim Dienstplanschreiben mal nüchtern.«

Er grinst.

Ich auch.

Und dann fahre ich nach Hause.

Seit drei Wochen nur noch Techno

Als ich in der Woche darauf wieder zum Frühdienst komme, fühle ich mich erholt, dabei habe ich außer aufräumen, putzen und einkaufen nichts gemacht. Doch, halt, ein paar Verabredungen habe ich abgesagt, weil ich jedes Mal vorher auf der Couch eingeschlafen bin. Eines Abends hätte ich stattdessen beinahe die Nummer meiner Schwester gewählt, ein anderes Mal die meiner Mutter, doch stets schweiften meine Gedanken wieder ab, und am Ende wäre mir auf die Frage »Na, wie ist der neue Job?« ohnehin keine befriedigende Antwort eingefallen.

Wie war er denn, der neue Job? In meiner Brust wetteifern die widersprüchlichsten Emotionen um die Vorherrschaft, doch spätestens als mich in der Rettungsstelleneinfahrt drei Krankenwagen mit Blaulicht überholen, gewinnt das mulmige Gefühl die Oberhand, und jegliche Vorfreude auf eine Pause mit Nina oder irgendwelche harmlosen Scherze mit Micha verblasst hinter der Erinnerung an den Schockraum und das, was mich möglicherweise dort heute erwartet.

Seltsam auch, wie das Gehirn bereits nach kurzer Zeit Gerüche mit Orten verknüpft. Die Schiebetür der Rettungsstelle schließt sich hinter mir, und schon stehe ich in meiner neuen Parallelwelt aus Desinfektionsmittel, Filterkaffee, alten Fluren und vielen Menschen.

Nina ist nicht da, sie kommt erst zur Nacht, ich muss mich getäuscht haben, und am liebsten würde ich bereits jetzt wieder nach Hause gehen, doch immerhin fahren die drei Krankenwagen direkt auf die Intensivstation, und ich kann mich in Ruhe umziehen.

Den Dienst habe ich mit Isabel, einer Kollegin aus der Gastroenterologie, die für ein halbes Jahr in die Rettungsstelle rotiert ist. Ich bemühe mich um ein freundliches Gesicht, doch es fällt mir schwer. Sie hatte mich zu Beginn meiner zweiten Arbeitswoche um einen Diensttausch gebeten, dem ich zugestimmt hatte, ohne zu wissen, dass der kurze Wechsel von Spät- zu Frühdienst eigentlich untersagt war, und sie hatte sich weder bedankt noch mir einen Gegentausch angeboten. Dass mir ausgerechnet dieser Dienst ganz besonders viele Überstunden eingebrockt hatte und ich deshalb kaum zwei Stunden zu Hause gewesen war, bevor es wieder losging, machte die Sache nicht besser – meine Sympathien für Isabel waren, gelinde gesagt, ein wenig abgekühlt.

Dafür freue ich mich, Schwester Babsi zu sehen, und sogar Schwester Beate gelingt ein kurzes Nicken in meine Richtung. Ein zweiter Honeymoon vielleicht? Ich gestehe, ich habe während meines freien Wochenendes des Öfteren an sie gedacht.

In der Rettungsstelle liegt nur ein einziger internistischer Schein. »Verdacht auf hypophysäre Raumforderung« steht darauf. »Konsil Neurochirurgie bereits angemeldet.«[22]

In der Hoffnung, dass der Neurochirurg mit dem makello-

---

22 Raumforderungen im Bereich der Hirnanhangsdrüse (Hypophyse) sind meist gutartig, problematisch ist nur, dass im Kopf bekanntlich wenig Platz für Neues ist und ein Knoten an dieser Stelle oft andere Dinge verdrängt, zum Beispiel den Sehnerv. Auch werden dort lebenswichtige Hormone produziert. Wenn ein Tumor diese Vorgänge stört, kommen die Endokrinolog:innen ins Spiel. Sucht man online nach dieser Berufsbezeichnung, findet sich die geschmeidige Übersetzung: Drüsenarzt.

sen Hals Dienst haben könnte, nehme ich den Schein und rufe den Patienten auf, einen älteren Herrn, der ungeachtet des warmen Wetters ein langes Hemd und einen Baumwolloverall trägt, außerdem Schuhe, die man, wenn man müsste, wohl als vernünftig bezeichnen würde, schwarzes Leder, klobige Sohle, großer Klettverschluss. Der Mann erinnert mich an meinen ehemaligen Mathelehrer, der seine Brille ebenfalls immer mit einem Brillenband gesichert hatte, so als habe auch ihn die Erfahrung unzähliger Wandertage gelehrt, dass man niemals gut genug würde vorbereitet sein können.

Schnell wird klar, dass er sich eigentlich in der endokrinologischen Ambulanz hätte vorstellen sollen. Da ich nichts zu tun habe, untersuche ich ihn trotzdem. Dann rufe ich den endokrinologischen Hintergrund an. Der scheint ebenfalls nichts zu tun zu haben, denn fünf Minuten später ist er da.

»Aha, aha, aha«, murmelt er, als er den augenärztlichen Befundbericht sieht. »Wann haben Sie denn bemerkt, dass Sie Scheuklappen tragen?«

»Ich habe neulich fast einen Fußgänger überfahren«, sagt der Patient. »Daraufhin hat mich meine Frau zur Augenärztin geschickt, und die hat ein MRT[23] vom Kopf veranlasst. Dort zeigt sich wohl ein Knoten im Bereich der Hirnanhangsdrüse.«

»Sie sind besser informiert als die Schwester, die mich angerufen hat«, sagt der Endokrinologe.

Ich sage nichts und hoffe, dass auch der Patient dichthält. Warum hat er mir denn die Geschichte nicht erzählt?

»Ich werde Sie jetzt untersuchen«, sagt der Endokrinologe.

---

23 Eine weitere Untersuchung, bei der der menschliche Körper per Bild in Scheiben geschnitten wird – im Gegensatz zum CT kommt ein MRT ohne Röntgenstrahlung aus, jedoch machen die Magnetfelder einen solchen Lärm, dass sogar die Radiolog:innen in permanenter Angst leben, ihr Gerät sei kaputt.

»In Ordnung«, sagt der Patient, und interessiert sehen er und ich zu, wie der Endokrinologe eine ausgefeilte Performance beginnt.

Zuallererst tastet er die Schilddrüse.

Die Schilddrüse ist ein gut am Hals verstecktes Organ, von dem ich bisher immer dachte, dass es ein Witz sei, dass man sie tasten könne. Doch der Endokrinologe murmelt zufrieden vor sich hin: »Schilddrüse gut tastbar, nicht vergrößert, schluckverschieblich, keine Knoten.«

»Ich dachte immer, es sei ein Witz, dass man die Schilddrüse tasten kann«, flüstert der Patient mir zu.

Ich bemühe mich, nicht zu lachen.

»Die Schilddrüse ist ein leicht zu tastendes Organ«, lüge ich.

Der Endokrinologe beachtet uns nicht und setzt seine Untersuchung fort. Er dreht die Handflächen des Patienten nach oben und betrachtet aufmerksam deren Innenseite. Dann greift er dem Patienten wortlos in den Nacken und wirft einen Blick unter seine Achseln.

Verunsichert sieht der Patient zu mir.

Ich zucke mit den Schultern.

»Darf ich einmal Ihre Schamhaargrenze sehen?«, sagt der Endokrinologe.

»Meine was?«

»Anders gefragt: Haben Sie bemerkt, dass Ihre Schamhaare weniger geworden sind?«

»Schön wäre es«, sagt der Patient.

Der Endokrinologe ignoriert ihn. »Fühlen Sie sich abgeschlagen?«

»Nein, eigentlich nicht.«

»Sind Ihre Hosen eng geworden? Passen die Ringe noch? Tragen Sie Hüte? Haben Sie Zahnschmerzen?«

»Nein, ja, nein, nein.«

Wie Salven eines Maschinengewehrs ballert er dem Patienten eine Frage nach der anderen vor den Latz.

»Hat sich Ihr Lustempfinden verändert?«

»Wir sind seit zwanzig Jahren verheiratet.«

Ich sehe, wie der Endokrinologe »geringe Libido bei langer Ehe« auf seinen Zettel schreibt.

»Wie hoch ist Ihre Samenergussfrequenz?«

»Wie bitte?«

»Wie oft ejakulieren Sie pro Tag?«

Der Patient überlegt.

»Also eher einmal pro Tag oder einmal pro Woche?«

»Ich sagte doch bereits, dass ich seit zwanzig Jahren verheiratet bin.«

»Ejakulieren kann man auch allein«, sagt der Endokrinologe.

Der Patient murmelt etwas von einmal pro Woche, früher auch öfter, ob das denn normal sei?

Normal gebe es nicht, sagt der Endokrinologe, das sei alles eine Frage der Perspektive und ähnlich wie beim Stuhlgang. Den habe der eine dreimal pro Woche und der andere dreimal pro Tag.

»Dann leide ich unter Verstopfung«, sagt der Patient.

»Das dachte ich mir schon«, sagt der Endokrinologe und zieht eine Kette mit bunten Holzperlen aus seiner Kitteltasche. Die Perlen sind unterschiedlich groß und mit Milliliter-Angaben bedruckt.

Gespannt beobachten der Patient und ich, wie der Endokrinologe sich ein Paar Handschuhe anzieht.

»Ich müsste jetzt noch einmal Ihre Hoden tasten«, sagt er.

Irritiert sieht der Patient mich an.

»Soll die Kollegin kurz rausgehen?«, fragt der Endokrinologe.

»Nein, ist schon in Ordnung«, sagt der Patient. »Wir wundern uns nur, warum Sie meine Hoden tasten wollen.«

»Mich wundert das nicht«, lüge ich. »Das Hodentasten gehört doch zu jeder endokrinologischen Untersuchung dazu.«

Der Endokrinologe nickt zufrieden.

»Aber wozu die Kette?«, fragt der Patient.

Er seufzt. »Ich taste jetzt Ihre Hoden und dann die Kette, und dann schätze ich das Volumen.«

»Meiner Hoden?«

»Natürlich der Hoden. Das der Kette steht ja drauf.«

»Ach so«, sage ich.

Der Patient grinst.

»Laktieren Sie?«, fragt der Endokrinologe.

»Wie bitte?«

»Kommt Milch aus Ihren Brüsten?«

Der Patient schüttelt den Kopf.

»Gut, vielen Dank«, sagt der Endokrinologe. »Damit ist ja alles klar.«

Wieder sehen der Patient und ich uns an.

Der Endokrinologe seufzt. »Sie haben kleine, weiche Hoden und kaum Libido. Ihre Achselbehaarung ist vermindert. Aber es kommt weder Milch aus Ihren Brüsten, noch müssen Sie wie Frodo Ihren Ehering um den Hals tragen, weil Ihre Hände gewachsen sind. Sie leiden also wahrscheinlich weder unter einem Prolaktin produzierenden Tumor[24] noch unter einem, der zu viel Wachstumshormon[25] macht.«

---

24 Ein sogenanntes Prolaktinom ist der häufigste hormonproduzierende Tumor der Hirnanhangsdrüse. Prolaktin ist das Hormon, das bei Frauen während der Stillzeit die Milchproduktion anregt – haben Männer ein Prolaktinom, können auch deren Brüste wachsen und Flüssigkeit sezernieren. Das will dann aber in der Regel niemand trinken.

25 Hat man als Kind einen Tumor, der Wachstumshormon produziert, wird man ein Riese. Ist man bereits erwachsen und kann

»Aha«, sagen der Patient und ich wie aus einem Munde.

»Auch zu dick sind Sie nicht.«

»Sagen Sie das bitte einmal meiner Frau.«

»Sie haben also mutmaßlich keinen Tumor, der Ihren Stresshormonspiegel erhöht.«

»Ich bin oft gestresst«, sagt der Patient. »Heute Morgen zum Beispiel. Was glauben Sie, wie lange meine Frau wieder im Bad gebraucht hat.«

Der Endokrinologe seufzt. »Sie haben keine Schwangerschaftsstreifen.«

»Da haben Sie recht«, sagt der Patient. »In einer guten Ehe ist Arbeitsteilung das A und O.«[26]

»Zusammenfassend haben Sie wahrscheinlich einen hormoninaktiven Tumor der Hirnanhangsdrüse, der auf die Kreuzung ihrer Sehnerven drückt und für den Sehverlust verantwortlich ist. Ein paar Labortests brauchen wir noch. Und einen Mitternachtsspeichel.«

---

nicht mehr größer werden, denkt sich der Körper, gut, dann machen wir das anders, dann wachsen eben Hände, Füße, Nase, Ohren und eine ganze Menge innerer Organe, was dazu führt, dass die Erkrankung nicht nur ungewollt das Erscheinungsbild verändert, sondern mit schweren internistischen Komplikationen einhergehen kann. Weil sich die Veränderungen nur langsam entwickeln, wird die Erkrankung in der Regel erst spät entdeckt – sollten Sie also jemals jemanden treffen, der außerhalb von Mordor seinen (Ehe-)Ring um den Hals trägt, tun Sie ihm einen Gefallen und schicken Sie ihn in die Endokrinologie. Er oder sie hat dann möglicherweise eine Akromegalie und wird Ihnen sehr dankbar sein.

26 Groß angelegte Studien haben untersucht, warum Männer so selten Schwangerschaftsstreifen haben. Ergebnis: Sie sind nicht oft genug schwanger. Eine Subgruppenanalyse beschäftigte sich mit der Frage, warum sie dann nicht wenigstens Orangenhaut haben. Ergebnis: Sieht nicht gut aus.

»Einen was?«

»Einen Speichel um Mitternacht.«

»Erwartet mich am ersten Licht des siebten Tages«, sagt der Patient.

»Jesus?«, frage ich.

»Nein, Gandalf«, sagt der Patient.

»Der Mitternachtsspeichel ist eine Untersuchung zur Bestimmung des Stresshormonspiegels«, belehrt uns der Endokrinologe, ohne eine Miene zu verziehen. »Der ist um Mitternacht am niedrigsten.«[27]

»Aha«, sagt der Patient. »Und was war dann an meinen Handflächen so interessant?«

»Nichts«, sagt der Endokrinologe. »Eine Angewohnheit. Gehört eigentlich zu einem anderen Krankheitsbild.

»Morbus Addison?«, frage ich.[28]

---

27 Die Bezeichnung Stresshormon für Kortisol ist irreführend, denn der Mensch braucht Kortisol nicht nur bei Stress, sondern ganz allgemein zum täglichen Überleben. Er braucht es jedoch nur in Maßen, und hat er zu viel davon, kommt es zu schwerem Übergewicht und unzähligen Beeinträchtigungen des Stoffwechsels und des Immunsystems.

28 Der Morbus Addison ist eine Autoimmunerkrankung, bei der die Nebenniere ihre Hormonproduktion einstellt. Der Mangel an Kortisol sorgt für Nervosität im Hypothalamus, der Hormon-Steuerzentrale des Gehirns, welche die Hypophyse beauftragt, das Steuerhormon ACTH loszuschicken, um die Nebenniere zu stimulieren. Wenn die aber nicht mehr kann, verhallt der Ruf der Hypophyse dort ungehört – das ACTH wiederum, das dann in sehr hohen Konzentrationen im Blut schwimmt, stimuliert die Pigmentierung der Haut. Hyperpigmentiert, also braun werden dann auch Stellen, die es sonst nicht sind, wie die Linien der Handinnenfläche, die Lippen oder Schleimhäute. Warum der Körper das so geregelt hat? Vielleicht weil John F. Kennedy, dem ein Morbus

Überrascht sieht der Endokrinologe mich an: »Ich dachte, Sie seien die Schwester.«

»Nehmen Sie es nicht persönlich«, sagt der Patient und tätschelt mir den Arm. »Ich dachte das auch.«

Kurz nachdem der Endokrinologe den Raum verlassen hat, betritt der Neurochirurg das Zimmer. Ohne mich eines Blickes zu würdigen, begrüßt er den Patienten, und zwei Minuten später hat der einen Operationstermin.

»Das ging aber schnell«, freut sich der Patient. »Alle anderen reden immer nur.«

»Alles Gute«, sage ich, und der Patient gibt mir die Hand. »War trotzdem nett, sich mit Ihnen zu unterhalten. Und Schwester ist doch für Frauen ein schöner Beruf.«

—

Ein Dienst ohne jemanden, den man mag, ist ein verlorener Dienst, und allein auf weiter Flur vergeht die Zeit nur langsam. Isabel und ich gehen uns aus dem Weg, und fast wünsche ich mich zu meinem Staubsauger und der schmutzigen Küche zurück.

Doch immerhin habe ich heute einiges über die Hypophyse gelernt. Ich weiß noch, wie wir während des Studiums einen Gewebeschnitt dieses Organs mikroskopieren sollten und ich nicht einmal wusste, dass es solch ein Organ überhaupt gab. Und jetzt sah ich der Elite beim Hodentasten zu. Ob die Endokrinologen ihre Hodenkette um den Hals trugen, wenn sie unter sich waren?

Gerne würde ich Micha diese Frage stellen, doch er hat

Addison nachgesagt wird, gerne gut aussehen wollte, aber keine Zeit hatte, ins Solarium zu gehen.

keine Zeit für eine alberne Unterhaltung. Durch den Türspalt des Behandlungszimmers direkt neben dem Pflegestützpunkt sehe ich, wie er eine Schilddrüse begutachtet, die sogar ich getastet hätte.

Anscheinend hat auch Micha mich entdeckt, denn er winkt mich zu sich und bedeutet mir, mich neben ihn ans Kopfende der Trage zu stellen.

»Guten Tag«, sage ich zu der Patientin und dem Mann, der sie begleitet.

Beide ignorieren mich.

»Ist Ihnen das nicht aufgefallen?«, fragt Micha die Frau, während er seine Untersuchung fortsetzt. Sie sieht aus, als hätte sie einen Handball verschluckt.

»Nein«, sagt sie. »Lassen Sie mich endlich in Ruhe.«

»Schatz«, sagt der Mann. »Sei doch nicht so unfreundlich zu dem Arzt, er kann ja auch nichts dafür.«

»Das werden wir noch sehen«, sagt sie.

»Bitte entschuldigen Sie«, sagt der Mann. »So aggressiv kenne ich sie gar nicht. Aber seit einer Weile ist sie anders als sonst.«

»Wie denn anders?«

»Na ja, so unfreundlich eben. Und dann noch die Sache mit der Musik …«

»Welche Sache mit der Musik?«

»Früher hat sie ausschließlich Schlager gehört, seit drei Wochen nur noch Techno.«

»Sie haben eine schwere Schilddrüsenüberfunktion«, erklärt Micha. »Das kann einen ganz schön durcheinanderbringen.«

»Hauen Sie ab«, sagt die Patientin, und Micha grinst.

»Nur zu gerne«, sagt er. »Jetzt übernimmt ohnehin die Kollegin.«

»Das war ein Witz, oder?«, frage ich, als wir gemeinsam wieder auf dem Flur stehen.

»Nein«, sagt Micha. »Ich muss heute früher weg.«

Seufzend ergebe ich mich in mein Schicksal und mache mich daran, die schlecht gelaunte Patientin in die Endokrinologie zu verlegen.

Ein Telefonat mit dem Bettenmanagement, eines mit der zuständigen Assistenzärztin und eines mit der Pflegeleitung. Erst scheint alles geklärt, doch dann ruft überraschend das Bettenmanagement an und sagt das Bett wieder ab: Die Intensivstation habe kurzfristig Bedarf angemeldet, und das gehe vor.

»Natürlich«, sage ich und versuche es in der Gastroenterologie.

Der zuständige Kollege blockt souverän: »Wir warten auf eine Verlegung von auswärts«, sagt er.

»Okay«, sage ich und rufe in der Rheumatologie an.

»Ich bin nur aus Versehen rangegangen.«

»Okay«, sage ich und wähle die Nummer der Nephrologie, doch dort arbeitet Thomas, bekannt als »die Mauer«, und wie wahrscheinlich sämtliche Generationen vor mir scheitere auch ich an seiner lückenlosen Argumentationskette – es geht das Gerücht, dass es noch niemandem gelungen sei, ihm jemals einen Patienten zu verlegen.

Schließlich erinnere ich mich an Martins Tipp aus unserem ersten gemeinsamen Dienst: Zur Stärkung der eigenen Verhandlungsposition zuallererst selbst nachsehen, ob ein Bett frei ist.

Nach kurzer Recherche kontaktiere ich die Pneumologie.

»Wir haben kein Bett«, sagt die Kollegin.

»Aber das System zeigt drei freie Betten an!«

»Wir warten auf eine Verlegung von auswärts.«

»Bleiben zwei Betten!«

»Das eine wurde soeben zum Isolationszimmer.«

»Bleibt ein Bett!«

»Das muss ein Fehler sein, wir sind voll. Ich betreue bereits drei Außenlieger.«[29]

»Okay«, sage ich und rufe in der Rheumatologie an.

»Sie schon wieder«, sagt der Kollege.

Als ich mich gerade damit abgefunden habe, die Patientin über Nacht in der Rettungsstelle zu behalten, ruft das Bettenmanagement an: Das Bett sei nun doch wieder frei, ob ich noch Interesse hätte.

Fast kommen mir die Tränen.

Als ich die gute Nachricht der Patientin überbringe, freut die sich gar nicht.

»Wieso gibt es kein Einzelzimmer?«, fragt sie. »Ich bleibe nur in einem Einzelzimmer.«

»Ich bin froh, dass ich überhaupt ein Bett gefunden habe!«

»Betten stehen doch hier überall herum«, entgegnet sie. »Was machen Sie eigentlich den ganzen Tag?«

»Schatz ...«, sagt der Mann schwach.

Ich winke ab, drücke der Frau die Unterlagen zur Verlegung in die Hand und verabschiede mich in den Flur.

Wie es der Teufel will, muss ich nur wenige Stunden später ein weiteres Mal den endokrinologischen Hintergrund rufen,

---

29 Der Endgegner ärztlicher Stationstätigkeit. Bei Bettenknappheit haben die Abteilungen die Möglichkeit, Patient:innen vorübergehend auf einer anderen Station unterzubringen. Leider muss man diese dann auch dort visitieren, und wenn man Pech hat, läuft man für jede versehentlich nicht gestellte Frage einmal quer durchs Haus. Auch Banalitäten wie Blutentnahmen geraten zur Tücke, denn es ist wie Kochen in einer fremden Küche – permanent öffnet man das falsche Schubfach, und natürlich hat man vergessen, die einzig wahre Käsereibe von zu Hause mitzubringen.

denn mein nächster Patient wird von seiner Hausärztin geschickt mit der spezifischen Bitte um eine fachärztliche endokrinologische Mitbeurteilung.

Der Endokrinologe ist derselbe wie vorhin.

»Ist das hier ein Wunschkonzert?«, fragt er mich.

»Der Patient hat wohl bereits mehrere Autoimmunkrankheiten, und die Hausärztin macht sich Sorgen.«

»Ist der Patient braun?«, fragt er mich.

»Politische Diskussionen versuche ich zu vermeiden.«

»Ich meine seine Hautfarbe.«

»Ach so. Äh ...«

»Sieht er aus, als käme er von den Malediven, hat aber nur seine Datsche in Brandenburg renoviert?«

»Für eine Urlaubsanamnese war nicht genügend Zeit.«

Der Endokrinologe seufzt.

»Für weiß finde ich ihn aber recht braun«, sage ich schnell.

»Aha«, sagt er zufrieden. »Dann gehen wir mal hin.«

Froh, die richtige Antwort gegeben zu haben, folge ich ihm aus dem Arztzimmer wieder zurück zu dem Patienten.

Diesmal führt der Endokrinologe eine völlig andere Untersuchung durch, seltsam ist sie aber allemal, und Schamhaare scheinen eine zentrale Rolle in seinem Leben zu spielen.

Der Patient hat tatsächlich einen Morbus Addison, und ich lerne, dass nicht nur die Handlinien braun werden können, sondern auch alle möglichen anderen nicht lichtexponierten Stellen und natürlich die Eichel. Zum zweiten Mal an diesem Tag begutachte ich mit dem Endokrinologen einen Penis. Wenn das so weitergeht, bin ich bald Urologin.

»Bitte untersuchen Sie noch die Hoden. Ich lasse Ihnen meine Kette da.«

Ehe ich mir Handschuhe anziehen kann, liegt die Hodenkette in meiner Hand.

»Danke«, sagt der Endokrinologe. »Ich muss wirklich dringend zurück. Meine ganze Station ist voller Hyperthyreoter – als ich ging, hat eine gerade Techno aufgelegt.«[30]

Ein wenig schuldbewusst versuche ich mich an einem mitfühlenden Blick, doch der Endokrinologe ist schon zur Tür hinaus.

Die Hodenkette baumelt in meiner Hand.

»Dann wollen wir mal«, sage ich, und der Patient nickt ergeben.

30 Hyperthyreose steht für Schilddrüsenüberfunktion. Durch den Hormonexzess wird nicht nur der Stoffwechsel hochgefahren, es können sich auch psychische Symptome entwickeln. Von leichter Unruhe bis hin zu schwerer Agitation und Aggressivität ist alles möglich. Schlager – Techno – Heavy Metal – hoffen wir für den Endokrinologen, dass er rasch die richtige Medikamentendosis findet.

Ich wollte gar nicht in den Pool

Am nächsten Tag bin ich mit Martin zum Frühstück verabredet.

Fast hätte ich abgesagt, weil ich schon wieder so müde bin, dass ich für ein paar Stunden länger im Bett deutlich mehr als ein gemeinsames Essen geopfert hätte, doch als hätte er es geahnt, überhäuft er mich den ganzen Vormittag mit einer derart übertriebenen Anzahl absurder Emoticons, dass ich es nicht übers Herz bringe, unseren gemeinsamen Start in den Spätdienst zu sabotieren, und mich pünktlich um 11 Uhr in dem Café unweit der Rettungsstelle einfinde, in dem wir uns verabredet haben.

»Ich kenne das Gefühl, bis zur letzten Minute liegen bleiben zu wollen«, sagt er und umarmt mich zur Begrüßung. »Aber wenn man vor dem Spätdienst nicht ordentlich isst, steht man den Tag nicht durch, und wenn man immer alleine isst, wird man seltsam.«

»So wie du?«, frage ich, während er sich in einen der Liegestühle fallen lässt, die hinter einem kleinen, mit Efeu bewachsenen Mäuerchen um die flachen Tische gruppiert sind.

»So wie ich«, grinst er. »Wie geht es dir? Hattest du ein schönes Wochenende?«

»Ich muss immer noch oft an Michas Geschichte denken«, sage ich und setze mich ebenfalls.

»Du meinst die mit der Lungenembolie?«

Ich nicke.

Martin fährt sich mit der Hand über die Augen. »Mich hat

die Sache auch lange beschäftigt. Er hat mir erst neulich davon erzählt, nach einem dieser Dienste, in denen man bei der Hälfte der Patienten nicht genau wusste, was sie eigentlich hatten. Seither habe ich mich oft gefragt, wie viele Menschen man schon auf dem Gewissen hat.«

»Das muntert mich jetzt nur so mäßig auf.«

»Ich weiß, tut mir leid. Aber ich habe wirklich schon oft darüber nachgedacht. Die Kunst liegt wohl darin, aufmerksam zu bleiben, ohne dass die Angst zu sehr blockiert.«

Ich seufze.

Wir sitzen eine Weile still und trinken unseren Kaffee. Die Sonne ist bereits so intensiv, dass die Kellnerin die Sonnenschirme öffnet. Dankbar lehnen wir uns in den Schatten. Martin bestellt einen Aperol Spritz.

»In drei Stunden bin ich wieder nüchtern«, lächelt er.

Ich traue mich nicht und bestelle ein großes Glas Orangensaft, aber ab und an nippe ich bei ihm und genieße das Geräusch, das entsteht, wenn die Eiswürfel in dem großen dünnwandigen Glas wieder an ihren Platz klirren.

Dann ziehe ich mein Notizbuch aus der Tasche.

»Ehrlich jetzt, Nicki?«, seufzt Martin, doch auch er ist vorbereitet und hat wie vereinbart die Leitlinie zur nicht invasiven Beatmung heruntergeladen. Gemeinsam übertragen wir die wichtigsten Inhalte – er in sein Handy, und ich ganz altmodisch in mein kleines Büchlein.

»Ich will das schon seit Monaten machen«, sagt er. »Aber immer ist irgendetwas anderes. Danke für die Initiative.« Er prostet mir zu.

»Und jetzt zur Belohnung an den See«, sage ich.

Er seufzt und bestellt einen dreifachen Espresso. Ich tue es ihm gleich, und als wir irgendwann auf die Uhr sehen, ist es auf einmal so spät, dass wir uns richtig beeilen müssen.

In der Rettungsstelle trennen sich unsere Wege, denn Martins erste Patientin wird völlig überraschend im Warteraum reanimationspflichtig und muss auf die Intensivstation. Während er mit Schwester Beate die Anästhesistin ins CT begleitet, sichte ich gemeinsam mit dem Frühdienst die verbleibenden Scheine.

»So schlimm ist es doch gar nicht«, sage ich, und Tobi nickt dankbar, bevor er sich völlig geplättet in den Feierabend verabschiedet.

Dann stürze ich mich ins Getümmel.

Keine Ahnung, was heute los ist, aber wenn in dreißig Jahren das Rentensystem zusammenbricht, ist das wohl meine Schuld, denn in den nächsten Stunden verschreibe ich mindestens fünfzehnmal die Pille danach. Ich frage mich vage, ob die alle auf derselben Party waren. Oder ob ein Besuch in der Rettungsstelle auf TripAdvisor jetzt unter *not to be missed when in Berlin* geführt wird. Wahrscheinlich gibt es einen Shuttleservice aus den Clubs direkt zu uns. Und wahrscheinlich wartet der auch, dann kann man gleich wieder zurück und mit den anderen Pillen weitermachen.

Mir soll es recht sein. Aber weiß niemand, dass man die Pille danach inzwischen auch rezeptfrei in der Apotheke kaufen kann?

»Doch, doch«, erklärt mir eine der Frauen. »Aber da muss man so viele Fragen beantworten.«

Das leuchtet mir ein. Ich frage gar nichts. Denn ich will nicht wissen, wie andere Menschen ihren Samstagabend verbringen. Nicht mehr zumindest. Anfangs hatte ich mich immer noch ans Protokoll gehalten: »Bitte erzählen Sie mir kurz, was passiert ist«, fragte ich, und dann ging es los:

»Keine Ahnung, welches seiner Körperteile in mir war ... Ich erinnere mich wirklich kaum ... Ich würde es jederzeit wieder tun … Sie wissen ja, wie das ist, wenn man beim Orgasmus vergisst, dass es nur drei Dimensionen gibt … Wir waren zu viert, und ich will einfach nur auf Nummer sicher gehen.«

Purer Überlebenswille und Selbstschutz ließen mich schlauer werden. Jetzt kritzle ich meine Unterschrift unter das Rezept, bevor die jungen Menschen überhaupt ihren Mund öffnen können.

»Ich war auf einer Party …«, beginnt die nächste Frau.

Routiniert zücke ich meinen Stift: »Hier, bitte, Ihre Pille danach. Und nehmen Sie doch gleich ein Rezept für Ihre Freundinnen mit.«

»Aber ich wollte doch nur …«

»Ja, ich weiß, Sie waren zu siebt und wollen nur sichergehen«, sage ich.

»Nein, ich wollte wirklich …«

»Ich weiß, Sie wollten gar nicht in den Pool im KitKatClub.«[31]

»Jetzt hören Sie mal«, unterbricht mich die Frau erneut. »Das mögen Ihre Fantasien sein. Ich will nur meinen Freund abholen!«

Ein wenig beschämt suche ich den Namen ihres Freundes in der Warteliste. Es dauert eine ganze Weile, bis ich ihn schließlich bei den Unfallchirurgen entdecke.

»Was machst du denn hier bei uns?«, fragt mich Pfleger Rolf, als ich die Frau in die unfallchirurgische Abteilung begleite.

»Was *sie* macht, weiß ich nicht.« Die Frau ist zunehmend ungehalten. »Aber *ich* suche meinen Freund.«

---

31 Der KitKatClub ist ein Berliner Technoclub, der berühmt ist für seine freizügigen Partys und die Möglichkeit, dort nicht nur nach Sex auszusehen, sondern auch Sex zu haben. Mitten im Club ist ein Pool …

»Wir haben im Moment nur einen Patienten«, sagt Rolf freundlich. »Das müsste dann dieser junge Mann dort sein.«

Er deutet in eines der Zimmer. Dort liegt ein Mann mit einem Kühlpack zwischen den Beinen auf einer Trage. Die Frau eilt zu ihm.

»Was ist denn mit dir passiert?« Ihre Stimme klingt gefährlich.

»Nichts«, hören wir ihn flüstern. »Ich wollte gar nicht in den Pool im KitKatClub.«

Pfleger Rolf und ich bemühen uns um ein professionelles Gesicht.

»Wir lassen Sie dann mal allein«, sage ich und schließe die Tür.

Rolf grinst mich an: »Niemand will je in diesen Pool. Und doch …«

Drinnen wird es laut.

»In seiner Haut möchte ich nicht stecken«, sage ich.

»Ich auch nicht. Er hat eine schwere Hodenprellung.«

»Das meinte ich nicht.«

»Ich weiß«, grinst er.

»Ich brauche dringend Urlaub«, sage ich.

»Jetzt schon? Du hast doch gerade erst angefangen.«

»Genau deswegen ja.«

Rolf sieht mich freundlich an: »Möchtest du einen Kaffee?«

Ich denke an die etwa 500 Milligramm Koffein, die ich gerade zu mir genommen habe. »Gerne«, sage ich.

Gemeinsam gehen wir zu den Unfallchirurgen. In deren Arztzimmer steht eine hochwertige Espressomaschine, von der auch Nina nichts geahnt haben dürfte, denn wir hatten uns den Kaffee immer entweder aus dem Automaten gezogen oder waren in die Cafeteria gelaufen. Der Espresso jedoch, den Rolf aus der Maschine zaubert, spielt in einer anderen Liga, und fast rechne ich damit, dass die fünf Euro, die ich in der Tasche habe, nicht ausreichen. Doch der Genuss ist umsonst, und Rolf ein Connaisseur, der zu einem begeisterten Vortrag über den idealen Mahlgrad der unterschiedlichen Espressosorten ansetzt.

Einer der beiden Männer, die am Computer sitzen, dreht sich um. Es ist der Neurochirurg mit dem makellosen Hals.

»Was machst du denn hier?«, frage ich.

»Kennen wir uns?«, fragt er.

Ich werde rot. »Ich habe dich verwechselt«, lüge ich.

Rolf grinst.

Als ich in den internistischen Teil der Rettungsstelle zurückgehe, ist der Warteraum wieder voll. Die Hälfte der jungen Menschen, die dort sitzen, trägt keine Klamotten, doch das ist nicht ungewöhnlich für einen Samstagabend, da sieht man oft mehr nackte Menschen als ein Türsteher im Berghain.

Heute sind es fünf Australier, und auch sie sind tatsächlich schon nackt, bevor ich sie bitte, sich auszuziehen, was mir ganz recht ist, denn die Aufforderung, sich zu entkleiden, geht mir nach wie vor nur auf Deutsch professionell von den Lippen. In der Fremdsprache fehlen dafür einfach die Feinheiten, und ehe man sich versieht, klingen selbst die banalsten Aufforderungen nach Sex. Französisch beispielsweise. Egal, was ich sage, es schwingt immer ein »Voulez vous coucher avec moi, ce soir?« mit, und auf Spanisch ist es fast noch schlimmer, ich sage »Hola, buenos días«, und schon haben eine junge Penélope Cruz und ein ebenso junger Javier Bardem vor meinem geistigen Auge den Sex ihres Lebens.

Sogar einen Engländer habe ich neulich in Verlegenheit gebracht: »Would you mind to get naked?«, fragte ich.

»Not at all«, sagte er, ließ Marvin Gaye über sein Smartphone laufen und öffnete spielerisch seine Gürtelschnalle.

Rückblickend sicher eine ungeschickte Formulierung, aber

was ist los in Englands Rettungsstellen, wenn ein Striptease gedanklich gar so naheliegt?

Die fünf Australier halten jetzt züchtig ihre Hände vor den Schritt und sehen aus, als warteten sie auf einen Freistoß von Ronaldo. Dass Männer es in diesem Kontext stets vorziehen, sich die Nase brechen zu lassen, ist mir ein Rätsel, doch ich habe keine Zeit, mich dieses nachgerade philosophischen Problems zu widmen.

»Wo sind Ihre Hosen?« ist also meine erste Frage, und wie sich herausstellt, erspart mir dies mehrere Stunden Arbeit, denn die fünf haben gar keine Beschwerden, sondern tatsächlich nur keine Hosen, und deren ungeklärter Verbleib ist trotz mehrfacher Nachfrage ihr einziges Problem.

»Und was soll ich da jetzt machen?«, frage ich.

»Wir dachten, wir könnten ein paar ausleihen. Ihre sieht ja auch nicht aus, als sei es Ihre eigene ...«

Der größte der fünf mustert mich von oben bis unten.

Ganz schön vorlaut, denke ich, aber wo er recht hat, hat er recht, und so gehe ich in die Umkleide und suche fünf Hosen heraus.

»Rosa?«, fragt mich der Australier entsetzt, als ich mit dem Stapel in der Hand zurückkomme. »Ihre ist doch aber blau!«

»Blau war aus«, lächele ich freundlich und reiche ihm eine rosa Hose in XS.

Es ist ein Bild für Götter, als die fünf in ihren knapp sitzenden Höschen kurz darauf die Rettungsstelle verlassen.

»Schade, dass sie später in Friedrichshain unter den ganzen Junggesellenabschieden gar nicht auffallen werden«, grinst Martin.

Auch er hat nach seiner Rückkehr von der Intensivstation überwiegend nackte Menschen gesehen, die meisten allerdings, weil sie sich betrunken in die Hose gepinkelt haben.

»Getränkeunfall« sagen die Schwestern, »Alkoholintoxikation« sagt der Rettungsstellenbogen und »Augen auf bei der Berufswahl« sagt Micha.

»Ich glaube, ich habe gerade dem dritten Patienten die Hose gewechselt«, beschwert sich Martin. »Wie ein Kindergärtner, nur dass meine Kinder alle volljährig sind und alkoholisiert.«

»Die Hose habe ja nun mal definitiv ich gewechselt«, stellt Pfleger Bastian richtig, doch seine Augen zwinkern freundlich.

Martin nickt ein wenig schuldbewusst: »Ich meinte das eher so im übertragenen Sinn.«

»Ich weiß. Ich habe nur Spaß gemacht.«

Pfleger Bastian ist neu in der Rettungsstelle, und er ist stets irritierend guter Laune. Sogar die unfreundlichsten Mitglieder des Pflegeteams kommen an seinem Optimismus nicht vorbei, und Martin und ich rätseln seit seinem ersten Tag, wie ihm dies gelingt.

»Vielleicht hat er zu Hause eine sehr nette Frau oder einen sehr netten Mann.«

»Die oder der muss dann aber wirklich sehr, sehr nett sein.«

»Oder er ist gar kein echter Pfleger.«

»Sondern?«

»Ein Komparse?«, schlägt Martin vor.

»Und arte dreht heimlich einen Film über die gute Stimmung in Berlins Rettungsstellen?«

»Vielleicht ist auch das Jobcenter involviert. Berufsfelderkundung.«

Ich muss lachen.

»Was ist so lustig?«, fragt Pfleger Bastian.

»Nichts, wir unterhalten uns nur über eine Doku auf arte«, lügen wir beide.

»Das dürfte sich hiermit erledigt haben«, sagt er und blickt auf eine Liste in seiner Hand. »Ich musste leider die drei nächsten Betrunkenen internistisch takten.«[32]

»Keine Platzwunde?«, fragt Martin hoffnungsvoll. »Nicht einmal ein kleiner Sturz auf den Kopf?«

»Komm«, sage ich. »Ich übernehme das. Dafür kannst du in die Sparte Pille danach einsteigen. Irgendjemand will heute sicher noch in den Pool im KitKatClub.«

»Deal«, sagt Martin, und ich gehe in den Behandlungsraum direkt neben der Umkleide für das Pflegepersonal.

Dort sitzt ein Patient, dessen Hose vor Urin geradezu trieft, und trotz zweier Paar Handschuhe habe ich das Bedürfnis, sofort nach der Untersuchung zu duschen.

Stattdessen schicke ich sein Blut ins Labor.

Als ich zurückkomme, ist der Patient nicht mehr da. Die Überwachungskamera zeigt, wie er in die Umkleide geht, seine vollgepinkelte Hose auszieht und dafür die von Pfleger Bastian mitnimmt. Eine solch zielsichere Aktion hätte ich ihm gar nicht zugetraut, bei drei Promille, und auch der Rest des Teams ist beeindruckt, nur Pfleger Bastian ist im Schockraum beschäftigt und ahnt noch nichts von seinem Glück.

---

32 Die triagierende Pflegekraft an der Anmeldung entscheidet nach kurzer Anamnese sowie Sichtung der Vitalparameter, welcher Fachabteilung die Patient:innen zugeordnet werden. Das nennt man Taktung. Alkoholintoxikierte Patient:innen werden in der Regel internistisch getaktet, außer sie haben eine Platzwunde, die chirurgisch versorgt werden muss, oder sind gestürzt und brauchen orthopädische Hilfe. Beide Fachrichtungen tun so, als seien sie nicht in der Lage, eine Infusion mit Kochsalzlösung anzuhängen, was in der Regel das Einzige ist, was man als Internist:in für die Betrunkenen tun kann. Außer vielleicht noch die Haare aus der Stirn halten, wenn sie erbrechen, aber das übernehmen ohnehin meist die, die die nasse Hose wechseln, nämlich die Pflegekräfte.

Entsprechend skeptisch betrachte ich den nächsten Betrunkenen, aber dessen Hose scheint erst einmal trocken.

»Flasche, Flasche«, sagt er und deutet auf seinen Bauch.

So schnell wie möglich reiche ich ihm die Urinflasche, doch er wartet respektvoll ab. Ich verlasse kurz das Zimmer. Als ich zurückkomme, ist die Flasche randvoll. Beeindruckt sehe ich ihn an, das sind mindestens 0,75 Liter.

»Flasche, Flasche«, sagt er wieder, und irritiert gebe ich ihm eine neue Urinflasche.

Kurze Zeit später überreicht er mir auch diese komplett gefüllt und ohne etwas zu verschütten.

»Flasche, Flasche«, sagt er dann noch einmal.

Als er auch die dritte Flasche noch einmal bis zur Hälfte füllt, mache ich mir fast ein wenig Sorgen, doch am Ende überwiegt der Respekt – vier Promille und doch solch Disziplin und Blasenkapazität.

»Und mir klaut der mit drei Promille die Hose«, grinst Pfleger Bastian, der soeben über den unerwarteten Verlust seiner Garderobe informiert wurde. Seine Laune ist durch den Vorfall nicht getrübt. »Ich wollte heute ohnehin feiern gehen«, sagt er. »Da kommen kinky Klamotten ganz gut, ich lasse den Schlafanzug einfach an.«

»Wohin geht's denn?«, frage ich. »KitKatClub?«

»Nee, da gibt es seit eben Meningokokken. Frag mal Martin.«[33]

---

33 Meningokokken sind Bakterien, die eine schwere Infektion der Hirnhäute (Meningitis) und des Gehirns (Enzephalitis) hervorrufen können. Bei etwa 10 Prozent gesunder Personen ist der Nasen-Rachen-Raum damit besiedelt, dies sind jedoch meist harmlose Varianten, die es sich einfach nur gemütlich machen wollen. Es gibt aber auch extrem ansteckende Bakterienstämme, die innerhalb weniger Stunden zu einer lebensbedrohlichen Si-

Der kommt mit Mundschutz und Handschuhen aus dem Isolationszimmer.

»Schlechter Deal«, sagt er. »Sei froh, dass du meine Alkoholiker übernommen hast.«

»Eine Runde Ciprofloxacin für alle, die heute schon im Warteraum angehustet wurden«, ruft Pfleger Bastian. »Ich liebe es!«[34]

»Am Ende ist Pfleger Bastian einfach durchgängig auf MDMA«, flüstert Martin.

»Solange das Jobcenter zahlt«, sage ich, und dann schlucken wir beide unsere Prophylaxe.

---

tuation führen können. Für eine Infektion benötigt man engen Körperkontakt und den Austausch von Sekret aus dem Nasen-Rachen-Raum – suboptimal also, wenn man in einem vollen Pool mit mehreren Menschen knutscht.

34 Ciprofloxacin ist ein Antibiotikum mit vielfältigen Anwendungsmöglichkeiten. Eine davon ist der meist unfreiwillige Kontakt des medizinischen Personals mit einem an Meningokokken erkrankten Menschen – denn wer bezahlt schon gerne für eine Party, auf der man gar nicht war?

Die Internistenlösung

Während ich die ersten Wochen immer noch auf das viel beschworene Sommerloch gehofft hatte, bin ich inzwischen immer seltener überrascht von dem nicht enden wollenden Ansturm von Menschen mit derart unterschiedlichen Anliegen, dass ich mich oft gar nicht als Ärztin fühle, sondern vielmehr als eine nicht näher bezeichnete Universalkraft, die in jeder noch so absurden Lebenslage mit einer innovativen Lösung zur Stelle ist. Die Temperaturen scheinen ein Übriges zu tun, ich glaube, ich habe allein in den letzten drei Wochen mehr unbekleidete Menschen gesehen als die meisten Leute in ihrem ganzen Leben. Wenngleich nicht alle sich freiwillig ausziehen … Die alte Dame, deren Betreuung ich Micha zu verdanken habe, der soeben Zeuge wurde, wie sie versucht hatte, die Rosen vor der Rettungsstelle zu klauen, wehrt sich mit Händen und Füßen gegen das Krankenhausnachthemd.

»Warum hast du sie nicht einfach machen lassen?«, frage ich ihn, während er sich grinsend wieder verabschiedet.

»Wer die hässlichen Rosen vor der Rettungsstelle klaut, braucht definitiv unsere Hilfe«, sagt er.

Die Frau schüttelt vehement den Kopf. »Auch Viktor hat sich immer nur bescheißen lassen«, murmelt sie wütend.

»Wer ist Viktor?«, frage ich.

»Mein verstorbener Mann. Er hat sich immer nur bescheißen lassen.«

»Wir wollen Ihnen lediglich das Hemd anziehen«, sagt Schwester Anna, die mir zu Hilfe gekommen ist.

»Viktor haben sie das letzte Hemd *aus*gezogen«, schimpft die Dame, und ich stelle mir vor, wie der arme Viktor irgendwann nicht umhinkam, seiner Ehefrau zu erklären, dass er sich wieder einmal hatte bescheißen lassen.

Die alte Dame hingegen sieht aus, als sei ihr das heute zum ersten Mal passiert.

»Können Sie mir sagen, wo Sie sind?«, frage ich.

Angesichts der Sache mit den Rosen bietet es sich an, diese Frage zu stellen, und oft sind diejenigen, die sich am meisten darüber echauffieren, diejenigen, bei denen es sich am meisten lohnt.

So auch heute.

»Was fällt Ihnen ein?«, schimpft sie. »Glauben Sie etwa, ich bin dement?«

»Es ist nur eine Routinefrage«, lüge ich, doch die alte Dame ist gewitzt: »Ich bin, wo ich auf keinen Fall sein will«, sagt sie triumphierend, und zum ersten Mal sind wir uns einig.

»Ich komme später noch mal wieder«, sage ich.

»Was glauben Sie eigentlich, wie alt ich bin?«, fragt sie.

Ich will keine Spielverderberin sein und verschweige ihr, dass ihr Geburtsdatum bei mir im Computer steht.

»Ende sechzig?«, frage ich zögerlich.

»Achtundsiebzig«, sagt sie stolz. »Soll ich mal Ihr Alter raten?«

»Warum nicht?«

Sie mustert mich. »Zwanzig Jahre!«

Ich muss lachen. »Plus dreizehn«, sage ich.

»Dreizehn?«, fragt sie entsetzt.

»Nein, dreiunddreißig, also zwanzig plus dreizehn.«

»Dreizehn! Sie könnten meine Urenkelin sein«, murmelt sie und dreht sich empört zur Seite.

Schwester Anna kichert und folgt mir in die nächste Nische des Liegend-Warteraums. Jeder der sechs Behandlungsplätze darin ist durch einen Paravent von den anderen getrennt, und wer zu krank ist für den Sitzend-Warteraum, ist in der Regel sehr dankbar für die Alternative zu einer Trage auf dem Gang.

Die Kooperation des dort wartenden Mannes hält sich jedoch ebenfalls in Grenzen, und das, obwohl der Frühdienst den halben Tag lang versucht hatte, ein Bett für ihn aufzutreiben.

»Das wäre dann eine Entlassung gegen meinen ärztlichen Rat«, sage ich irgendwann seufzend.

»Wie lange sind Sie überhaupt schon Ärztin?«, fragt er.

»Lange genug, um das Formular zu finden, das Sie mir unterschreiben müssen, wenn Sie jetzt gegen meinen ärztlichen Rat gehen.«

Er lacht. »Eins zu null für Sie. Ich verspreche, ich gehe morgen gleich zur Hausärztin.«

»Morgen ist Samstag.«

»Meine Frau ist Internistin.«

»Was machen Sie dann überhaupt hier?«

»Normalerweise trennen wir Berufliches und Privates.«

»Na dann viel Glück für morgen«, sage ich und reiche ihm seine Entlassungspapiere.

»Sie haben aber dünne Ärmchen«, merkt er an.

Ein erneuter Blick in seine Akte verrät mir, dass er 1945 geboren ist, erstes Date Ende der 50er, große Liebe vielleicht in den 60ern, da war das wahrscheinlich ein super Kompliment, dünne Ärmchen, so wie Twiggy, das Model aus London.

»Danke«, sage ich. »Dafür haben Sie recht dicke Beine.«

»Danke«, sagt er. »Ist alles Wasser, kommt vom Herzen. Aber meiner Frau gefällt's.«

»Beruflich oder privat?«

»Ich mag Ihren Humor«, sagt er. »Ich komme jetzt immer zu Ihnen.«

»Ich nicht«, ruft die Frau von nebenan, und Schwester Anna lacht: »Ich mache zwar lieber Chirurgie, aber die witzigsten Gespräche gibt es doch bei euch.«

»Wenn sich nur dieses Internistenproblem abziehen ließe ...« Martin grinst und tritt hinter uns.

Schon wieder haben wir gemeinsam Spätdienst, aber nachdem der gestrige trotz Schichtwechsel mit drei Überstunden geendet hatte, war sogar er der Meinung gewesen, es sei besser, heute auszuschlafen, als eine weitere Runde Aperol Spritz anzuhängen, und sei es in Kombination mit dem lobenswerten Vorsatz, sich noch eine Leitlinie zu Gemüte zu führen.

»Was ist denn das Internistenproblem?«

»Internisten legen sich ungern fest: Der Kardiologe fragt die Nephrologin, die holt den Gastroenterologen, der die Rheumatologin, die den Gefäßmediziner, und von dort ruft man in der Hämatoonkologie an. Am Ende haben zehn Orchideenfächer irgendeine Spezialmeinung abgegeben, ohne dass etwas dabei rauskommt, außer dem Skiurlaub für den Radiologen, der die CTs abrechnet.« Er grinst. »Ich spreche aus Erfahrung. In meiner Familie sind alle Internisten, und ich sage dir, das Problem zieht auch privat Kreise.«

»Wieso?«, fragt Schwester Anna interessiert.

»Meine Eltern wollten sich letztes Jahr einen Tisch kaufen, nicht zu groß, denn die Küche ist klein, aber eins vierzig schien ihnen zu knapp, eins fünfzig hingegen zu groß. Sie haben hin und her überlegt, die Familie befragt, tausendmal gemessen – und schließlich haben sie die Internistenlösung genommen.«

»Was ist die Internistenlösung?«

»Eins fünfundvierzig. Und jedes Mal, wenn Besuch kommt, brauchen sie einen Beistelltisch.«

»Was hätte der Chirurg gemacht?«

»Einen eins achtzig Tisch reingeballert und notfalls die Küche versetzt.«

Schwester Anna und ich lachen.

»Ebenfalls problematisch ist die gegenseitige Bestätigung«, sagt Martin. »Wie in einer Klinik für Essstörungen, wo man kränker rausgeht als rein, wegen all der Tipps, auf die man alleine gar nicht käme.«

»Warum wirst du nicht Anästhesist?«, frage ich, während ich am Computer die Liste mit den ungesehenen Patienten aktualisiere.

Er grinst. »Mir geht es wie Anna. Ich mag die Geschichten. Es ist manchmal fast ein literarisches Vergnügen.«

Mein nächster Patient führt den Beweis. Optisch einer Flusskreuzfahrt entsprungen, verkörpert er perfekt meine Vorstellung von einem finanziell gut abgesicherten Rentner mit großer persönlicher Lebenszufriedenheit: beige Hose, weißes Hemd und ein sandfarbener Panamahut mit dunklem Hutband.

»Frau Doktor«, freut sich der Mann. »Ich werde Sie immer in Erinnerung behalten als die Ärztin mit Migrationshintergrund!«

»Hä?«, sage ich.

»Die schöne Tochter des Grafen Dracula!«

»Hä?«, sage ich wieder.

»Alles Vampire und Blutsauger – so wie Sie! Aber wenigstens hat es geklappt!«

»Was denn?«

»Na ja, das Blut abnehmen, Sie Dracula!«

»Aaaah«, sage ich und verstehe. »Blut, Dracula, Rumänien, Migrationshintergrund.«

»Genau richtig, schöne Grafentochter!« Er freut sich.

»Ich würde Ihnen ein Blutdruckmedikament empfehlen«, sage ich, während Martin sich grinsend auf die andere Seite des Warteraums verabschiedet.

»Kann ich zwei haben? Ich fahre in den Urlaub und möchte vorbereitet sein.«

»Wohin geht's denn?«

»Ach«, sagt er. »Ich könnte jetzt Transsilvanien sagen, aber wir fahren zu meiner Tochter nach Brandenburg.«

»Dort gibt es doch aber auch Ärzte.«

»Sagen Sie. Meine Tochter war neulich beim Tierarzt.«

»Welches Tier hat sie denn?«

»Keines, aber ihre Hausärztin hat dichtgemacht, und der neue meinte, wenn sie auf einen Termin bei ihm warte, bliebe nur die Behandlung ihrer Altersdemenz.«

»Und da warten Sie lieber hier in der Rettungsstelle?«

»Acht Stunden versus achtzehn Jahre? Natürlich.«

»Das leuchtet mir ein«, sage ich, und fast will er mir aus Dank einen kleinen Hund schenken – »Da bleiben immer mal welche übrig, in diesen Praxen«, sagt er.

»Nein danke«, lehne ich ab. »Bei mir sterben sogar Kleidermotten.«

Er lacht, und ich drucke ihm aus Mitgefühl gleich drei Rezepte aus.

Als ich schließlich dem Nachtdienst meine verbleibenden Patienten übergebe, wird es laut auf dem Flur.

»Ist das Krankenhaus hier oder kurwa[35]?«, brüllt ein Mann aus vollem Hals.

---

35 Vulgärer Fluch und das einzige polnische Wort, das sich mir aus einer Konversation erschließt. Synonyme: joder (spanisch), putain (französisch), malaka (griechisch) und fuck (deutsch).

»Krankenhaus«, beruhigt ihn Pfleger Torsten. »Ziemlich sicher Krankenhaus.«

Der Mann entspannt sich sofort und nickt freundlich.

Am Ende eine ernst gemeinte Frage?

»Happy to help«, sagt Pfleger Torsten und winkt mir zu, als ich mich ebenso wie Martin sensationell pünktlich in den Feierabend verabschiede.

»Mach's gut«, sagt Martin.

»Gute Nacht«, sage ich. »Bis nächste Woche.«

»Da habe ich Urlaub.«

»Schreib doch mal, was du so machst.«

Er wirft mir eine Kusshand zu und steigt in die U-Bahn. Ich nehme das Fahrrad und fahre durch die laue Nacht nach Hause. Vielleicht sind es die vielen Stunden, die ich im Inneren eines überwiegend von künstlichem Licht durchdrungenen Gebäudes verbracht habe, aber mein Körper ist wie elektrisiert, und ich fühle mich, als führe ich zum ersten Mal durch Berlin und wüsste nicht, welcher Verwandlung die Bürgersteige der Stadt an Abenden wie diesem unterliegen. Ich nehme absichtlich einen Umweg und holpere langsam über Kopfsteinpflaster, vorbei an voll besetzten Bierbänken und prall belaubten Bäumen, überall funkelnde Lichter, und der Asphalt riecht nach den 30 Grad des vergangenen Tages. Als letzten Akt des Abends hole ich mir ein Bier und setze mich draußen vor dem Späti auf die Bank. Erst als mir wirklich fast die Augen zufallen, gehe ich nach oben in meine Wohnung und lege mich schlafen.

—

Den nächsten Tag habe ich frei und bleibe so lange im Bett, bis mich der Hunger aus der Wohnung treibt. Auf dem Weg in den Supermarkt treffe ich meine Mutter.

»Kind«, sagt sie und sieht mich sorgenvoll an. »Ich versuche schon seit Tagen, dich zu erreichen!«

»Ich musste arbeiten«, sage ich.

Sie lädt mich zum Kaffee ein, und obwohl ich den festen Plan gefasst hatte, direkt nach dem Erwerb einer Fertigpizza wieder ins Bett zu gehen, komme ich mit und lasse mich von meiner Mutter bekochen, die mir nach einem weiteren besorgten Blick auf meine angeblich dramatisch fahle Hautfarbe den Kaffee verweigert und behauptet, ich müsse unbedingt erst etwas essen, denn ich sähe aus wie ein Model, und das sei kein Kompliment.

»Wo ist Papa?«, frage ich, während ich es mir auf dem Balkon meiner Eltern bequem mache.

Erst seitdem ich selbst zur Miete wohne, kann ich wirklich ermessen, was meine Eltern für ein Glück gehabt haben müssen, als sie damals die gemeinsame Wohnung erwarben, deren riesiger Balkon über einem derart malerischen Hinterhof thront, dass die Mehrzahl der Villenbesitzer in Wannsee für solch einen Ausblick wohl freiwillig auf ihren Garten verzichtet hätte.

»Beim Hausarzt«, sagt meine Mutter und lädt mir einen riesigen Berg Pasta auf den Teller.

»Wieso denn?«

»Er lässt seine Cholesterinwerte kontrollieren.«

»Aber doch nicht während der Grillsaison!«

»Das habe ich ihm auch gesagt, aber er argumentiert andersherum.«

»Wie denn?«

»Er geht absichtlich nach einem besonderen Anlass und erzählt dem Arzt, es sei nur eine Ausnahme gewesen: Januar – Weihnachten, April – Ostern, Juli – Grillen, November – Halloween. So schlägt er drei Fliegen mit einer Klappe – keine

Tablette, keine Belehrung und die nächste Kontrolle erst in drei Monaten.«

»Papa weiß doch nicht mal, was Halloween ist.«

»Aber der Arzt.«

»Ich muss unbedingt mal mit ihm reden«, sage ich.

»Tu das. Er nennt seine Idee das Cholesterin-Kontrolltermin-Jahrespaket in der Post-Feiertagsversion und überlegt, gemeinsam mit dem Arzt eine Termin-App anzubieten.«

»Ehrlich?«

»Natürlich nicht. Dein Papa hat immer noch eine E-Mail-Adresse von t-online und trägt jede einzelne seiner Überweisungen zur Bank. Ich bezweifle, dass er auch nur eine einzige App auf seinem Handy installiert hat, aber ich habe den Eindruck, dass auch der Arzt das harmonische Gespräch nicht mehr missen möchte. Aggressiv zuwarten, nennt er es, steht sogar schon auf der Homepage als Therapiekonzept – und dein Papa lacht sich ins Fäustchen.«

»Puh«, sage ich. »Man kann ihn wirklich keine fünf Minuten allein lassen.«

Meine Mutter nickt. »Willkommen in meiner Welt. Wie war denn dein freies Wochenende?«

Ich zeige ihr ein paar Selfies von mir auf der Couch. Versehentlich blättere ich ein wenig zu weit.

»Oh, mein Gott«, sagt sie. »Seit wann fotografierst du in deiner Freizeit Gefängnisse?«

»Das ist das Dienstzimmer, in dem der Nachtdienst schlafen kann.«

»Oh, mein Gott«, sagt sie wieder.

Ich nicke. »Es gibt eine unausgesprochene architektonische Übereinkunft, den Raum möglichst aufenthaltsfeindlich zu gestalten.«

Sie beugt sich über das Display.

»Hilfreich sind hohe Decken bei schmaler Bodenfläche«, sage ich. »Das verstärkt das Gefühl, in einem Schacht gefangen zu sein. Dazu gelb-grünliche Wände und ein Computer mit Lüftungsproblem, sozusagen als akustisches Wohlfühlhindernis.«

Sie schüttelt mitfühlend den Kopf. »Ein selten trauriger Ort.«

»Dafür der einzige, an dem die Logistik funktioniert. Ich weiß nicht, warum, vielleicht haben die Reinigungskräfte Mitleid, aber das Bett ist immer frisch bezogen, und das, obwohl man nie drinliegt.«

Meine Mutter zoomt das Foto wieder ran. »Wo ist denn das Bett überhaupt?«

»Hier«, sage ich. »Im Schrank. Da hätte ich mir neulich beim Ausklappen fast das Schienbein gebrochen. Leider nur fast, muss ich sagen, ich war schon so weit, die restliche Nacht bevorzugt im Gipsraum verbringen zu wollen, als noch einmal in den Schockraum gerufen zu werden.«

»Kind«, sagt meine Mutter. »Das geht doch nicht lange gut.«

»Was soll ich sagen?«

Meine Mutter gibt mir einen Kuss auf die Stirn.

»Immerhin hast du nach dem Essen ein wenig Farbe gekriegt. Wir grillen morgen mit den Nachbarn auf dem Balkon. Magst du kommen?«

»Nachtdienst«, sage ich. »Aber grüß Papa von mir.«

Meine Mutter seufzt.

Süß, mit weißem Schaum vorm Mund

Manchmal wünschte ich mir, es gäbe ein infektiologisches Notfalltelefon. Dorthin würde ich all die Leute verweisen, die Angst haben, sich beim Sex mit irgendetwas angesteckt zu haben. Oder aber die, die gebissen wurden, wobei Letzteres nicht unbedingt beim Sex, sondern oft auch einfach so passiert. Man glaubt gar nicht, wie viele Berliner sich täglich beißen lassen und vor allem nicht, von wem.

Hund, Katze, Ehemann, das sind so die Top drei, aber auch seine eigenen Kinder sollte man nicht unterschätzen, und es gibt erstaunlich viele Leute, die ihre Reptilien nicht im Griff haben. Die sind dann immer ganz froh, wenn ich ihnen erzähle, dass es viel besser ist, von einem Reptil gebissen zu werden als von einer Fledermaus, da Fledermäuse zwar in der Regel kleiner, aber wegen des Tollwutrisikos ganz besonders gefährlich sind. Die Geschichte der Fledermausopfer ist interessanterweise immer wieder dieselbe: »Die sah so süß aus, die kleine Fledermaus, und ich wollte ihr nur den weißen Schaum vom Mund wischen ...«

Die Reptilgebissenen lachen an dieser Stelle meistens ein wenig, und das freut mich für sie, denn in der Regel hat man nach einer Reptil-Attacke nicht mehr viel zu lachen.

Mehr noch als übers Beißen habe ich in den letzten Wochen jedoch über Sex gelernt. Also jetzt weniger über die Positionen, denn das wusste ich schon vorher, dass die Frau auch mal oben sein darf, sondern vielmehr über die Anzahl der möglichen Beteiligten und nicht zuletzt die verwendeten Hilfsmittel: Ich hatte mir nie bis ins letzte Detail klargemacht, was man sich alles in den Körper hineinstecken kann. Aber dass die wenigsten als Sexspielzeuge zweckentfremdeten Alltagsgegenstände einen Faden zum Wiederherausziehen haben, das habe ich schnell begriffen.

»Immerhin sind Hockeyschläger nicht ansteckend«, versuche ich auch in diesen Fällen immer, den Leuten den positiven Aspekt der Geschichte zu vermitteln. Und:

»Seien Sie froh, dass es kein Finger war.«

Denn dass zum irgendwo Hineinstecken immer ausschließlich der Finger mit der kleinen Wunde verwendet wird, scheint ein Gesetz zu sein, wahrscheinlich direkt der Paragraf unter dem mit dem Marmeladenbrot, das stets auf die falsche Seite fällt.

»Warum haben Sie nicht einfach die gesunde Hand genommen?« ist eine Frage, die ich dementsprechend schon gar nicht mehr stelle. Auch das Nachschlagen in den infektiologischen Leitlinien habe ich aufgegeben, denn die sind so keusch, dass sie nur der Papst in den Fünfzigerjahren entworfen haben kann.

Bei meiner nächsten Patientin allerdings hätte mich die Meinung der katholischen Kirche durchaus interessiert, denn es ist eine Frau, die mir erzählt, dass sie schon seit Monaten nicht mehr mit ihrem Freund und auch sonst mit niemandem geschlafen hat, aber trotzdem schwanger geworden ist.

»Kommt mir bekannt vor«, sage ich. »Wie heißen Sie denn mit Vornamen?«

»Haha«, antwortet sie genervt. »Ich weiß schon, worauf Sie hinauswollen, aber ich bin mir ziemlich sicher, dass ich von einem reellen Spermium befruchtet wurde. Ich war nämlich vor ein paar Wochen mit meiner Freundin im Liquidrom, Sie wissen schon ...«

»Ja, ich weiß«, winke ich ab. »Dieses Gewölbebad mit Unterwassermusik, wo immer die Paare rumknutschen.«

»Von wegen rumknutschen«, empört sie sich. »Die haben alle gevögelt, das schwöre ich Ihnen. Ich war schon skeptisch, weil das ganze Becken so nach Sperma gerochen hat, wissen Sie, wie diese Bäume, an denen man manchmal vorbeiläuft ...«

»Kommen Sie doch bitte zur Sache«, unterbreche ich sie. »Ich kenne Baum wie Bad.«

»Also gut«, fährt die Frau fort. »Ich war schon skeptisch, aber meine Freundin wollte unbedingt die Unterwassermusik hören, also sind wir rein, untergetaucht, und auf einmal war neben uns alles voller weißer Schlieren. Erst habe ich mir nichts dabei gedacht, aber beim Abtrocknen war dann mein Bikini so glitschig, und seitdem habe ich meine Tage nicht mehr gekriegt.«

»Uhh«, mache ich mitfühlend und denke nach. Im Studium habe ich gelernt: Einen Tripper holt man sich nicht auf der Toilette – den muss man sich verdienen. Doch wie ist das mit einem Baby aus dem Liquidrom? Ich habe keine Ahnung und entscheide mich für die Wahrheit: »Ich befürchte, da kann ich Ihnen auch nicht weiterhelfen. Wollen Sie denn das Kind behalten?«

»Natürlich«, sagt die Frau. »Aber wie soll ich das meinem Freund erklären?«

»Schlafen Sie doch mal wieder mit ihm«, schlage ich vor.

Die Frau sieht mich überrascht an.

»Das ist eine geniale Idee, vielen Dank.«

»Gerne«, sage ich und verschiebe die schon begonnene Mail an den Papst in den Papierkorb. Problem gelöst, lieber die katholische Kirche nicht nervös machen.

Während die Frau ihre Sachen zusammenpackt, kommt

Schwester Angela ins Zimmer: »Hier ist der nächste infektiologische Notfall«, sagt sie. »Wo du gerade dabei bist.«

Ich seufze, doch eigentlich sind mir solche Tage lieber als die, wo alle irgendwelche undurchsichtigen Herzrhythmusstörungen haben und ich dauernd den Kardiologen rufen muss, der nie Zeit hat, fast noch seltener Lust und falls doch einmal Weihnachten und Ostern zusammenfallen, kein Bett.

Bevor ich den Patienten aufrufe, hole ich mir einen Kaffee. An der Kaffeemaschine steht der Neurochirurg.

»Hallo«, sage ich.

Er dreht sich nicht einmal um. Vielleicht hat er mich nicht gehört?

»Ist dein Dienst auch so ruhig?«, versuche ich, ein Gespräch zu beginnen.

Er blickt auf.

»Kannst du bitte der Patientin in der drei ein EKG schreiben?«

Irritiert sehe ich ihn an.

»Oder ist das zu viel verlangt?«

Da verstehe ich. Er denkt, ich bin eine Schwester. Und siehe da, ich habe mein Stethoskop im Arztzimmer vergessen.

»Aber ich bin ... Äh, klar, mache ich«, sage ich.

Er nickt, nimmt meinen Kaffee und geht aus dem Zimmer.

Da ich mich nicht traue, den Auftrag weiterzugeben, schreibe ich der Patientin das EKG.

»Ihr Schwestern werdet auch immer jünger«, sagt sie.

»Ich bin Ärztin«, habe ich nun doch das Bedürfnis, irgendetwas richtigzustellen.

»Macht ja nichts«, sagt die Frau und lächelt mich freundlich an.

Da kommt Schwester Angela ins Zimmer.

»Was machst du denn hier?«

»Ich habe der Patientin ein EKG geschrieben.«

Angela strahlt: »Das ist aber wirklich nett von dir! Soll ich dafür bei dem Mann in der fünf die Infusion anhängen?«

So läuft das also, denke ich. EKG gegen Infusion, obwohl eigentlich beides ihre Aufgabe ist.

»Ja, das wäre nett«, sage ich.

Dann rufe ich den nächsten infektiologischen Notfall auf.

»Bitte erzählen Sie mir kurz die ganze Geschichte«, beginne ich auch dieses Mal und erfahre, dass der Mann sowohl anal als auch oral, nasal und genital mit Sperma in Kontakt gekommen ist.

»Alles gleichzeitig?«, hake ich souverän nach.

Auf diese Frage bin ich stolz, da wäre ich noch vor ein paar Wochen gar nicht draufgekommen.

»Natürlich«, sagt der Mann, aber alle Partner hätten ihm glaubhaft versichert, ihre HIV-Medikamente regelmäßig einzunehmen.

»Na, dann ist doch alles in Ordnung«, freue ich mich für ihn.

»Jaja«, wehrt er ab, das sei ja auch gar nicht das Problem. Es wäre aber auch eine Gruppe Frauen dabei gewesen und zwei Tiere, darunter ein Hund.

Jetzt hätte ich doch gern eine Zeichnung, um den Ablauf etwas besser nachvollziehen zu können. Aber der Mann ist ein guter Erzähler, und so fasse ich schließlich zusammen: »Also viermal HIV, aber unter Therapie, zweimal kein HIV, aber Hepatitis B, wogegen Sie jedoch geimpft sind, einmal Hepatitis C, aber die Person hat nur zugeschaut, zweimal Tripper, doch dagegen nehmen Sie sowieso schon ein Antibiotikum, kein Biss durch den Hund. Wenn ich ehrlich bin, ich sehe da kein Risiko.«

»Na ja«, sagt der Mann zögerlich. »Dann war da noch eine Fledermaus …«

»Süß, mit weißem Schaum vorm Mund?«, unterbreche ich ihn.

»Woher wissen Sie das?«, fragt er überrascht.

Ich denke manchmal, es ist Zeit für meine eigenen Leitlinien.

Highway to hell

Auch Micha scheint das zu denken. Obwohl ich keinen einzigen Witz über sein Dienstplansystem gemacht habe, muss ich die hauseigenen Leitlinien zur Reanimation überarbeiten.

»Aber ich habe nichts gemacht!«, wehre ich mich.

»Begreife es als Förderung deiner Karriere«, sagt er. »Apropos Karriere. Das ist unsere neue Oberärztin.« Er deutet auf die Frau, die neben ihm im Arztzimmer am Computer sitzt.

»Ich bin Mareike«, stellt die sich vor. »Wir können uns gerne duzen.«

»Das ist Nicki«, sagt Micha. »Eine unserer besten Kolleginnen.«

Überrascht blicke ich ihn an.

»War nur ein Witz«, sagt er.

Manchmal ist mir sein Humor zu subtil.

»Auch das war nur ein Witz«, sagt er.

Hä?

»Ich bin Nicki«, sage ich.

Die Oberärztin lächelt mich freundlich an.

Micha hatte sie uns vor ein paar Wochen angekündigt, sie sei habilitierte Kardiologin, hatte er erzählt, und eine Koryphäe auf dem Gebiet der Schrittmacherimplantation. Jetzt suche sie eine neue Herausforderung in der Notfallmedizin, und da ihre vier Kinder aus dem Haus seien, habe sie nun endlich wieder Zeit für ihre Karriere.

Nicht nur Nina und ich, die wir beide Singles waren, keine Kinder hatten und meistens schon daran scheiterten, Netflix mit unserer Arbeit zu vereinbaren, hatten uns den ganzen Tag über richtig schlecht gefühlt. Auch Sandra, selbst bereits Fachärztin für Innere Medizin, aber nur ein Kind, hätte lieber ein weniger leuchtendes Vorbild einer gelungenen weiblichen Karriere vor sich gehabt. Und sogar Michas Antwort wirkte ein wenig schmallippig, als Martin zum zweiten Mal nachfragte: »Vier Kinder. Genau. Und habilitiert.«

Die Oberärztin sieht so aus, wie ich mit Mitte fünfzig gerne aussehen würde, nämlich wie Ende dreißig, und sie macht intelligente Witze, als Micha sie durch die Räume führt und in die Organisationsstruktur der Rettungsstelle einweist.

»Warum haben wir eigentlich keine derartige Einweisung gekriegt?«, flüstert Nina mir zu.

Sie und ich folgen den beiden unauffällig und versuchen, uns nicht anmerken zu lassen, dass wir weder den Feuerlöscher noch den Ersatzvorrat an Blutkonserven allein gefunden hätten. Nicht einmal die oberärztliche Personaltoilette kannten wir.

»Eine Zweiklassenmedizin«, flüstert Nina. »Wahrscheinlich hat der Chef seine eigene Sauna.«

»Heute um 15 Uhr gibt es eine Reanimationsfortbildung für die Assistenzärzte«, sagt Micha, als wir alle wieder ins Arztzimmer zurückkommen. »Aber das interessiert dich ja sicher nicht.«

»Ganz im Gegenteil«, sagt Mareike. »Ich habe mir im Herzschrittmacherlabor zum Reanimieren immer die Anästhesisten gerufen. Ich komme auf jeden Fall.«

Nina und ich grinsen uns an.

»Mit ein bisschen Glück kommt auch dein Anästhesist«, flüstere ich.

»Von wegen«, sagt Nina. »Ich glaube, die ganze Klinik hat seine Nummer. Jedenfalls ist auch privat immer besetzt.«

Die Reanimationsfortbildung ist überraschend lustig und gut besucht. Sogar der Chefarzt ist da. Während die neue Oberärztin die Teilnehmerliste überprüft, schüttelt er allen jovial die Hand. Dann zieht er seinen Kittel aus und krempelt die Ärmel hoch. Wir tun es ihm nach. Überrascht von Michas Bizeps bleibt mein Blick daran hängen. Er grinst.

In der Mitte des Schockraums liegt eine große männliche Puppe namens Sven. Die Puppe kann einzelne Sätze sprechen, sie kann würgen, jammern und stöhnen, aber am gefährlichsten ist es, wenn sie gar nichts sagt, denn dann muss sie wiederbelebt werden. Der Anästhesist, der die Fortbildung koordiniert, sitzt an einem kleinen Laptop und programmiert unterschiedliche Reanimationsszenarien.

»Ihr müsst das so sehen«, sagt er. »Ein Patient mit einem Herz-Kreislauf-Stillstand ist tot, und wenn ihr nichts tut, bleibt er es. Ihr könnt also gar nichts falsch machen.«

Ich sehe, wie sich Micha gedanklich eine Notiz macht. Als er zu mir herübersieht, bin ich mir sicher, dass er sein Repertoire bereits um diesen Spruch erweitert hat.

»Meiner Erfahrung nach kann man sehr wohl etwas falsch machen«, flüstert Martin und beugt sich zu Nina. »Ist er das denn, dein wohlproportionierter Anästhesist von der Intubation neulich?«

»Ich glaube schon«, sagt sie. »Ich hatte ihn allerdings blond in Erinnerung.«

»Ruhe jetzt«, rügt uns der Anästhesist. »Quatschen könnt ihr auf dem Schulhof«, und dann geht es los.

Mal hat Sven Bauchschmerzen, mal Brustschmerzen, mal Luftnot, aber egal, was man macht, irgendwann wird er immer bewusstlos. Dann spielt der Anästhesist verschiedene

EKGs auf den Monitor und sagt an, wie hoch jeweils der Blutdruck ist und welche Hautfarbe Sven hat.

»Oje, oje, oje, er sieht aus wie ein Avatar – blau, blau, blau sind alle meine Kleider – warum intubiert denn keiner? Hopp, hopp, hopp, weiter, weiter, weiter!«

»Er könnte Fitnesstrainer sein«, flüstert Martin mir zu, und ich glaube, er ist es auch, denn zur Strafe müssen alle eine Extrarunde Herzdruckmassage machen.

»Auf einen Brustkorb drücken ist kein Hexenwerk«, sagt der Anästhesist. »Doch es ist körperlich anstrengend, und man muss sich abwechseln – sogar die ganz harten Jungs bei der Berliner Feuerwehr haben gelernt, dass dies kein Zeichen von Schwäche ist. Auch ein Mucki-Mann drückt nur zwei Minuten.«

»Ein Mucki-Mann«, stöhnt Nina. »Ich glaube, ich lösche seine Nummer.«

Dann legt der Anästhesist Musik auf.

»Ihr müsst den Brustkorb mindestens fünf Zentimeter tief komprimieren«, sagt er. »Und dann müsst ihr etwa hundertmal pro Minute drücken. Ersteres ist einfach, ihr drückt einfach deutlich tiefer, als ihr denkt, dass es anatomisch möglich ist – und keine Angst, wenn die Rippen brechen: Eine Rea ohne gebrochene Rippen ist keine Rea.«

»Gut, dass er seine Patienten überwiegend schlafend sieht«, sagt Nina.

Die neue Oberärztin lacht.

»Ruhe hier«, sagt der Anästhesist. »Ich habe nicht den ganzen Tag Zeit. Also, ihr drückt, bis es knackt. Nur das mit den hundertmal pro Minute ist nicht ganz ohne, denn die wenigsten von uns arbeiten nebenher als Paukisten und haben Zählen zu ihrem Beruf gemacht. Aber es gibt ein Lied, das jeder kennt, und wenn ihr das in eurem Kopf mitsingt, habt ihr genau den richtigen Rhythmus.«

Er drückt auf Play, und ohrenbetäubend laut schallt *Stayin' Alive* von den Bee Gees durch den Schockraum.

»Entschuldigung«, sagt er und zieht eilig den Stecker. »Das war die Einstellung für das leise Röcheln von Sven. Das hört sonst wieder keiner.«

Er regelt die Lautstärke nach unten, drückt wieder auf Play, und Nina und ich nehmen unsere Hände von den Ohren. Dann lässt er uns alle abwechselnd an Sven vorbeidefilieren und beobachtet, was wir mit seinem Brustkorb machen.

»Sehr gut!«, ruft er. »Und jetzt singen wir alle zusammen! Stayin' alive, stayin' alive, ah, ha, ha, ha, stayin' aliiive!«

Es ist überraschend, wie natürlich es sich anfühlt, mit seinem Chefarzt zu den Bee Gees auf den nackten Sven zu drücken. In den Pausen zwischen den einzelnen Teams stellt sich heraus, dass der Chef nicht nur den Refrain kennt, sondern das komplette Lied auswendig weiß. Während wir in Vierergruppen aufgeteilt abwechselnd intubieren, drücken und Medikamente aufziehen, singt er einfach weiter.

»Dazu haben wir damals Drogen genommen«, flüstert er mir zu. »Das war unglaublich.«

Ich weiß nicht, mit wem er mich verwechselt, aber als er merkt, dass ich es bin, mit der er gerade diese Information teilt, rudert er zurück und sagt: »Das war natürlich nur ein Witz. Mein Sohn spielt den Song gerade mit seiner Band …«

»Natürlich«, sage ich und drücke weiter.

»Schneller, schneller, schneller«, feuert uns der Anästhesist an, und Sven röchelt je nach Erfolg unserer Bemühungen mal laut und mal leise.

»Schön«, sagt der Anästhesist. »Jetzt das Ganze noch mal mit einem anderen Lied.«

»*Highway to hell*?«, schlägt Micha vor. »So habe ich das gelernt.«

Der Anästhesist nickt. »Ich auch. Mein Oberarzt war AC/DC-Fan und Pessimist.«

Der Chefarzt lacht, doch natürlich kennt er wieder den Text.

»Mein Sohn und sein Musikgeschmack«, seufzt er, und alle nicken brav.

Dann sehen wir uns *Casino Royale* an. Also nicht den ganzen Film, sondern nur die medizinisch relevanten Ausschnitte, aber das sind einige, denn Daniel Craig muss ganz schön Federn lassen bei seinem ersten Auftritt als James Bond.

Als Erstes hat er eine sogenannte ventrikuläre Tachykardie, abgekürzt VT. Eine VT ist eine bedrohliche Herzrhythmusstörung, bei der das Herz viel zu schnell schlägt und sich zwischen den Schlägen nicht ausreichend mit Blut füllen kann. In letzter Konsequenz erhält der Körper zu wenig Sauerstoff, und das geht nicht lange gut. Ein gesunder junger Mensch kann eine ventrikuläre Tachykardie zwar eine Weile überleben, wir sprechen hier jedoch eher von Minuten und Stunden als von Tagen und Wochen, und falls daraus Kammerflimmern resultiert, ist dies innerhalb kürzester Zeit tödlich, da das Herz anstatt zu schlagen nur noch flimmert und gar kein Blut mehr fließt.

Daniel Craig schafft es mit seiner laufenden VT immerhin noch ins Auto, wo er den Chip in seinem Unterarm mit der Zentrale des MI6 konnektiert und eine Diagnose erhält. Le Chiffre, der Bösewicht, aus dessen Tränenkanal nach einer Verletzung hin und wieder Blut tropft, hat ihm Digitalis in den Drink gemixt, ein Herzmedikament mit geringer therapeutischer Breite und in der ihm zugedachten Dosis tödlich. Schweißüberströmt folgt er den telefonischen Anweisungen aus London und klebt sich die Elektroden, die er gleich für seine Selbst-Defibrillation benötigt, auf die Brust. Wie es das Drehbuch will, vergisst er jedoch, das entscheidende Kabel anzuschließen, und so ist es am Ende Eva Green, die ihm in letzter Sekunde den rettenden Stromschlag verpasst.

»Wie geht es dir?« sind seine ersten Worte, als er aus der Ohnmacht erwacht. Sven stellt uns die Frage nicht: Doch er röchelt freundlich, als wir seine VT beheben – immerhin.

»Die Szene mit den Hoden lassen wir aus«, sagt der Anästhesist, und ein dankbares Raunen geht durch die Reihe der Männer.[36]

Mit gequältem Gesicht springt der Anästhesist schließlich ans Ende des Films: »Ich habe selten eine derartig insuffiziente Reanimation gesehen«, sagt er, und seine Empörung ist mit Händen greifbar. »Viermal bläst er Eva Green Luft in den Mund! Viermal! Und das, wo man Ertrunkene stundenlang beatmen muss! Stundenlang!«

»Ich habe den Film nicht gesehen«, sagt der Chefarzt, und der Anästhesist drückt kopfschüttelnd auf Play. Alle beobachten wir, wie Eva Green in einem zusammenstürzenden venezianischen Haus ertrinkt, und wie Daniel Craig sie an Land zieht und dort die schlechteste Reanimation aller Zeiten durchführt.

»Und das, wo sie ihn nur wenige Tage zuvor so souverän defibrilliert hat!« Der Anästhesist ist ehrlich betroffen. »Niemals will ich so etwas sehen«, ruft er. »Ihr drückt, bis es knackt, und ihr blast, bis Eva Green wieder lächelt.«

Mit diesen Worten klappt er seinen Laptop zu und zieht Sven einen lila Trainingsanzug an. »Danke für eure Aufmerk-

36 Für alle, die die Szene ebenfalls nie wiedersehen wollen: Von Minute 109 bis 111 wird Daniel Craig gefoltert, indem ihm Le Chiffre mit einem schweren Seil von unten gegen die nackten Hoden schlägt. Für alle, die sehen wollen, was man trotz einer derartigen Verletzung wenige Tage später schon wieder machen kann, sei auf Minute 120 verwiesen.

samkeit«, sagt er. »Und falls jemand Anästhesist werden will – bei uns sind noch Stellen frei.«

»Wehe«, sage ich zu Nina, denn die wählt gerade seine Nummer.

»Ich will nur sehen, ob er abnimmt.«

Es klingelt in der Kitteltasche des Anästhesisten.

Er geht sofort ran.

»Entschuldigung, verwählt«, flüstert sie und wird rot.

Micha boxt Martin in die Seite. »Ihr blast, bis Eva Green wieder lächelt«, sagt er. »Auch ich habe heute viel gelernt.«

»Ich auch«, sagt Mareike. »Nett ist es hier bei euch.«

»Das hört man gerne«, sagt der Chefarzt, und schüttelt allen wieder jovial die Hand.

Als er weg ist, schleiche ich mich mit Martin und Nina ins Arztzimmer. Dort sehen wir uns den Rest des Films an. Abzüglich der Szene mit den Hoden natürlich.

»Ob Daniel Craig seine Ehefrau vor oder nach den Dreharbeiten zu *Casino Royale* kennengelernt hat?«, sinniert Martin. »Falls danach, würde es mich interessieren, ob Venedig für sie eine Reiseoption ist.«

Ramadan, Madrid und die Angst vor der Bretagne

Es ist ein guter Moment für die Reanimationsfortbildung, denn nach zwei Monaten gelte ich inzwischen als erfahrene Kollegin, und dies, obwohl ich mich immer noch oft so fühle, als käme ich frisch von meiner ersten Vorlesung. Doch in einem Dienstsystem mit einer derart hohen Fluktuation wie dem der Rettungsstelle gibt es rasch viele Leute, die noch weniger wissen als man selbst, und sei es nur die Lokalisation der Toilette.

Seit ich in die Riege der durch reines Ausharren erworbenen Zusatzbezeichnung »erfahrene Kollegin« aufgerückt bin, kennt Micha kein Pardon. Zwei Wochen lang bin ich für eine Gruppe spanischer Studierender zuständig und habe daher durchgehend Frühdienst. Mindestens ebenso lange habe ich nicht mehr richtig gegessen, denn Frühdienst in der Rettungsstelle ist wie Ramadan. Kein Frühstück, kein Mittagessen und Abendessen erst nach Einbruch der Dämmerung. Zugegeben, es ist ein Ramadan light, denn gebetet wird nicht, und auch Trinken ist theoretisch erlaubt, aber Letzteres fällt in der Praxis so häufig unter den Tisch, dass ich es nur der Form halber erwähne.

Mir genügt die Anfängervariante ohnehin vollauf. Niemals hätte ich gedacht, dass ich mir die Zeit in Nachtdiensten zurückwünschen könnte, aber ich habe bereits fünf Kilo abgenommen, und es ist kein Ende in Sicht, denn ich kann so früh am Morgen einfach nichts essen. Und wenn ich es könnte, fehlt mir die Zeit, denn nach der Feuerwehr, die ab zehn Uhr sämtliche Pflegeheimbewohner vom Heim nebenan in die Rettungsstelle bringt, kann ich inzwischen die Uhr stellen. Ab Mittag melden sich die ersten Studierenden mit Bauchschmerzen, ab sechzehn Uhr geht es mit den Betrunkenen weiter, und schon vergeht wieder ein Tag, an dem ich theoretisch zu jedem Zeitpunkt spontan operiert werden könnte, so nüchtern bin ich.

Den meisten Kollegen ergeht es ähnlich. Sandra trinkt die abgelaufene Babynahrung ihres Kindes, Nina die Kaloriendrinks für Krebspatienten. Für die anderen hat Schwester Angelas Pferdekauf Linderung gebracht, denn seit die einen Haflinger besitzt, bringen alle ihr altes Brot in die Rettungsstelle mit. Das wird in einer großen Plastiktüte im Schwesternzimmer gesammelt, und wer will, darf sich bedienen. Überrascht ertappe ich den Neurochirurgen dabei, wie er eine Scheibe altes Graubrot in seinen Milchkaffee tunkt.

»Wie gut, dass Schwester Angela jetzt diesen Haflinger hat«, sage ich zu ihm.

»Ich dachte, sie hat ein Pferd«, antwortet er ohne aufzublicken.

»Das auch«, sage ich, und beflügelt von meinem ersten richtigen Gespräch mit ihm, bin ich den ganzen Tag gut gelaunt.

Martin und Nina lachen mich aus.

Wir sind Freunde geworden. Ein gemeinsamer Dienst ist oft besser als ein freier Abend, zumal die wenigsten freien Abende aufs Wochenende fallen und ich ohnehin nur wach bin, wenn meine Freunde und Familie schlafen und andersherum.

Ganz besonders schlimm trifft es meine Mutter.

»Kannst du nicht wenigstens mal nach diesem Zwischendienst zum Abendessen kommen?«, fragt sie. »Wir haben dich ewig nicht gesehen, und ich kann doch nicht jeden Tag vor dem Supermarkt darauf warten, dass wir uns zufällig über den Weg laufen.«

Vergeblich erkläre ich ihr, dass gerade dieser Dienst schwer mit einer klassischen deutschen Mahlzeit zu vereinbaren ist: »Der Zwischendienst kommt ein bisschen später als der Frühdienst, aber zu früh, als dass man davor gemütlich frühstücken könnte, und er geht zwar eher als der Spätdienst, aber zu spät, als dass man bei der Mahlzeit danach noch von einem Mittagessen sprechen könnte.«

»Hä?«, fragt meine Mutter.

»Egal«, sage ich. »Ich bin meistens ohnehin noch da, wenn der Nachtdienst kommt, und da frühstückt ihr bald schon wieder.«

»Ach Kind«, sagt meine Mutter. »Niemand zwingt dich doch zu diesem fürchterlichen Beruf.«

»Warum kaufst du dir nicht endlich eine Praxis«, fragt mein Vater.

»Das ist mir wirtschaftlich zu riskant.«

»Dann zieh doch nach Brandenburg.«

Ein wenig Mitleid hätte mir gutgetan, doch dafür macht Micha mir ein Kompliment. Die Blume, durch die er es macht, ist eine undurchdringlich wachsende Schlingpflanze im tiefsten Regenwald, doch Martin übersetzt es für mich: »Er findet, du hast schnell gelernt. Daher musst du jetzt dein Wissen an andere weitergeben.«

Die Ersten, an die ich mein Wissen weitergebe, ist besagte Gruppe spanischer Studierender. Für die ist der Frühdienst optimal. Zwar kommen sie alle immer mindestens eine Stunde zu spät, aber das würde auch bei allen anderen Diensten passieren, beruhigen sie mich – in Spanien seien nur die Deutschen auf Mallorca pünktlich.

Sind sie jedoch erst einmal da, ist die Stimmung ausgezeichnet. Eine Tostada und ein Café con leche im Arztzimmer der Unfallchirurgen, und schon sind sie gestärkt bis zur Mittagspause, die sie machen, während ich dem Spätdienst die Patienten übergebe. Ich habe den schönsten der fünf im Verdacht, mit der bayrischen Unfallchirurgin angebandelt zu haben, anders kann ich mir den steten Fluss an exzellentem Milchkaffee nicht erklären.

Doch ich neide ihnen die Pause nicht, immerhin werden sie nicht bezahlt, und drei aus der Gruppe können überraschend gut Blut abnehmen, sodass sie eine große Hilfe sind, wenn die Rettungsstelle überquillt und ich die Leute zum Teil erst nach Stunden zum ersten Mal sehe und dann trotzdem nicht weiß, was sie haben, weil noch nicht einmal Blut abgenommen wurde.

»Warum machen das nicht die Schwestern?«, fragen sie. »In Spanien machen das die Schwestern.«

»Die machen andere Dinge«, sage ich.

»Welche denn?«, fragen sie und deuten auf Schwester Heike, die inzwischen statt Hagebuttentee auch lieber Café con leche trinkt.

Ich verweise auf Babsi und Martina, Rolf und Bastian, und sie nicken freundlich.

»Stimmt«, sagen sie. »Wenn die Dienst haben, könnt ihr eigentlich nach Hause gehen.«

Die zwei Wochen mit den Spaniern sind eine willkommene kulinarische Abwechslung im trockenen Graubrot-Alltag von Schwester Angelas Haflinger. Ab mittags trinken sie Rotwein aus kleinen Gläsern, teilen sich eine Tortilla und lachen laut und heiser über erotische Geschichten. Insbesondere die Stimmen der Frauen klingen stets nach Sex und unzähligen Zigaretten danach. Ich vermute Stimmseile statt Stimmbänder, und ich nehme an, dass der Blick eines spanischen HNO-Arztes in einen deutschen Hals enttäuschend sein dürfte.

Gekleidet sind sie wie auf einem Foto aus den Achtzigern. Ich lerne, dass in Madrid nach dem Tod Francos jahrelang die sogenannte Movida Madrileña den Ton angab. Da Franco erst 1975 starb, fielen die kulturelle Explosion der Stadt sowie die hedonistische Aufholjagd eines ganzen Lands in die Achtzigerjahre. 38 Millionen Spanier waren damals monatelang nicht mehr nüchtern, erzählen sie mir, und der kollektive Rausch sei zusammen mit Leggings und Stulpen im spanischen Stammhirn abgelegt worden.

»Seht ihr deshalb alle so aus wie die Kinder aus *Stranger Things*?«

»Ja«, sagen sie und lachen gleich noch eine Oktave tiefer.

Die Männer heißen wenig überraschend Juan, Javier, José und Fernando, die Frauen María und Inma.

»Inma?«, frage ich.

»Das ist die Abkürzung für Inmaculada Concepción.«

»Unbefleckte Empfängnis?«

»Ja«, lacht Inma. »Aber nicht, was du denkst.«

»Ich denke an Kinder haben ohne Sex.«

»Ich weiß, das tun alle, aber die katholische Kirche denkt nicht an Sex, sondern an Sünde.«

»Ist das nicht das Gleiche?«

Inma grinst. »Praktisch ja, theoretisch nein.«

»Was soll das heißen?«

»Du weißt doch, wie es im Paradies war?«

»Ja. Ich hatte neulich einen Tag frei.«

Sie ignoriert mich. »Eva hat sich von der Schlange verführen lassen und damit gesündigt. Diese Sünde wird mit jeder geschlechtlichen Zeugung weitergegeben, was dazu führt, dass alle Menschen sie in sich tragen. Nur Maria nicht, denn die sollte ja Jesus gebären, und da hat man sie kurzerhand von aller Sünde freigesprochen.

»Ich dachte immer, Eva hätte die Schlange mit dem Apfel gefüttert.«

Inma schüttelt entsetzt den Kopf.

»Und was war mit dem Heiligen Geist?«

»Der hat Joseph beim Kinderkriegen unterstützt.«

»Klingt logisch«, sage ich. »Hast du Geschwister?«

»Zwei Brüder. Judas Jesús und Julio César.«

»Ehrlich jetzt?«

Inma grinst. »Keine Ahnung, welche Drogen meine Eltern damals genommen haben.«

Ich bin traurig, als mein Mini-Erasmus vorbei ist, aber da die Spanier so zufrieden mit mir waren, bin ich nun Auslandsbeauftragte.

»Das ist so ungerecht«, stöhnt Nina. »Ich muss schon das zweite Mal zu dieser Katastrophenschutzfortbildung, und da sitzen nur alte Einsatzgruppenleiter und stimmen über Fluchtwege ab. Ich will auch Spanier haben!«

»Diese Woche habe ich Franzosen«, sage ich. »Die sind nicht ganz so locker.«

»Ah«, sagt Nina. »Lass mich raten. Schlechte Laune, weil die Croissants in Berlin nicht so schmecken wie die in Paris?«

»Du sagst es«, seufze ich. »Obwohl sie natürlich nicht ganz unrecht haben.«

»Warst du schon mal dort?«

»In Paris? Ja. Während des Studiums.«

»Und?«

»Die Stadt ist wunderschön. Aber gegessen habe ich ähnlich wenig wie hier.«

»Wieso das denn?«

»Die Essenszeiten sind noch rigider als die bei meiner Oma.

Frühstück nur bis neun und ausschließlich Croissant, Mittagessen zwingend vor eins und überwiegend Schnecken, und Abendessen erst wieder um zehn und nach Aufnahme eines Dispokredits. Dazwischen sind die Gehsteige hochgeklappt, und bis auf den ein oder anderen türkischen Imbiss, der verschämt einen Döner verkauft, hat die ganze Stadt geschlossen.«

Nina lacht. »Ich war mal mit einem Franzosen zusammen. Der war auch Arzt. Allerdings in Brest.«

»Allgemeinmediziner?«

»Ja.«

»Schlechtes Examen?«

»Woher weißt du das?«

»In Frankreich gibt es doch dieses Punktesystem.«

»Ja, davon hat er auch bisweilen gesprochen. Muss ziemlich hart sein.«

»Ist es auch. Für die Einstellung zählt lediglich die Examensnote, und dies im landesweiten Vergleich. Wer nicht Allgemeinmediziner in Brest werden wolle, solle gefälligst aufhören zu schwätzen, hat immer der eine Oberarzt gesagt.«

»Der arme Jean-Bartholomé.«

»So hieß dein Franzose?«

»Der Arme, ja.«

»Wieso habt ihr euch getrennt?«

»Immer dieses Gemecker wegen der Croissants ...«

Sie grinst.

Ich auch.

Die Woche mit den Franzosen vergeht langsam. Ab und an versuche ich mich an ein paar Worten Französisch, doch alle tun so, als spräche ich Hindi, und ich vermisse die anzüglichen Stimmen der Spanierinnen.

Dabei spielt Erotik im französischen Klinikalltag eine bedeutende Rolle. Anders als hierzulande, wo sich die Ärzteschaft übereinstimmend gegen eine Nahrungsaufnahme auf der Arbeit entschieden hat, gibt es in Frankreich ein unverrückbares gemeinsames Mittagessen in sexualisiertem Ambiente. Als ich während meines Auslandsjahrs in Paris das erste Mal den ärztlichen Speisesaal des Krankenhauses betrat, dachte ich, ich sei in einem Puff gelandet. Sämtliche Wände des großen Raumes waren mit überlebensgroßen pornografischen Zeichnungen verziert: ein Heer von Faunen mit riesigen Geschlechtsorganen, berittene barbusige Frauen, und unzählige wilde Tiere und Menschen, die in einfallsreichen Positionen miteinander kopulierten.

Ich denke mir das nicht aus, nur beweisen kann ich es nicht, denn ähnlich der Berliner Clubszene galt eine No-Picture-Policy – what happens in Berghain, stays in Berghain. What happens in the dining room, stays in the dining room.

Außer mir schien niemand die Wandmalereien zu beachten. Oberärzte wie Chefärzte saßen vom Swinger-Ambiente völlig unberührt mit ihren Assistenten in der Porno-Mensa und plauderten übers Wetter, denn Gespräche über Sex waren verboten, und auch sonst galt ein ausgefeiltes Regelwerk: Das Stethoskop wird nicht um den Hals getragen, es wird nicht über Politik gesprochen, und gegessen wird erst, wenn der Assistentensprecher den ersten Bissen zu sich genommen hat.

Der Posten des Assistentensprechers klingt irreführenderweise nach seriöser Wahl und administrativen Aufgaben. Was jedoch für Deutschland zutreffen mag, wird in Frankreich anders gehandhabt – dort wird derjenige zum Sprecher gewählt, der die ordinärsten Witze kennt und am meisten Alkohol verträgt.

In Paris saß der Assistentensprecher während des Mittagessens auf einem goldenen Thron und passte auf, dass alles mit rechten Dingen zuging. Fiel ein Löffel herunter, durfte man nicht aufstehen, um ihn aufzuheben. Tat man es versehentlich, wurde man nach vorne zitiert und musste an einem großen Holzrad drehen. Wie beim Glücksrad blieb der Zeiger irgendwann stehen, doch die Gewinne waren Nieten: Man verlor ein Kleidungsstück, musste vor versammelter Mannschaft einen Orgasmus simulieren oder seinen Tischnachbarn küssen.

Wie es den Franzosen gelang, sich danach wieder hochprofessionell und konzentriert ihrer medizinischen Arbeit zu widmen, blieb mir während meines gesamten Aufenthalts ein Rätsel – mich stressten die mittäglichen Zusammenkünfte mit ihren erotisierten Regeln so sehr, dass ich irgendwann einfach gar nichts mehr aß. Zu groß war meine Angst, aus Versehen die Wasserkaraffe an die falsche Kollegin weiterzureichen und dann unter dem Gejohle der gesamten Abteilung an meinem Ellenbogen lecken zu müssen.

Ähnlich soll es hierzulande nur in deutschen Burschenschaften zugehen, und tatsächlich gibt es in Frankreich analog dazu die Tradition des sogenannten *bizutage*. Darunter versteht man ein Sammelsurium an Aufnahmeritualen für die Erstsemester, denen sich insbesondere die Grandes Écoles und die medizinischen Fakultäten verschrieben haben.[37]

Von harmlosen Witzen bis zu erniedrigenden Psychospielen ist alles dabei, und nicht selten geht es dabei um Sex. Wegen der zum Teil nicht unerheblichen gesundheitlichen Folgen physischer wie psychischer Art wurde der Brauch gegen Ende

37 Die Grandes Écoles sind spezialisierte Hochschulen, aus denen die politische, wirtschaftliche und kulturelle Elite Frankreichs hervorgeht. Die sexuelle Elite dürfte in den medizinischen Speisesälen generiert werden, aber das ist nur eine Vermutung.

der Neunzigerjahre verboten. Die sektenartigen Riten allerdings blieben unter dem Deckmantel universitärer Traditionen vielerorts unberührt.

Nach einer Woche mit den Franzosen, die alle nicht Allgemeinmedizin in Brest, sondern Kinderheilkunde in Paris machen wollen und deshalb während ihres gesamten Auslandsjahrs in Berlin bis tief in die Nacht über ihren Büchern sitzen, bin ich für eine Weile sehr dankbar für mein zwar praxisfernes und ein wenig steifes, doch immerhin von vielen Semesterferien unterbrochenes deutsches Medizinstudium, das noch dazu ohne Strafversetzung nach Bremerhaven oder Hoyerswerda auskommt, nur weil das eigene Gedächtnis keine 1000 GB Speicherplatz aufweist.

Fast sogar mutiert das Vorstellungsgespräch mit dem Chef in meiner Erinnerung zu einer freundlichen und wertschätzenden Plauderei unter Freunden.

Fast.

Klischee

Dann verliebe ich mich.

Leider nicht in den Neurochirurgen, sondern in Micha.

Ich sage leider, weil eine Verliebtheit in den Neurochirurgen ohne Konsequenzen geblieben wäre. Wir hätten uns in einer Bar in Mitte verabredet. Ich hätte noch versucht, einen weniger sterilen Ort vorzuschlagen, er hätte gesagt: »Hä, was willst du, noch alternativer wäre schmuddelig, ich habe extra eine Hippie-Bar ausgesucht, du bist doch Hippie, oder?« Ich hätte genickt und wäre, von seinem Hals gefesselt, nach einem langen Abend, an dem ich alles über ihn und seine letzte Islandreise erfahren hätte, mit ihm nach Hause gegangen.

»Wo ist das Bad?«, hätte ich gefragt.

»Zweite Tür links. Im Schrank ist alles, was du brauchst«, hätte er mir zugerufen, und ich hätte mindestens zehn sorgfältig aufeinandergestapelte und in Plastikfolie abgepackte Handtücher entdeckt – doch halt, es wären nicht nur Handtücher darin gewesen, sondern auch jeweils ein Stück Seife, eine Zahnbürste, ein weißer Frottee-Schlafanzug und, wie originell, ein Stückchen Schokolade.

Daraufhin hätte ich es mir anders überlegt und mich vorsichtig aus dem Bad geschlichen. Doch der Neurochirurg wäre mir mit zwei frisch gemixten Cocktails in den Weg getreten und hätte mir zum ersten Mal am Abend in die Augen geblickt:

»Du hast ja deinen Schlafanzug gar nicht angezogen«, hätte

er gesagt, und ich hätte ihn auf die industriellen Dimensionen seiner One-Night-Stand-Pakete angesprochen.

»Ach so, aber nein«, hätte er gelacht. »Das ist allgemein für Besuch, es sind nicht immer nur Frauen.«

Da sein Hals so makellos gewesen wäre, hätte ich dem Abend noch eine Chance gegeben.

Doch wer für seine Übernachtungsgäste einen weißen Frottee-Schlafanzug in eine Plastikfolie wickelt, kann kein leidenschaftlicher Liebhaber sein – nach nur wenigen Minuten in der Horizontale wäre klar gewesen, dass dieser Mann vielleicht im Schlaf Operationen an der Hirnanhangsdrüse durchführen konnte, hinsichtlich der Anatomie einer Frau jedoch hoffnungslos überfordert war.

Eine Freundin hatte mir einmal erzählt, dass der Sex mit ihrem Freund so gut sei, dass sie häufig nicht mehr wisse, wo oben und unten sei. Mir hingegen wäre dies zu jedem Zeitpunkt sehr bewusst gewesen, ganz im Gegensatz zu ihm.

Danach hätte ich mich entschuldigt – »Äh, ich muss morgen früh raus«, hätte ich gesagt, und er wäre sehr verständnisvoll gewesen: »Ich mag es auch nicht, wenn alle immer denken, Schlaf sei unwichtig, nur weil man ein Date hat. Aber bevor du gehst, schau noch mal in den Schrank neben der Wohnungstür, da findest du etwas für den Heimweg!«

Ich hätte ihm zugewinkt und eilig meine Sachen zusammengesucht. Im großen Schrank am Ende des Flurs hätte ich mindestens zehn sorgfältig aufeinandergestapelte und in Plastikfolie eingewickelte Päckchen gefunden: darin ein kleines Dankeskärtchen, eine Flasche Wein und Bertolt Brechts Liebesgedichte als Fünf-Euro-Sonderangebot von Thalia. Mit Preisschild.

»Den Wein kannst du beim nächsten Mal gerne mitbringen!«, hätte mir der Neurochirurg hinterhergerufen, und ich hätte mir in meiner Hektik, nach draußen zu gelangen, den Kopf am Türrahmen gestoßen. In diesem Moment hätte ich dann mal kurz nicht gewusst, wo oben und unten ist. Der Neurochirurg hingegen hätte mich am nächsten Tag wieder gebeten, ihm ein EKG zu schreiben.

Leider habe ich mich nicht in den Neurochirurgen verliebt, sondern in Micha.

Ich sage leider, weil es mich kontroll- und willenlos erwischt hat. Und weil er genauso versehrt scheint wie ich. Und weil ich mich niemals in einen Kollegen verlieben wollte. Und wenn schon, dann nicht in den Oberarzt. Was für ein Klischee.

»Du hast dich nicht ernsthaft in Micha verliebt?«, fragt Martin.

»Doch«, sage ich.

»Trotz seiner blöden Witze? Ich wette, er macht die auch noch im Bett.«

»Ja«, sage ich. »Aber so blöd sind die gar nicht.«

»Du warst mit Micha im Bett???«

»Ich bin volljährig«, sage ich, und Martin grinst. »Ich dachte, du stehst auf den Neurochirurgen.«

Ich winke ab.

»Weißt du, dass Micha keine Kinder kriegen kann?«, fragt Martin.

»Natürlich«, sage ich. »Wer redet denn vom Kinderkriegen?«

»Keiner, aber so verliebt, wie du aussiehst, wirst du es sicher irgendwann wollen.«

»Um Gottes willen«, sage ich, und dann: »Ich muss mal kurz auf Toilette, komme gleich wieder.«

Auf der Toilette setze ich mich auf den geschlossenen Klodeckel.

Mein Kopf ist auf einmal ganz leer. Alles gelogen, überhaupt nichts wusste ich, und niemals hätte ich vermutet, dass Micha keine Kinder kriegen kann. Warum auch, ich hatte ja bis eben auch gar nicht an Kinder gedacht, nur an ihn und an das nächste Mal und seine ... egal, aber warum konnte er denn keine Kinder kriegen, und warum wusste Martin das und ich nicht?

Den restlichen Tag bin ich zerstreut. Ich will doch gar keine Kinder, wo ist das Problem, und ich kenne Micha kaum, wo ist das Problem?

»Wo ist das Problem?«, frage ich den Patienten, der vor mir sitzt.

»Das erzähle ich Ihnen jetzt bereits zum vierten Mal«, sagt der und wirkt ungehalten.

Da geht die Tür auf, und Micha kommt herein: »Entschuldigen Sie«, sagt er zu dem Patienten. »Ich brauche die Kollegin mal kurz für einen Notfall.«

Irritiert folge ich ihm in sein Büro.

»Klischee«, sagt er, schließt die Tür ab und zieht mich zu sich. Ich fahre mit den Händen unter sein T-Shirt, seine Brust ist warm, er zieht mir den Kittel aus, seine Zunge ist an meinem Hals, ich komme in seiner Hand.

»Warum kannst du keine Kinder kriegen?«, platze ich heraus.

»Woher weißt du das?«, fragt er.

»Martin«, sage ich.

Micha räuspert sich. »Ich habe mich sterilisieren lassen.«

»Warum denn das?«

Er räuspert sich wieder. »Es ist lange her.«

Ich sehe ihn an.

»Ich wollte das damals nicht«, sagt er.

Fragend hebe ich die Augenbrauen.

»Ich erzähle es dir irgendwann in Ruhe, wenn du willst.«

»Ja«, sage ich.

Getrennt verlassen wir sein Zimmer.

Klischee.

Den restlichen Tag fällt es mir schwer, freundlich zu bleiben, und kurz vor Dienstende sind immer noch zehn ungesehene Patienten im Warteraum. Der Hälfte davon klebe ich ein Pflaster auf einen Mückenstich. Auf einen nicht entzündeten, wohlgemerkt.

»Ich dachte, es könnte vielleicht etwas Schlimmes sein«, sagt der Mann, der deutlich älter ist als fünf Jahre.

»Ja«, sage ich. »Vermutlich ein Nashornbiss, die eitern schnell.«

Ich lese Verunsicherung in seinen Augen und die absolute Abwesenheit von Ironie. Als er geht, lässt er sich von Schwester Susanne die Telefonnummer der Tropenambulanz mitgeben.

Das nächste Mückenstichopfer ist eine Frau Mitte dreißig.

»Es juckt so sehr«, beklagt sie sich. »Was soll ich nur machen?«

»Möglichst viel kratzen«, sage ich. »So wie die anderen vor Ihnen. Dann entzündet es sich, und Sie können morgen wiederkommen.«

»Oh Mann, muss ich jetzt wiederkommen, oder was?«

»Nein«, sage ich. »Außer Sie haben sich angesteckt.«

»Mit was denn?«

»Zum Beispiel mit der Durchfallerkrankung des Patienten hinter Ihnen.«

»Igitt«, sagt die Frau. »Das ist ja widerlich, riecht es deshalb hier so?«

»Kann sein«, sage ich. »Oder aber es ist der Mann mit dem entzündeten Mückenstich vor Ihnen. Sie erinnern sich? Der, der so viel gekratzt hat?«

»Sie sind eine noch schlechtere Ärztin als die in der anderen Rettungsstelle. Da habe ich immerhin ein Pflaster gekriegt.«

»Sie waren deshalb schon in einer anderen Rettungsstelle?«

»Ja, und die Ärztin meinte, ich solle möglichst viel kratzen, so wie die anderen vor mir, damit ich wiederkommen kann. Aber das Kratzen hat gar nicht geholfen.«

Ich gebe auf.

»Hier«, sage ich. »Nehmen Sie ruhig noch ein Pflaster mit. Ist ein Nashorn drauf.«

»Danke«, sagt die Frau. »Vielleicht beschwere ich mich doch nicht über Sie.«

»Ich mag nicht mehr«, sage ich zu Schwester Martina.

»Einen noch, dann hast du es geschafft«, sagt sie und deutet hinter sich auf den Gang. Dort sitzt ein junger Mann.

»Ich habe ewig auf Sie gewartet«, beschwert er sich. »Ich habe seit fünf Wochen ein Kribbeln am linken Knie!«

»Dann kommt es ja auf die paar Stunden auch nicht mehr an.«

»Wie bitte?«

»Wie lange haben Sie denn das Kribbeln schon?«

»Das habe ich Ihnen doch gerade gesagt, seit fünf Wochen.«

»Und wo genau kribbelt es?«

»Am linken Knie! Sind Sie blöd, oder was?«

»Es kribbelt also am linken Knie. Seit fünf Wochen.«

»Genau, sind Sie ein Arzt oder ein Idiot?«

Freundlich lächele ich ihn an.

»Wissen Sie, wo Sie sind?«

»In der Rettungsstelle.«

»Und wo genau da?«

»Na, das steht doch hier überall: Internistische Rettungsstelle. Wissen Sie nicht, wo Sie arbeiten?«

»Doch«, sage ich. »Ich arbeite in der internistischen Rettungsstelle. Neben Ihnen ein Patient mit Herzinfarkt, hinter Ihnen einer mit Lungenentzündung und der, der gerade im Schockraum stirbt, hat eine Magenblutung. Seit wann kribbelt noch mal Ihr Knie?«

»Das habe ich Ihnen doch gerade gesagt! Seit fünf Wochen! Passen Sie nicht auf?

»Doch«, sage ich. »Ich passe sehr genau auf. Und jetzt sage ich Ihnen mal was: An Ihrem linken Scheiß-Knie ist ein Mückenstich! Und der kribbelt, weil Sie immer kratzen! Sie kriegen jetzt ein Nashornpflaster von mir, und dann will ich Sie nie wiedersehen!«

»Sie sind ja schlechter gelaunt als ein Türsteher im Berghain!«

»Ja!«, schreie ich. »Das bin ich, denn der darf wenigstens ab und zu einen nicht reinlassen!«

Dann ist der Dienst zu Ende. Als ich in die Umkleide gehe, sehe ich, wie der Mann einen Zettel in den Briefkasten für die Beschwerden wirft.

Es ist mir egal.

Micha ist gegangen, ohne sich zu verabschieden. Was habe ich mir nur dabei gedacht?

Als ich nach Hause komme, steht er vor meiner Haustür.

Wortlos fallen wir uns in die Arme.

Sein Kuss ist fiebrig, und er zieht mich zu sich, während ich meine Hand unter sein T-Shirt schiebe.

»Ich mag deine Augen«, flüstert er. »So ein helles Braun habe ich selten gesehen.«

»Selten?«, sage ich.

»Nie«, lächelt er. »Ein bisschen Grün ist auch dabei, aber aus der Nähe sind sie ganz dunkel.«

»Das liegt an der Pupille«, sage ich. »Die ist schwarz.«

»Immer das letzte Wort …«

Während des nächsten Kusses bleiben unsere Augen offen. Seine Lippen wandern von meinem Mund zu meinem Hals und wieder zurück, und als sich unsere Zungen treffen, verdunkelt sich auch sein Blick.

»Lass uns reingehen«, sage ich, doch wir schaffen es nicht bis in die Wohnung. Den ersten Orgasmus habe ich auf der Treppe, den zweiten vor meiner Tür. Im Flur geht immer wieder das Licht an, doch wir haben Glück, und es ist immer die Wohnung unter uns. Als wir irgendwann im Bett liegen, ist es draußen hell. Ich hole uns eine Cola aus dem Kühlschrank.

»Du warst einkaufen?«, fragt er.

»Beim Späti. Alles andere hat ja immer zu.«

»Ich habe noch nie einen so leeren Kühlschrank gesehen wie deinen.«

»Ich habe noch nie einen so vollen Dienstplan gesehen wie meinen.«

Er lacht. »Augen auf bei der Berufswahl.«

»Jaja«, sage ich und vergrabe meinen Kopf an seinem Hals.

Ich weiß noch, wie ich damals nach meinem ersten leidenschaftlichen Sex überzeugt davon gewesen war, dass niemand vor mir herausgefunden haben konnte, wie unglaublich gut sich der eigene nackte Körper an dem eines anderen anfühlt. Sonst wäre doch die Welt eine andere, hatte ich gedacht. Sonst würden doch alle Menschen ständig und ausschließlich immer nur verschwitzt und nackt beieinanderliegen. Doch ich wurde schnell erwachsen, die Beziehung ging auseinander, er hatte eine andere, ich nicht. Dann hatte ich zwei auf einmal, dann eine Weile keinen, dann wieder einen, dann keinen, und jetzt ist es auf einmal wieder da: das Gefühl, auch nach dem Sex am richtigen Ort zu sein, und die Vermutung, dass niemand vor mir und außer mir herausgefunden haben dürfte, wie gut sich das anfühlt.

»Nach dem Sex ist vor dem Sex«, sagt Micha, und er sagt es noch zweimal, bevor wir schließlich völlig erschöpft eine Stunde schlafen. Als ich aufwache, liegt er neben mir und sieht mich an.

»Möchtest du gerne Kinder?«, fragt er.

Da ist es also, das Gespräch.

Ich setze mich auf.

»Bleib doch«, sagt er. »Du sahst schön aus.«

Ich lege mich wieder hin, aber ein bisschen weiter weg von ihm. Er nimmt meine Hand.

»Ja«, sage ich. »Nein. Ach, keine Ahnung. Ja, aber nicht mit dir.«

»Wieso?«

»Wir kennen uns doch kaum.«

»Ich weiß«, sagt Micha.

Wir verbringen den restlichen Vormittag im Bett.

Kurz bevor wir aufstehen müssen, zieht er mich zu sich.

»Nicki«, sagt er. Er räuspert sich. »Ich möchte es dir gerne erzählen, aber es fällt mir schwer, ich habe schon lange nicht mehr darüber gesprochen.«

Ich nehme seine Hand.

Wieder räuspert er sich.

»Du musst nicht«, sage ich.

»Meine Freundin wurde damals ungewollt schwanger. Wir kannten uns kaum, ich war 17, sie 18. Es war alles eher ein Spaß, wir waren sechs Wochen zusammen, drei davon war sie im Spanienurlaub. Als sie wiederkam, hat sie mit mir Schluss gemacht, ich sei ihr zu jung, sagte sie, aber ich war nicht besonders getroffen, denn ich hatte jemand anderen kennengelernt. Irgendwie sind wir ein paar Wochen später aber doch noch einmal zusammen im Bett gelandet, und dann war da auf einmal dieser Test, und sie wollte das Baby behalten. Ihre

Entscheidung war krass für mich, ich war mir sicher, dass sie abtreiben würde. Ich habe versucht, sie zu unterstützen. Doch zu einem Paar wurden wir nicht mehr, und dann ...«

Er macht eine kurze Pause. »Dann ist das Baby bei der Geburt gestorben. Ich war nicht einmal dabei, sie wollte das nicht.«

»Das tut mir sehr leid«, sage ich.

Er lässt meine Hand los und setzt sich auf. »Es ist okay. Es ist lange her. Aber ich wollte das nie wieder. Dieses Ausgeliefertsein und dieses Nichts-tun-Können. Ich habe es niemandem erzählt, meine Eltern wissen bis heute nicht, dass ich mich habe sterilisieren lassen.«

»Bereust du es?«

»Ich weiß es nicht. Bisher nicht.«

»Ich weiß nicht, ob ich das kann«, sage ich. »Kinder komplett ausschließen aus meinem Lebensplan.«

»Ich weiß«, sagt Micha. »Es tut mir leid.«

Er nimmt meine Hand in seine.

Gänsehaut.

Klischee.

»Lass uns Freunde bleiben«, sagt er. »Ich bin jetzt ohnehin erst einmal drei Wochen im Urlaub.«

Tough Mudder und toughe Mütter

In den nächsten drei Wochen geht es mir erst schlecht, dann gut, dann wieder schlecht, dann gut, dann schlecht.

Martin und Nina versuchen, mich aufzuheitern. Wir gehen zusammen aus. Die Bar sucht Nina aus, den Gin Martin.

»Ich trinke ausschließlich Martin Miller«, sagt er, als ihn der Barkeeper nach der Sorte fragt.

»Und wir führen ausschließlich Martin Miller«, sagt der Barkeeper. »Wenn das kein Zeichen ist.«

Zwei Minuten später stehen die beiden eng umschlungen hinterm Tresen.

Nina und ich prosten uns zu.

Ich lerne drei Männer kennen, die alle mit dem Neurochirurgen verwandt zu sein scheinen. Der eine schlägt mir Sex auf dem Barhocker vor, der andere geht mitten im Gespräch auf die Toilette und kommt nicht mehr zurück. Der dritte ist der Neurochirurg. Als ich ihn küssen will, winkt er ab.

»Du bist mir zu Hippie«, sagt er. »Das geht nicht gut.«

»Was ist mit dem da hinten?«, fragt Martin.

»Nein«, sage ich. »Sein Gesprächseinstieg war die Information, dass er alle drei Monate eine komplette serologische Diagnostik der einschlägigen Geschlechtskrankheiten durchführen lässt.«

Martin prustet los.

»Er war erstaunlich gut informiert. Syphilis, HIV, sogar Hepatitis E lässt er checken, und bei Tripper und Chlamydien legt er Wert auf die zeitgleiche Bestimmung im Morgenurin. Würde Geld sparen, sagt er.«

»Ein Ökonom!«

»Kann man alles im Gesundheitsamt machen lassen. Wusstest du das?«

»Nein, aber macht Sinn. Zumindest in Berlin. In anderen Bundesländern gibt es wahrscheinlich nur die Windpockenimpfung gratis.«

»Apropos Impfung. Er wünscht sich eine gegen Syphilis, die sei inzwischen wieder so häufig, dass er sich beim Sex gar nicht mehr entspannen könne.«[38]

Martin lacht.

»Dann haben wir noch eine Weile gestritten über den Ursprung der Krankheit. Er war sich sicher, Kolumbus' Seeleute hätten sie eingeschleppt, ich habe ihn auf die in den letzten Jahren publizierten Skelettfunde hingewiesen, nach denen die Erkrankung womöglich bereits vor dem 15. Jahrhundert in Europa endemisch war ...«

»Was ist denn das für ein Gespräch?«, unterbricht mich Martin.

»Er hat angefangen!«, sage ich.

»Woher weißt du das überhaupt alles?«, fragt Nina.

---

38 Die ersten Symptome sind schmerzlose Hautgeschwüre und geschwollene Lymphknoten, später kommen Fieber und Ausschlag hinzu, und bleibt all dies unbehandelt, befällt die Krankheit die unterschiedlichsten Organe. Bei der sogenannten Neurosyphilis sind Gehirn und zentrales Nervensystem betroffen, mögliche Folgen sind Schmerzen, Lähmungen und eine Vielzahl anderer neurologischer sowie psychiatrischer Beschwerden. Frédéric Chopin, Heinrich Heine, Friedrich Nietzsche, Oscar Wilde – die Liste berühmter Syphilitiker ließe sich ewig fortsetzen, Ludwig van Beethoven verlor durch die Erkrankung sein Gehör.

»Rettungsstellen-Grundwissen«, grinse ich. »Soll ich weitermachen?«

Beide nicken.

»Okay«, sage ich. »1494 gab es die erste große europäische Epidemie. Die französischen Truppen von Karl VIII. hatten Neapel besetzt, und nach ein paar Monaten ging es los. Den Franzosen war klar: Das ist die neapolitanische Krankheit, in Neapel war man sich sicher, das kann nur das *mal francese* sein ...«

Martin lacht.

»... und ehe man sichs versah, wurde es unübersichtlich. In Russland war es die polnische Krankheit, in Polen die deutsche, in Norwegen die schottische, und dort wiederum war England schuld. Das wollte sich nicht festlegen und säte Zweifel: *french pox* oder *spanish pox*? Wer die Niederlande fragte, konnte wieder ruhig schlafen: *spanske pocken* ...«

Nun lachen beide.

»Und der Rest Europas beschuldigte überwiegend die Franzosen, denn immerhin waren die von Beginn an mit dabei. Weil man irgendwann ahnte, dass die Infektion mit ungeschütztem Geschlechtsverkehr zu tun haben könnte, wurde zur Entlastung des Klerus, der natürlich trotz Zölibat ebenfalls massiv betroffen war, noch eine zweite Theorie publik gemacht: verdorbene Luft. Aber nur für Kirchenmänner, bei allen anderen war es der Sex.«

»Und das fand der Typ nicht witzig?«, fragt Nina.

»So weit bin ich gar nicht gekommen.«

»Und woher nun der Name Syphilis?«

»1530 schrieb der Veroneser Arzt und Philosoph Girolamo Fracostoro ein Gedicht, in dem der Hirte Syphilus wegen Gotteslästerung vom Gott Apollo mit einer neuen Krankheit bestraft wurde.«

Martin nickt. »Ich wüsste gerne mehr über die Therapie … aber ich will heute noch ein bisschen Spaß haben!«, fügt er schnell hinzu, und noch bevor ich den Mund öffnen kann, ist er wieder hinterm Tresen verschwunden.

»Soll ich dir vielleicht …?«

»Ich ruf dich dazu, sollte ich im Dienst mal in die Verlegenheit kommen«, grinst Nina.

»Okay, okay«, sage ich.[39]

Dann entdeckt Nina den schönsten Mann der Bar. Seine Haut ist makellos, er ist definitiv kaum älter als dreißig, und er hat denselben gepflegten Bart, den alle haben, die eine Lederjacke tragen, niemals vergessen würden, ihre Sonnenbrille mitzunehmen, und stets ein bisschen nach dem Sepia-Ton aussehen, in dem sie gleich das Foto posten werden, das ihr Kumpel gerade spontan von ihnen gemacht hat. Alle diese Männer sind DJs, gründen nebenberuflich eine kleine Firma, machen Videoclips und lachen nur über ihre eigenen Witze.

»You are smart«, hatte mir einer neulich zum Abschied gesagt. Das Anti-Kompliment der Dating-Welt, dem nichts hinzuzufügen ist, schon gar nicht die Telefonnummer für ein zweites Treffen.

Eine Weile hatte ich daher gedacht, es sei lohnender, sich mit optisch unattraktiven Männern zu treffen, Stichwort intellektuelle Tiefe, seriöse Gespräche, weniger Zeit im Fitness-Studio, mehr Masse im Kopf. Aber irgendwie stimmte auch

---

39 Als Therapie gab es mehrere Jahrhunderte lang nur Quecksilber in derart hohen Dosen, dass es den Tod sogar noch beschleunigte, dann zu Beginn des 20. Jahrhunderts Salvarsan, ein Arsenpräparat, das einigen half und einige erblinden ließ – und als hätte der Erreger sich gedacht: »Okay, okay, ich habe euch lange genug gequält«, ist er nun seit knapp 80 Jahren überwiegend sensibel auf das erste jemals entdeckte Antibiotikum: Penicillin.

diese Theorie nicht, und so folgte ich zunehmend Ninas Empfehlung, den ohnehin meist unseriösen Abend lieber mit einem schönen Mann zu verbringen als mit einem, der einem noch dazu optisch nicht gefiel.

Mit dem nächsten Martin Miller in der Hand spreche ich daher den schönen Mann an. Seine erste Gegenfrage ist die nach meinem Beruf.

»Krankenschwester«, lüge ich, denn ich möchte vermeiden, dass das Gespräch mit der Wahrheit vorbei ist.

Ich sehe, wie er überlegt, ob ihm das zu seriös ist. Er selbst macht Videoclips für eine kleine Firma.

»Kein DJ?«, frage ich hoffnungsvoll.

Doch. Nebenberuflich.

»Was?«, schreit er mir dann ins Ohr. »Einunddreißig? Ich wollte dein Alter wissen, nicht deine Hausnummer!«

Ich verabschiede mich mit einer vagen Handbewegung in seine Richtung und fühle mich alt. Ich hatte dreiunddreißig gesagt, nicht einunddreißig. Was hätte er wohl mit dieser Information gemacht? Mich in eine Dementen-WG eingewiesen? Sich wegen Nekrophilie selbst angezeigt? Was machte ich überhaupt in dieser Bar, in der ich als Einzige nicht meinen Ausweis an der Tür vorzeigen musste?

Ach ja, mich ablenken. Und Nina und Martin mussten ihren Ausweis auch nicht vorzeigen, allerdings aus anderen Gründen, denn wie sich herausstellte, hatten beide unabhängig voneinander bereits einmal mit dem Türsteher geschlafen, und das schien gut gelaufen zu sein, denn sie kamen umsonst rein.

Als ich mit meinem Getränk in der Hand zu ihnen zurückkomme, ist Martin wieder aufgetaucht. Der Barkeeper legt jetzt als DJ auf, und Martin steht an der Bar und rührt extrem lässig in seinem wohl sechsten Drink.

»Komisch«, sagt er. »Der Beruf ist mein größtes Potenzial. Ich sage immer, ich sei Kinderarzt, da denken alle an süße Säuglinge, die ich in meinen großen Händen halte und im Alleingang vor einer schweren Erkrankung rette. Diese Vorstellung verhält sich direkt proportional zur Bereitschaft zu leidenschaftlichem Sex.«

»Gar nicht komisch«, sage ich. »Daten ist so Klischee. Wenn ich sage, ich bin Ärztin, denken die meisten, ich habe meine Brille zu Hause gelassen …«

»Was du ja auch hast …«

»Und lese den ganzen Tag unsexy Fachliteratur, über die ich dann am Abend wichtige Vorträge halte, um ihnen zu beweisen, dass ich schlauer bin als sie.«

»Viele Männer stehen auf schlaue Frauen«, sagt Martin.

»Wer denn?«

»Ich.«

»Du stehst auf Männer.«

»Stünde ich auf Frauen, wären sie schlau.«

»Die Männer, auf die du stehst, sind auch eher dumm.«

»Das ist eine Phase.«

»Micha ist schlau«, sagt Nina. »Allerdings nicht mein Typ.«

Ich seufze.

»Niemand sagt, dass du dich so quälen musst.«

»Ich quäle mich nicht. Ich will lediglich keine Verwicklungen auf der Arbeit.«

Martin und Nina nicken verständnisvoll.

Ich habe ihnen bisher nicht erzählt, dass ich auf einmal Kinder will, und das am liebsten mit Micha. Ganz plötzlich und ganz dringend.

Die beiden wollen keine. Unaufgeregt und ohne es betonen zu müssen. Einfach kein Kinderwunsch. Ganz entspannt. So wie ich bis vor Kurzem.

Einer der Oberärzte aus der Kardiologie hatte uns neulich bei der Morgenvisite angesprochen. Völlig aus dem Off hatte er Nina und mich gefragt, ob wir eigentlich Kinder hätten. Wahrscheinlich sahen wir ihm zu ausgeschlafen aus. Oder er war überrascht, wie viele Frauen es inzwischen in der Rettungsstelle gab, und wollte mal nachhorchen, wann sich das ganz natürlich wieder zurückregeln würde.

In jedem Fall hatten wir beide überzeugt mit Nein geantwortet.

»Na dann wird es aber Zeit«, hatte er gesagt. »Sonst ist es bald zu spät.«

Ich wäre so gerne in Tränen ausgebrochen und hätte ihm erzählt, dass wir es beide schon seit Jahren versuchen, ich aber leider anlagebedingt keine Gebärmutter habe, mein Freund Hodenkrebs und Nina nach einer Chemotherapie unfruchtbar ist, wobei das bei ihrem derzeitigen Partner keinen Unterschied gemacht hätte, da dessen Spermienqualität ganz ohne ersichtlichen Grund ohnehin so schlecht ist, dass ihn schon die Freundin aus der Beziehung davor für einen anderen verlassen hatte.

Stattdessen hatten wir beide gelacht, und Nina hatte abgewunken: »Ich will keine Kinder«, hatte sie gesagt, woraufhin der Oberarzt noch eine Weile versucht hatte, sie zu überreden, Kinder seien doch super, hatte er gesagt, und eine große Bereicherung, er selbst habe vier, und er bedauere alle, die keine haben, zutiefst.

»Ein ganz besonders sensibler Vertreter seines Geschlechts«, hatte ich Nina zugeflüstert.

Die hatte gelacht: »Ich wette, er macht bei seinen Kindern auch nicht mehr als fünf Minuten Visite am Bett. Oder sieht sich gleich nur ihr EKG an. Viel mehr Zeit dürfte ihm nicht bleiben, denn er wohnt praktisch in der Klinik.«

»Wahrscheinlich übernimmt die Betreuung seine Frau.«

»Natürlich. Und nicht nur eine. Er hat zwei. Also eine Ex-Frau und eine aktuelle, aber auch da läuft es nicht so gut.«

»Woher weißt du das alles?«

»Ich war rauchen mit Schwester Beate«, grinst Nina.

»Lass uns das gleich auch mal machen«, sage ich.

Dass Nina keine Kinder will, macht sie mir sympathisch, obwohl es weniger ihr nicht vorhandener Kinderwunsch ist, der mir gefällt, als vielmehr die Unbefangenheit, mit der sie sein Fehlen vertritt. Ich hatte es genossen, mich ihr gegenüber nicht rechtfertigen zu müssen, und gemeinsam hatten wir ein wenig über unsere Geschwister gespottet. Mein Bruder hat drei Kinder, ihr Bruder zwei, und unsere beiden Schwestern haben zwar jeweils nur eines, erzählen aber mindestens ebenso detailreich die immer gleichen Geschichten von nicht vorhandenen Kitaplätzen, der Unmöglichkeit, allein aufs Klo zu gehen, und der Tatsache, dass sie nie gedacht hätten, dass man sein Kind bis zum vollen Erhalt seines Milchgebisses würde stillen wollen.

Deutschland sei ja so ein stillunfreundliches Land, und die Mütter müssten heutzutage all diese widersprüchlichen Dinge auf sich vereinbaren – Heilige, Hure, Kindererziehung, Karriere, am besten noch Ministerin oder Royal …

Den Einwurf, ihr Mann werde vermutlich schon froh sein, wenn sie wenigstens zur Zeugung des nächsten gemeinsamen Kindes noch einmal mit ihm schlafe, hatte meine Schwester beiseitegewischt. Das mit der Heiligen sei schon anstrengend genug, hatte sie gesagt, und ob ich das gar nicht sehe, wie Frauen an diesem Druck zugrunde gingen.

Doch, hatte ich gesagt, ich sehe das, und ich lehne die unrealistischen gesellschaftlichen Erwartungen, mit denen man sich als Mutter konfrontiert sieht, mit voller feministischer

Klarheit ab, ich will mich jedoch im Gegenzug ebenfalls nicht dauernd rechtfertigen müssen, dass ich nun mal gerade keine Mutter sein will.

Schon gar nicht in einer Welt, in der man den ganzen Tag seine hochgerüsteten Kinderwagen durch die Gegend schiebt und laut seinen Sprösslingen die Welt erklärt: »Nein, mein kleiner Schatz, ich weiß, dass dich das sehr interessiert, und ich verstehe auch nicht, warum die unfreundliche Frau dich nicht den Inhalt ihrer Handtasche auf den Boden werfen lässt, damit du mal siehst, was die Schwerkraft mit einem Lippenstift von Chanel machen kann, aber wahrscheinlich hat die keine Kinder und frönt den ganzen Tag ihrer egoistischen Selbstverwirklichung, während ich der Gesellschaft Hoffnung geschenkt habe – und zwar durch dich, mein kleiner Schatz!«

Meine Schwester hatte geseufzt und mir die Sektflasche, die ich ihr mitgebracht hatte, wieder in die Hand gedrückt: »Ich finde das völlig in Ordnung, dass du keine Kinder willst. Irgendjemand muss ja den Alkohol trinken, den du mir schenkst.«

Nina und ich hatten uns beide darauf verständigt, dass wir es kaum erwarten konnten, bis unsere Schwestern wieder einmal betrunken wären.

Heute jedoch sind wir zunehmend alkoholisiert. Martin küsst schon wieder den Barkeeper, Nina einen großen blonden Schweden, und mir tippt schon seit einiger Zeit jemand auf die Schulter.

Ich drehe mich um.

»Hey«, sagt der Typ, der vor mir steht. »Du siehst nett aus. Was liest du gerade?«

Nichts, denke ich, doch dann realisiere ich, dass er die Getränkekarte in meiner Hand anscheinend für ein Buch gehalten hat. Es ist sehr dunkel in der Bar, doch er sieht sehr gut aus. Ich checke kurz, ob er nicht derselbe ist von vorhin, aber nein, er trägt keine Lederjacke, und er ist blond.

»Ich lese ungern«, sagt er.

»Das glaube ich gerne«, sage ich, und es stimmt. Zu braun gebrannt, zu muskulös – welch Verschwendung, diese Nase in ein Buch zu stecken, hatte ihm sicher seine Mutter immer gesagt.

Ich erfahre, dass seine Hobbys Kickboxen sind und Tough Mudder. Dass ich nicht weiß, was ein Tough Mudder ist, findet er so niedlich, dass sich die komplette nächste Stunde unseres Gesprächs darum dreht. Als ich ihn küssen will, sagt er »Sorry, Herpes« und geht.

Für den Abend gebe ich auf.

»Du wusstest wirklich nicht, was ein Tough Mudder ist?«, fragt mich Martin, als ich wieder an die Bar zurückkehre. »Keine Freunde über vierzig, die bereuen, nie beim Bund gewesen zu sein, und sich jetzt in bunten Gummianzügen über Hindernisse werfen? Im Schlamm und für viel Geld?«

Ich schüttele den Kopf.

»Alle meine Cousins machen das. Neulich war erst einer wieder hier in Berlin bei einem Event. Das ist gar nicht so ungefährlich, gerade für die über Vierzigjährigen. Mein Cousin hat sich schon bei der ersten Hürde die Schulter ausgekugelt. Ging erst mit Ketamin wieder rein.«

»Witzig, dass du das sagst«, unterbreche ich ihn. »Darauf hat sich der Typ auch bezogen, auf die Verlierer, die gleich am ersten Wassergraben einen Notarzt brauchen. Bei seinem letzten Tough Mudder war wohl auch einer dabei. Der hat dann aber, nachdem die Schulter wieder drin war, direkt weitergemacht. Hat ihn beeindruckt.«

»Das war wahrscheinlich mein Cousin«, sagt Martin.

»Echt jetzt?«

»Kann schon sein. Der hat mir nämlich erzählt, dass bei seinem letzten Tough Mudder so ein Vollidiot dabei war, der sich am zweiten Hindernis eigenständig die Schulter ausgekugelt hat, nur um auch Ketamin von der Notärztin zu kriegen. Hatte dein Typ vielleicht blonde Locken und Herpes?«

»Ja«, sage ich zerknirscht. »Das wird er gewesen sein.«

Martin grinst.

»Komm«, sagt er. »Lass uns nach Hause gehen.«

»Wo ist Nina?«

»Bereits weg.«

»Allein?«, frage ich.

»Ja«, sagt er. »Sie hat Frühdienst. Und laut ihrer Theorie wollen die meisten Männer jetzt morgens immer das Vorspiel nachholen, für das sie abends zu betrunken waren.«[40]

»Und dein Barkeeper?«

---

40 Rätselhaftes Phänomen: Selbst bei unverbindlichen Abenteuern schläft kaum jemand mehr direkt nach dem Sex ein, denn alle Welt huldigt der »Neuen Zärtlichkeit«. Was ist die »Neue Zärtlichkeit«? Die »Neue Zärtlichkeit« kommt völlig unvermittelt, und zwar meist dann, wenn man beschlossen hat, auch endlich einmal den coolen Part zu spielen und direkt nach dem Sex aufzustehen und ins Bad zu gehen: Dann wollen auf einmal immer alle kuscheln. Die Erklärung ist biologischer Natur: Mit zunehmender Abneigung gegen Verbindlichkeiten sinkt die Anzahl der Nächte, die man mit demselben Menschen im Bett verbringt. Wenn man jetzt aber nicht gerade stillt oder ein kleines Baby hat, benötigt man für die Aufrechterhaltung seines Oxytocinspiegels regelmäßigen und über den reinen, für den Sexualakt benötigten Zeitraum hinausgehenden Körperkontakt. Geboren aus dieser biologischen Notwendigkeit ermöglicht die »Neue Zärtlichkeit« den Zugang zu einer Ersatz-Intimität, welche die Dauer des Körperkontakts legitimiert, was wiederum entscheidend ist für die adäquate Ausschüttung von Oxytocin.

»Wir treffen uns morgen.«
»Hast du nicht Nachtdienst?«
»Er kommt in die Rettungsstelle.«
»Ehrlich?«
Martin lächelt.

Ode an die Elektrode

Am Tag darauf komme ich zu spät zum Nachtdienst. Martin ist schon da, ich sehe es an seinen Schuhen in der Umkleide – und der Barkeeper auch. Er liegt auf dem Flur vor dem Arztzimmer auf einer Trage und nickt mir verlegen zu. Ich nicke zurück. Fast hätte ich ihn nicht erkannt, so seriös frisiert und ohne seine Leggings, die uns so gut gefallen hatten. Nicht, dass sein Outfit etwas völlig Neues gewesen wäre, aber an ihm hatten sie besonders gut ausgesehen, die Leggings mit den aufgedruckten Muskeln, hauteng, dafür ohne Haut, so als hätte man seinen Körper einem Anatomiebuch entnommen, nur dass dieser Körper lebte, sich bewegte und Drinks mixte.

In jeder medizinischen Fachbuchhandlung kann man ein Skelett erwerben, es ist der klassische Ladenhüter, ich kenne niemanden, der ein solches Skelett besitzt. Vielleicht sollte man stattdessen diese Leggings ins Sortiment aufnehmen und sie beim Kauf eines Anatomieatlas gratis mit dazugeben, womöglich schnellten dann auch dessen Verkaufszahlen wieder nach oben, und pheromongeschwängerte Studierende säßen überall oben ohne in der Bibliothek. Angesichts der Konkurrenz von Online-Lernplattformen womöglich der einzige Ausweg für die traditionelle Medizinbuchhandlung. Problematisch wahrscheinlich dann nur die rückläufigen Studienabschlüsse – ich glaube nicht, dass Martin es über das Physikum hinausgeschafft hätte, hätte er mit dem Barkeeper in den Muskelleggings für seine Anatomieprüfung gelernt. Sogar ich, die ich gestern überwiegend anderweitig beschäftigt gewesen war, hatte nur schwer den Blick von den Leggings und seinem nackten Oberkörper wenden können.

Heute ist auch dieser bedeckt – fast will ich ihn fragen, wie er überhaupt reingekommen ist, denn Samstagabend sieht die Schlange vor der Rettungsstelle oft genauso aus wie die vor den Clubs, und manchmal habe ich die triagierenden Pflegekräfte im Verdacht, dass auch sie ausgefallene Kleidung honorieren.

Doch wahrscheinlich hat der Barkeeper einfach nur die richtigen Beschwerden angegeben.

Ich sage das an dieser Stelle nur hinter vorgehaltener Hand, aber wenn man als junger Mensch an einem Samstagabend mit Schnupfen in die Rettungsstelle kommt, dann sollte dieser Schnupfen schon mit dem Absterben der Nase oder vielleicht besser sogar des gesamten Gesichts einhergehen, und wenn man Bauchschmerzen hat, empfiehlt es sich, drei von zwei Nieren zu verlieren oder gleich ohne zu kommen. Die Realität hingegen stellt den professionellen Stoizismus derer, die sich berufsbedingt die Nacht um die Ohren schlagen müssen, auf eine schwere Probe, und da ist es dann auch egal, ob der Hausarzt unter der Woche nie ans Telefon geht oder man einfach nur nicht in den Club reingekommen ist und trotzdem versucht, das Beste aus dem Abend zu machen.

Brustschmerzen hingegen werden immer ernst genommen, da muss man in der Regel nicht einmal groß übertreiben, denn ein Herzinfarkt kann theoretisch jeden treffen, und wenn wirklich eine Durchblutungsstörung der Herzkranzgefäße vorliegt, ist Eile geboten.

Erst letzte Woche habe ich an einem Abend drei junge Männer mit Brustschmerzen überwacht, die am Ende der Nacht alle mit einer milden Durchfallepisode nach Hause geschickt wurden, aber anscheinend Familienangehörige hatten, die wussten, wie man in der Rettungsstelle in der Warteliste nach vorne rückt. Klingt erst einmal schlau, kann aber auch gefährlich werden, denn je nachdem, wie geschickt man flunkert, ist man unter Umständen eine ganze Weile im Herzinfarkt-Programm, und falls man eigentlich doch Bauchschmerzen hat und auf dem Weg ist, einen dramatischen Blinddarmdurchbruch zu entwickeln, kann es ungemütlich werden, wenn das gutgläubige ärztliche Personal ein EKG nach dem anderen schreibt, anstatt in der Chirurgie anzurufen.

Je jünger die Patienten, desto häufiger sind noch dazu unspezifische EKG-Veränderungen – hat man dann auch noch Brustschmerzen angegeben, bleibt man eine Weile, und zwar egal, ob die Beschwerden echt sind oder nur als Eintrittskarte in die Rettungsstelle gedacht waren.

Das EKG – ein weites Feld.[41]

Weshalb Zeit bei einem Herzinfarkt überhaupt so eine große Rolle spielt: Je länger die Sauerstoffversorgung der Herzkranzgefäße unterbrochen ist, desto mehr Herzmuskel geht verloren, und ohne Herzmuskel schlägt es sich schlecht. »Time is muscle« heißt es daher in der Kardiologie, ein griffiger Slogan, der wahrscheinlich von der Marketingabteilung der Berliner Verkehrsbetriebe erfunden wurde.

Doch auch die anderen Organe sind nicht besonders kulant, wenn es um ihre Sauerstoffversorgung geht. »Time is brain« haben sich die Neurologen für den Schlaganfall ausgedacht,

---

41 In der Tat hegt man in der Inneren Medizin fast zärtliche Gefühle für diese Untersuchung, und manch kardiologische Interpretation erinnert ob seiner Weitschweifigkeit an Theodor Fontane. In der Chirurgie hingegen konzentriert man sich auf das Wesentliche: »Zacken rauf, Zacken runter« heißt es dort, oder gleich »siehe Konsil Kardiologie«.

und sogar der Hoden, dessen sogenannte Ischämiezeit deutlich höher liegt als die von Hirn oder Herz, lässt sich nicht alles gefallen. Nach sechs Stunden droht bei fehlender Sauerstoffversorgung der dauerhafte Verlust seiner Funktion. Das klingt zwar weniger dramatisch als die »golden hour« bei einer Blutvergiftung oder einem Schock, aber bis sich die meist jungen Männer trauen, das Ziehen in ihren Hoden jemandem mitzuteilen, der an eine akute Verdrehung des Samenstrangs denkt und nicht nur weltmännisch häufigere Masturbation empfiehlt, vergeht oft wertvolle Zeit. Wer also ohne ersichtlichen Grund auf einmal Hodenschmerzen hat, sollte dies abklären lassen. Er hat dann vielleicht eine Hodentorsion und muss operiert werden.

Time is testicles, sozusagen.

Die Liste ließe sich weiterführen, und Time is life, denke ich, während ich die Tür zum Arztzimmer öffne.

Drinnen sitzt Martin vor dem Computer.

»Hast du gesehen, dass draußen dein Barkeeper wartet?«, frage ich.

Er springt auf. »Ehrlich? Wieso klopft er denn nicht?«

»Vielleicht hat er sich nicht getraut.«

Martin fährt sich einmal durch die Haare und krempelt die Ärmel seines Kasacks ein wenig nach oben. »Habe ich mir vom Anästhesisten abgeschaut«, sagt er und grinst.

Ich verdrehe die Augen.

»Kannst du die erste Patientin übernehmen? Fieber seit einer Woche. Ich komme gleich wieder.«

»Klar«, sage ich. »Tut mir übrigens leid, dass ich zu spät bin. Ich habe verschlafen.«

»Die paar Minuten«, winkt er ab. »Aber du bist halt nichts gewohnt.« Er zwinkert mir zu.

Ich denke an die mindestens zehn Cocktails, die ich gestern

getrunken habe, und daran, wie alles im Leben eine Frage der Perspektive ist.

Dann schließt er die Tür hinter sich. Ich zügle meine Neugierde und bleibe sitzen. Als ich ein paar Minuten später nach draußen gehe, um die Patientin aufzurufen, sind die beiden verschwunden.

»Martin ist in der Cafeteria«, sagt Schwester Beate mit hochgezogenen Augenbrauen. »Mit einem Patienten.«

»Was hat er denn?«, frage ich.

»Brustschmerzen«, sagt sie.

Da hat jemand also seine Hausaufgaben gemacht, denke ich und gehe zu der Patientin in den Behandlungsraum direkt neben dem Arztzimmer. Sie hat tatsächlich hohes Fieber und ist dankbar für die Infusion, die ich ihr lege. Ich schicke sie zum Röntgen und bitte Schwester Beate um eine Urinprobe. Das Fieber sinkt, doch ich finde weder in der Lunge noch irgendwo anders eine Ursache für den Infekt. Als einziges Symptom bleiben schließlich Halsschmerzen übrig, und als ich beim Blick in ihren Hals die Mandeln nicht einsehen kann, rufe ich den HNO-Arzt.

Der ist groß und dick, hat eine Glatze und holt aus seiner Tasche eine ganze Reihe bedrohlich aussehender Instrumente, die selbst mich eher an einen Barbier denken lassen, der auch Zähne zieht, als an einen Arzt, dessen Approbation vor der Berliner Ärztekammer Bestand haben könnte.

Entsprechend skeptisch blickt die Patientin ihn an.

»Bitte öffnen Sie den Mund ganz weit und sagen *Aaahh*«, beginnt er ohne einleitende Worte seine Untersuchung.

Die Patientin öffnet ihren Mund. Er nimmt ihre Zunge zwischen seine behandschuhte Hand, zieht daran und schiebt eine Lampe in den Rachen. Die Patientin hustet, würgt, und überraschend schnell zieht er sein Gerät zurück.

»Klein, hässlich und vernarbt«, sagt er mit einem zufriedenen Gesicht.

»Wie bitte?«, frage ich.

»Die Mandeln Ihrer Patientin«, sagt er. »Klein, hässlich und vernarbt. Ganz im Gegensatz zu Ihnen.«

Er lächelt mich an.

»Kommen die Mandeln als Entzündungsfokus infrage?«, frage ich wenig schlagfertig.

»Nein«, sagt der Arzt. »Klein, hässlich und vernarbt, das sagte ich doch bereits.«

Zusammen mit seinen Instrumenten verlässt er den Raum.

Die Patientin blickt mich an. »In meinem Job wäre so ein Kommentar nicht drin«, sagt sie. »Niemand würde sich das trauen.«

»Wo arbeiten Sie denn?«

»In einem queeren Start-up.«

»Sie Glückliche«, sage ich.

»Sind Ihre Kollegen alle so?«, fragt sie.

»Nein«, sage ich. »Aber die Medizin ist wohl das perfekte Antonym eines queeren Start-ups.«

Als Schwester Beate die Patientin zum Ultraschall begleitet, füge ich den Befund des HNO-Arztes in den Rettungsstellenschein ein.

Klein, hässlich und vernarbt. Ganz im Gegensatz zu mir. Irgendwie kann ich mir den Arzt gut in seiner eigenen Praxis vorstellen. Mit etwas Glück besäße er eine blasse, dünne Sprechstundenhilfe mit einem dicken Pickel auf der Nase.

»Fräulein Meier«, würde er sagen. »Ihr Pickel! Rot, prall und kugelig! Ganz im Gegensatz zu Ihren Brüsten!« Und mit noch mehr Glück hätte die Sprechstundenhilfe zuvor in einem queeren Start-up feministische Antwortkompetenzen erlernt: »Herr Doktor! Ihr Penis! Klein, dünn und voller Haare! Ganz im Gegensatz zu Ihnen!«

Während ich den Rettungsstellenschein ausdrucke, denke ich an die linguistischen Optionen, die sich vor mir ausbreiteten, besäße ich den Humor des HNO-Arztes.

Überflüssig, funktionslos und grundlos gereizt – Sie sind wie Ihr Blinddarm!, würde ich dem Nächsten entgegnen, der mir mit seiner schlechten Laune auf die Nerven ginge, und: Schrumpelig, alt und voller Steine! Sie sehen aus wie Ihre Gallenblase!, könnte ich der älteren Patientin zurufen, der es nicht gelänge, vor der Gallenblasenoperation ihre Diamantringe abzunehmen. Wären Sie nur so süß wie Ihr Zucker! Ihre Frage ist so überflüssig wie Ihr Tumor, Ihr Verstand so langsam wie Ihr Darm! Aber machen Sie sich nichts draus – Ihre Tage sind wie die Deutsche Bahn, unzuverlässig, zu spät, und wenn sie dann doch kommen, überwiegend lästig!

»Du bist ja in Hochform«, sagt Martin, der in den Behandlungsraum kommt und sich neben mir auf den Stuhl setzt.

Ich grinse. Zum Glück ist es mir bisher immer gelungen, erst laut zu denken, wenn die Patienten wieder weg sind.

»Wie geht es dem Barkeeper?«

»Gut«, sagt Martin. »Er hat allerdings eine Auffälligkeit im EKG, die ich gerne mit Mareike besprechen würde.«

»Ehrlich?«

Er zeigt mir das EKG.

»Stimmt«, sage ich. »Sieht irgendwie seltsam aus.«

Gemeinsam gehen wir in das Zimmer, in dem der Barkeeper auf einer Trage liegt, und warten auf die neue Oberärztin. Doch die ist anderer Meinung.

»Je jünger die Patienten, desto häufiger sind unspezifische EKG-Veränderungen«, sagt sie, an mich und Martin gewandt. »Ich glaube, sein EKG ist völlig in Ordnung. Aber Brustschmerzen nehmen wir natürlich ernst, wir warten auf jeden Fall die Kontrolle ab.«

»Welche Kontrolle?«, fragt der Barkeeper entsetzt. »Ich muss zur Arbeit.«

»Mit Brustschmerzen?« Mareike sieht ihn forschend an.

Der Barkeeper blickt unsicher zu Martin.

Der räuspert sich. »Eigentlich wollte er mich nur besuchen«, sagt dieser schuldbewusst.

Mareike grinst. »Verstehe. Dann haben Sie jetzt leider Pech gehabt. Wer Brustschmerzen hat, erhält zwei Blutentnahmen – eine bei Ankunft und eine drei Stunden nach Beschwerdebeginn. Nicht dass wir etwas verpassen.«

Der Barkeeper seufzt.

»Welcome to my world«, sagt Martin.

»Verstehen Sie mich nicht falsch«, sagt der Barkeeper zu Mareike. »Ich weiß Ihre Bemühungen zu schätzen, nur kriegt jetzt wahrscheinlich mein Chef einen Herzinfarkt.«

»Noch sind Betten frei«, sagt Mareike und zwinkert ihm zu.

Drei Stunden später ist auch sein zweites Troponin negativ.[42]

»Und was ist jetzt mit meinem EKG?«

Mareike lächelt. »Es sieht so aus, als sei Ihr Herz von seiner Jugendlichkeit berauscht und zeichnete ein paar extra Schlenker.«

Der Barkeeper blickt unsicher zu Martin.

Der sieht ebenfalls ein wenig berauscht aus. »Es ist alles in Ordnung«, sagt er. »Du darfst gehen.«

Der Barkeeper greift nach seiner Tasche. Dann bedankt er sich bei mir und Mareike.

»Sehen wir uns wieder?«, fragt Martin.

Der Barkeeper nickt. »Aber bitte woanders.«

Martin grinst, und beide schütteln sich die Hand.

---

42 Besagte Blutentnahme bei Brustschmerzen. Ist unter anderem bei Herzinfarkt erhöht.

»Ein höflicher Mensch«, sagt Mareike. »Sicher noch nicht lange in der Stadt.«

Dann verabschiedet sie sich in den Feierabend.

»Oberärztin müsste man sein«, sagt Martin.

»Mir würde Barkeeper schon reichen«, sage ich.

Wie so oft zieht sich ein Thema durch den Tag. Die nächste Patientin ist auffällig blass, und das EKG, das Pfleger Bastian ihr schreibt, sieht aus, als sei es verkehrt herum ausgedruckt worden.

»Brustschmerzen«, stöhnt sie, und noch während ich ihr einen Zugang lege, rufe ich die Intensivstation an.

»Schon wieder ein Infarkt?«, sagt der Kardiologe. »Das trifft sich gut.«

Die Antwort ist mir neu. Meistens hinterlässt ein Telefonat mit der Intensivstation den Eindruck, dass es sich schlecht trifft.

Martin und ich führen daher inzwischen eine Strichliste mit zwei Spalten. Zu spät heißt die eine, zu früh die andere. In die Zu-früh-Spalte tragen wir alle ein, die noch leben und im schlimmsten Fall sogar atmen oder sprechen, denn das, werden wir auf der Intensivstation belehrt, hätte ein richtiger Arzt auch allein regeln können. In die Zu-spät-Spalte kommen die, von denen es heißt, dass ein richtiger Arzt schon viel früher hätte sehen müssen, dass er das nicht allein regeln kann. Alle anderen kommen in den Wir-haben-leider-kein-Bett-bitte-ruft-in-dieser-Nacht-nicht-mehr-an-Ordner.

Mein Klassifikationssystem im Hinterkopf, bin ich fast ein wenig überfordert von der Aussicht auf eine neue Spalte, doch der Kardiologe meint es ernst. »Ich wurde vorhin schon zweimal mit dem Hubschrauber angeflogen«, sagt er unverändert gut gelaunt. »Beide Male Herzinfarkt. Deshalb ist der Katheterdienst schon im Haus.«

»Das tut mir leid.«

»Wieso? Das ist doch nicht Ihre Schuld. Dafür sind wir doch da. Ich melde mich, sobald das Bett frei ist.«

»Danke«, sage ich und lege auf.

»Wie sind Sie eigentlich hergekommen?«, fragt Pfleger Bastian die Patientin. »Warum war kein Notarzt dabei?«

»Ich bin mit dem Taxi gefahren«, sagt die Frau mit gepresster Stimme. »Die haben doch Wichtigeres zu tun.«

»Leider nein«, sage ich und ziehe eine Ampulle Morphin auf. »Ich spritze Ihnen jetzt etwas gegen die Schmerzen.«

»Cannabis?«, fragt sie.

»Besser«, sage ich und sehe sie trotz der Schmerzen lächeln.

Ihre offensichtliche Tapferkeit erhöht meine Sorge noch, und in den nächsten Minuten weiche ich nicht von ihrer Seite. Am Monitor sieht alles gut aus, doch ihr Gesicht ist inzwischen so weiß, als hätte sie keinen Herzinfarkt, sondern eine Magenblutung, und das ist kein gutes Zeichen.

Als die Intensivstation anruft und grünes Licht für die Verlegung gibt, macht auch Pfleger Bastian einen erleichterten Eindruck. Gemeinsam schieben wir das Bett inklusive Patientin, Defi[43] und Notfallkoffer in den Aufzug. Auf der Intensivstation nimmt uns der freundliche Kardiologe in Empfang. Während zwei Intensivschwestern die Patientin an die Überwachung anschließen, erstatte ich ihm einen kurzen Bericht.

Er nickt und greift in seine Tasche, doch noch bevor er sein Stethoskop herausholen kann, beginnt der Monitor zu piepen und zeigt Kammerflimmern an. Die Patientin verdreht die

43 Die Medizin teilt sich ihre Vorliebe für verniedlichende Abkürzungen mit der Hauptstadt: In Berlin trifft man sich statt am Kottbusser Tor am Kotti, statt am Boxhagener Platz am Boxi und statt am Spätkauf am Späti. Defi steht für Defibrillator, da trifft Elektroschock auf Herzrhythmusstörung.

Augen und wird bewusstlos. In derselben Millisekunde zieht der Kardiologe mit einer einzigen fließenden Bewegung das Klinikhemd von ihrer Brust, greift nach den Paddeln des Defibrillators und reißt mit der anderen Hand die Gel-Tube aus ihrer Verankerung. Er schüttelt sie, beißt mit den Zähnen den Verschluss auf und spuckt den Plastikdeckel aus. Eine weitere Millisekunde später landen zwei große Gelkleckse passgenau auf der nackten Brust der Patientin, und noch bevor einer von uns auch nur das Wort »Herzdruckmassage« denken kann, nimmt er ein Paddle in jede Hand und ruft: »Alle weg vom Bett!« Dann presst er die Paddles auf die Gelkleckse, drückt auf Start, und 200 Joule später zeigt der Monitor einen normalen Rhythmus an.

Die Patientin schlägt die Augen wieder auf.

»Sie waren gerade fünf Sekunden tot«, sagt der Kardiologe zufrieden und tätschelt ihr die Schulter. »Das ist mein Rekord.«

»Meiner auch«, sagt die Patientin.

»Brauchen Sie uns noch?«, frage ich überflüssigerweise, doch der Kardiologe ist schon am Telefon und bittet den Katheterdienst um Eile.

»Alles Gute«, sagt Pfleger Bastian, und zusammen mit unserem Bett, Notfallkoffer und Defi treten wir den Rückweg an.

»Ich möchte zukünftig nur noch Dienst haben, wenn er auch Dienst hat«, sage ich.

»Ich möchte ihn heiraten!«, seufzt Pfleger Bastian.

»Da bist du nicht alleine«, sagt Schwester Beate, als wir den Notfallkoffer im Pflegestützpunkt verstauen. »Die ganze Intensivstation steht Schlange.«

»Es waren nur fünf Sekunden!«, ruft Bastian und schüttelt wieder und wieder den Kopf. »Wie gut kann man sein? Das hättest du nie so schnell geschafft, Nicki, oder?«

»Nein«, sage ich zunehmend schlecht gelaunt. »Bei mir wäre die Patientin wahrscheinlich gestorben.«

»Hey, so habe ich das nicht gemeint. Aber fünf Sekunden …!«

»Jaja«, sage ich.

Schwester Beate tätschelt mir die Schulter. »Du machst deine Sache gut«, sagt sie. Perplex sehe ich sie an, und auch sie selbst scheint überrascht. »Zumindest nicht mehr ganz so schlecht wie am Anfang«, ergänzt sie und verlässt das Zimmer.

»Danke«, sage ich.

Basti lacht.

Trotz des unerwarteten Kompliments von Beate plagen mich den ganzen restlichen Dienst über Selbstzweifel. Gibt es überhaupt irgendeine Sache, die ich so schnell kann wie der Kardiologe? Außer vielleicht winken oder zwinkern?

»Schlucken?«, schlägt Martin vor.

Nachdem wir Mareike am nächsten Morgen eine fast leere Rettungsstelle übergeben haben, gehen wir gemeinsam zur U-Bahn.

Martin tippt eine Nachricht in sein Handy.

»Der Barkeeper?«

»Yep.« Er grinst. »Wir treffen uns Freitagabend in seiner Bar. Kommst du mit?«

»Wollt ihr nicht lieber allein sein?«

»Doch, aber das geht sowieso nicht, denn er muss arbeiten. Nina kommt auch. Und wer weiß, wann wir das nächste Mal gemeinsam freihaben.«

»Okay, ich komme mit. Aber ich kann auf keinen Fall noch mal so viel trinken. Ich habe nämlich im Gegensatz zu dir am Samstag schon wieder Nachtdienst.«

»Wieso denn das?«

»Ich habe mit Sandra getauscht, die hat ab Montag Urlaub,

aber irgendwie hat Micha das verschlafen und sie fürs Wochenende eingeteilt.«

»Das ist aber nett von dir.«

»Ich bereue es schon.«

Martin lacht. »Vielleicht ist sie dir ja ewig dankbar. Wann kommt Micha eigentlich wieder?«

»Am Montag«, sage ich ein wenig zu schnell.

»Denkst du eigentlich viel an ihn?«

»Nein«, lüge ich.

»Verstehe«, sagt Martin.

»Was gibt es da zu verstehen?«

»Wenn ihr irgendwann einen Samenspender braucht, sag Bescheid. Ich könnte mir das gut vorstellen.« Er lächelt mich freundlich an.

»Du spinnst doch«, sage ich, und zum ersten Mal seit Beginn unserer Freundschaft finde ich ihn richtig scheiße.

»Ich muss noch mal kurz zum dm«, lüge ich erneut, wehre seine Umarmung ab und lasse ihn alleine in die U-Bahn steigen.

»Hey, Nicki!«, ruft er noch. »Tut mir leid, ich wollte dich nicht …«, aber ich antworte nicht.

Da die nächste U-Bahn ausfällt, gehe ich tatsächlich zu dm. Ohne irgendetwas zu brauchen, kaufe ich für 54 Euro ein. Shampoo, Zahnpasta, Sonnencreme, Kondome.

»Na, geht's in den Urlaub?«, fragt mich die Frau an der Kasse.

»Nein«, sage ich. »Ich habe auch zu Hause Spaß.«

Sie lächelt mich an, und ich sehe, dass sie Mitleid mit mir hat.

Die Frau hinter mir legt einen Schwangerschaftstest aufs Band.

»Auf Wiedersehen«, sage ich und stecke die Kondome ein.

»Machen Sie mal wieder Urlaub«, sagt die Kassiererin. »Sie sehen aus, als könnten Sie es brauchen.«

Noch schlechter gelaunt als vor meinem Einkauf gehe ich zurück zur U-Bahn. Dort ist inzwischen Schienenersatzverkehr.

»Hey Nicki«, lese ich Martins Nachricht. »Es tut mir echt leid, wenn ich dir zu nahe getreten bin. Ich weiß, das passt nicht in eine WhatsApp, aber es war ernst gemeint. Begreif es als freundschaftliche Liebeserklärung. Und wenn du magst, bin ich Freitag dein Wingman – dann verliebst du dich in jemand anderen.«

»Ist schon okay«, schreibe ich zurück. »Danke für die Nachricht. Ich mag dich auch sehr gerne. Aber ich bin nicht verliebt in Micha. Trotzdem gerne Wingman.«

Zwei Smileys später bin ich zu Hause. Nur 75 Minuten für den Heimweg gebraucht.

Als ich in die Dusche steige, vibriert mein Handy. Es ist Martin.

»Ich weiß, du willst es nicht hören, aber ich finde, Micha und du, ihr passt gut zusammen.«

Das rote Telefon

Ohne noch mal zu antworten, steige ich in die Dusche. Dann sehe ich mir eine unfassbar schlechte Komödie auf Netflix an und dann noch eine. Als ich endlich einschlafen will, wird es laut. Ich habe meine neuen Nachbarn noch nie gesehen, aber dem Lärm nach zu urteilen ist es eine riesige WG voller unzufriedener Zauderer, die jeden Abend ihre Küchenzeile rausreißt und auf der anderen Seite wieder aufbaut. Fast wünsche ich mir den Musiklehrer zurück, obwohl der nur zu Hause unterrichtet hatte: Geige für die ganz Kleinen und Klarinette für Kinder zwischen zwei und vier. Das frühkindliche Gespür für Musik ähnele dem von Arnold Schönberg, hatte er mir begeistert erzählt.[44]

Als die WG das nächste Regal direkt an mein Bett nagelt, gebe ich auf und ziehe mit meiner Matratze in die Küche. Dort schlafe ich tatsächlich ein. Ich träume schlecht, erst von Micha, der mit dem Musiklehrer zusammenzieht, und dann von einem Kind, das mal meines ist und mal das von Martin und das ich immer wieder vergesse, zu füttern. Zwei Stunden später klingelt mein Wecker. Ich snooze so lange, dass ich in Zeitnot gerate. Duschen immerhin schaffe ich. Erst als ich fertig bin und nach meinem nassen Handtuch greife, fällt mir auf, dass ich vorhin schon geduscht habe.

---

44 Gilt als Begründer der Zwölftontechnik. Kein Dur, kein Moll, nur zwölf Töne. Hat sich nicht durchgesetzt.

Danach bleiben mir noch zehn Minuten fürs Essen. Mein Kühlschrank ist überraschend voll, aber leider ist alles verschimmelt oder abgelaufen. Ich versuche, mich zu erinnern, wer eingekauft hat, denn ich war es sicher nicht: Ich hätte wahrscheinlich ein Stück Käse geholt, vielleicht auch einen Salat, aber sicher nicht Topinambur und acht verschiedene andere Gemüsesorten, die ich im Supermarkt niemals ohne Hilfe eines Gärtners erkannt hätte. Wahrscheinlich war es meine Mutter, die mir einen Gefallen tun und ein wenig Abwechslung in meinen Speiseplan bringen wollte. Ungefragt und völlig unnötig, versteht sich, denn ich habe mindestens fünf verschiedene Fertigsoßen, die ich geschickt mal mit Fusilli, mal mit Farfalle kombiniere. Nur heute ist nichts da außer dem schleimigen Urgemüse meiner Mutter. Ich esse das nicht verschimmelte Ende einer Gurke und öffne ein Joghurt, dessen Verfallsdatum weit vor meinem ersten Arbeitstag liegt. Es schmeckt überraschend gut.

Dann fahre ich in die Rettungsstelle.

Dort ist Highlife, der Warteraum ist voll, und alle Behandlungsräume sind belegt. Schwester Martina kommt alle fünf Minuten ins Arztzimmer und sagt: »Der hier sieht auch nicht gut aus.« Und es stimmt. Schon bald gehen uns die Überwachungsmonitore aus, und es ist klar, dass wir es zu zweit nicht schaffen. Für jeden, den wir entlassen, kommen drei neue, und es gibt kaum Betten im Haus, sodass die, die stationär aufgenommen werden müssen, irgendwann alle auf dem Flur in der Rettungsstelle liegen.

»So geht es nicht weiter«, sagt Martina, und fast möchte ich sie an den Monitor legen, so schlecht sieht sie aus.

Ich rufe Mareike an und bitte sie um Hilfe.

»Ihr habt Glück, ich bin noch nicht einmal zu Hause«, sagt sie, und innerhalb von zehn Minuten ist sie da. Während Tobi das letzte Bett auf der Intensivstation belegt, schicke ich etwa zwanzig betrunkene Jugendliche in einem Sammeltaxi nach Hause. Dann hefte ich die Nummer meines Hausarztes an den Rettungsstellenschein einer Gruppe von älteren Männern, die alle seit etwa einem Jahr an Verstopfung leiden.

»Sind Sie befreundet?«, frage ich, überrascht über die gute Stimmung im Warteraum.

»Nicht direkt«, sagt der Älteste der Runde. »Aber wir treffen uns häufiger hier.«

Kurz darauf klingelt das rote Telefon. Das rote Telefon ist das Notfalltelefon. Es hängt mitten in der Rettungsstelle in einer Nische an der Wand und ist der Beweis, dass auch Ärzte Fantasie haben. Das rote Telefon ist nämlich beige. Beige und ein echtes Festnetz, mit Hörer und Wähltasten und einem ohrenbetäubenden Klingelton. Dass es klingelt, ist kein gutes Zeichen, denn auf dem roten Telefon rufen nur Notärzte an, und auch die nur, wenn es wirklich brennt. Deshalb muss man auch immer rangehen.

»Ich habe leider kein Intensivbett«, sage ich.

»Das ist mir egal«, antwortet der Notarzt. »Sie sind die vierte Klinik, die mich abweist, ich habe keine Lust mehr, ich komme jetzt einfach.«

»Aber ich habe wirklich kein Bett«, rufe ich, doch der Notarzt hat bereits aufgelegt.

Zwei Minuten später ist er da, und ich frage ihn, warum er überhaupt angerufen hat.

»Mir gefällt die Vorstellung, auf dem roten Telefon anzurufen«, sagt er. »Ich fühle mich dann immer ein wenig wie John F. Kennedy in der Kubakrise. Der hat doch auch dauernd mit Stalin telefoniert.«

»Ich glaube, das war Chruschtschow«, sagt Mareike, die mir in den Schockraum gefolgt ist.

»Stimmt«, erwidert der Notarzt. »Stalin wäre wahrscheinlich auch gar nicht rangegangen.«

»Und John F. Kennedy nicht einfach vorbeigekommen. Es gab ja einen Grund für das rote Telefon.«

»Ihres ist doch aber beige.«

»Wir sind ja hier auch nicht im Kalten Krieg!«

»Da wäre ich mir nicht so sicher«, sagt er, winkt uns zu und geht.

Er behält recht, denn es dauert zwei Stunden, bis wir ein Intensivbett in einer anderen Klinik organisiert haben. Bis dahin muss der Patient dreimal reanimiert werden, und beim letzten Mal gerät selbst Mareike ins Schwitzen, denn der Tubus verrutscht, und der Patient muss neu intubiert werden.

Ich verfluche Stalin, und Mareike findet überraschend deutliche Worte für das rote Telefon, doch als derselbe Notarzt zur Verlegung wieder antanzen muss, fühle nicht nur ich mich wie Fidel Castro.

»Viva la revolución«, grinst Mareike, bevor sie die Schläuche der Beatmungsmaschine an das tragbare Gerät des Notarztes anschließt.

»Venceremos«, sage ich.[45]

Kaum ist der Notarzt aus der Tür, kommt der nächste um die Ecke.

»Warum haben Sie nicht angerufen?«, frage ich.

»Besetzt«, sagt er, und ich bin mir nicht sicher, aber ich glaube, aus dem Augenwinkel zu sehen, wie Schwester Martina den Hörer des roten Telefons heimlich wieder auf die Gabel legt.

»Akuter Bauch«, sagt der Notarzt und fährt mit der Trage in den Schockraum.

---

45 Wir werden siegen.

Auf ihr liegt ein junger Mann mit Bauchschmerzen, der noch dazu sehr viele Drogen genommen hat. Seine Pupillen sind winzig, und er atmet flach und wirft sich schmerzgekrümmt hin und her. Kaum zu glauben, denn laut Notarztprotokoll hat er bereits den Tagesverbrauch an Betäubungsmitteln einer großen Intensivstation erhalten.

»Ich werde Sie jetzt untersuchen«, sage ich, ziehe das Hemd des Patienten nach oben und werde rot, denn auf seinem Bauch sind so viele schlüpfrige Tattoos, dass ich gar nicht weiß, wohin ich mein Stethoskop setzen soll. Zwischen die Beine der Rothaarigen mit den 20-Kilogramm-Brüsten? Auf die riesigen Schamlippen einer Brünetten im Dirndl? Oder auf den überdimensionalen Ständer, den der Patient mitten auf dem Bauch trägt?

»Vorsicht«, sagt der Notarzt. »Ich habe meine erste Nadel schon aus Versehen in die tätowierte Vene gelegt. Sieht wirklich echt aus.«

»Hmm«, sage ich und wähle den Löwen, auf dem eine nackte Blondine reitet. Ein dumpfes Grollen ertönt aus meinem Stethoskop. Versuchsweise wechsle ich zum Pferd, dem, wie ich bei näherer Betrachtung feststelle, auch der riesige Ständer gehört, und bin fast ein wenig erleichtert, als es nicht wiehert. «Im Ultraschall sieht es aus, als hätten Sie eine Blinddarmentzündung«, sage ich schließlich und rufe die Chirurgin an.

»Können Sie das Pferd retten?«, fragt der Mann.

»I glaub ned«, sagt die. »Oba vielleicht Sie.«

Die nächsten Stunden vergehen schnell. Tobi und ich arbeiten uns durch einen Rettungsstellenschein nach dem anderen, und Mareike telefoniert die umliegenden Kliniken ab. Nach der fünften Verlegung lichtet sich langsam das Chaos auf dem Flur, und als der Morgen dämmert, übergeben wir dem Frühdienst eine weitgehend aufgeräumte Rettungsstelle.

»Danke«, sagt Tobi zu Mareike. »Du hast uns gerettet.«

»Es war mir ein Vergnügen«, lächelt sie. »Aber der Dank gebührt euch. Ihr habt wirklich gute Arbeit geleistet.«

Tobi deutet eine Verbeugung an. »Ich weiß nicht, wann ich das letzte Mal ein Kompliment gekriegt habe.«

»Ich weiß nicht, ob ich überhaupt schon mal eins gekriegt habe, außer neulich von Schwester Beate, und das war eher aus Mitleid.«

Mareike grinst. »Mein alter Chef hat immer gesagt, was wollt ihr eigentlich, solange ich euch nicht kündige, könnt ihr davon ausgehen, dass ich zufrieden bin.«

»Moderne Anerkennungskultur.« Tobi lacht.

»Hat jemand Lust, noch etwas frühstücken zu gehen?«, fragt Mareike.

»Ich muss leider los«, sagt Tobi.

»Ich komme gerne mit. Ich habe erst morgen Nacht wieder Nachtdienst, da kann ich heute ruhig ein bisschen später ins Bett gehen.«

»Schön, dann lass uns gleich vor der Klinik treffen. Wo wohnst du?«

»In Kreuzberg.«

»Das trifft sich gut, ich muss nach Schöneberg. Wenn du magst, nehme ich dich im Auto mit, und wir halten einfach unterwegs irgendwo an.«

Draußen ist es warm. Die Vögel zwitschern, und meine Wetter-App sagt wieder einmal 30 Grad voraus. Ich habe in den letzten 48 Stunden nur knapp drei Stunden geschlafen, doch ich fühle mich ausgezeichnet. Der Dienst ist vorbei, jetzt ein Kaffee, später das Treffen mit Martin und Nina, und Nachtdienst erst wieder morgen. Das Leben ist ein Traum, denke ich und genieße den Zustand, von dem ich inzwischen weiß, dass er nur maximal zwei Stunden anhält. So lange dauert es wohl, bis die Transmitter, die mein Körper im Schlafentzug produziert, wieder abgebaut sind. In Berlin reicht es normalerweise gerade mal für den Heimweg im Schienenersatzverkehr.

Everybody is so cute

»Hinter jeder erfolgreichen Ärztin stehen ein Mann, eine Mutter und ein Kindermädchen.« Mareike grinst. »Ich hatte sogar zwei.«

»Kindermädchen?«

»Männer. Ich habe eine Tochter aus erster Ehe und dann drei Kinder mit meinem jetzigen Mann.«

»Und trotzdem hast du in der Kardiologie Karriere gemacht? Wie geht denn das?«

Wir sitzen an einem kleinen Tisch in einem Café mit Blick auf den Landwehrkanal und halten unsere Gesichter in die Sonne. Unser Nachbar trägt eine Wollmütze und sieht irgendwie dusselig aus, so als trüge er die Mütze seines Kindes oder hätte den Saum einmal zu viel umgekrempelt, jedenfalls liegen seine Ohren überraschend großzügig frei. Vielleicht sein Zugeständnis an die Realität des sich bahnbrechenden Sommertages? Er lächelt uns immer wieder freundlich an, und noch während ich überlege, ob er an meiner oder an Mareikes Nummer interessiert sein könnte, stellt sich heraus, dass er der Kellner ist.

Sobald das geklärt ist, herrscht strikte Arbeitsteilung: Er bringt uns einen Block, auf dem wir ankreuzen, was wir haben wollen, wir geben den Block am Tresen ab, seine Kollegin macht den Kaffee, er serviert ihn uns, aber Löffel und Zucker fallen wieder in unseren Aufgabenbereich und sind nur auf Nachfrage an einer zentralen Vergabestelle erhältlich.

»Auf diese Weise reflektiert der Gast seinen Zuckerkonsum«, sinniert Mareike.

»Ich glaube, diese Art Café ist exklusiv auf die Bedürfnisse des Personals zugeschnitten – den meisten wäre es wahrscheinlich einfach zu stressig, zwei Dinge gleichzeitig zu transportieren.«

»Oder so«, grinst Mareike.

Tatsächlich scheint der Kellner bei der Einstellung zusätzlich noch ein Schritt-Budget von < 100 verhandelt zu haben, aber jedes Mal, wenn wir stattdessen an den Tresen kommen, lächelt er, und außerdem warnt er uns: Die Portionen seien sehr klein, wer Hunger habe, möge mindestens drei bestellen. Der Fokus liegt auf Süßspeisen und Englisch: Es gibt French toast, coconut banana pancakes, hazelnut granola und cream cheese muffins. Außerdem scrambled eggs in allen denkbaren Varianten und homemade sourdough bread. Wir haben nur wenig Bargeld dabei, daher gibt es für jede von uns nur einen winzigen Teller.

»Wenn du dir da eine normale Insulineinheit spritzt, landest du mit einer Hypoglykämie[46] in der Rettungsstelle«, sagt Mareike.

»Da ist dann wieder die zentrale Nachzucker-Station da hinten praktisch«, sage ich.

Mareike lacht. »Weißt du, Nicki, ich könnte dir jetzt erzählen, wie einfach es ist und dass man es nur wollen muss und dass jede Frau Karriere machen kann, wenn sie sich nur gut organisiert, und ja, zu einem gewissen Teil stimmt das auch, denn man muss es wollen, und man braucht einen Plan, aber

46 Die größte Gefahr einer Insulintherapie: die Unterzuckerung nach zu viel Spritzen oder zu wenig Essen. Vor allem bei Diabetes Typ 1 ein Problem, wer sich da verrechnet, geht besser nur in Gesellschaft frühstücken.

es gehört eben noch eine ganze Reihe anderer Dinge dazu, über die niemand spricht.«

»Welche denn? Viel Kaffee? Wenig Schlaf?«

»Wie ich schon sagte. Ein Mann, eine Mutter, ein Kindermädchen. Und das Geld, alle drei zu bezahlen.«

»Du hast deinen Mann bezahlt?«

»Nicht so gut wie das Kindermädchen.« Sie lächelt. »Aber mal ganz im Ernst. Das Wichtigste ist, verzichten zu können.«

»Wie meinst du das? Wer Karriere und Kinder hat, verzichtet doch eben nicht.«

»Natürlich. Man redet nur nicht darüber. Wenn ich Interviews mit erfolgreichen Frauen lese, wird mir immer ganz schlecht. Alle haben mindestens vier Kinder, leiten eine Abteilung, haben einen netten Mann, gehen ins Theater, treffen Freunde, verzichten angeblich auf nichts. Und wenn man sie fragt, wo sie Ruhe und Entspannung finden, sagen sie, beim Marathon, und dass ihre Kinder ihnen Kraft geben, wenn sie abends nach Hause kommen.«

»Ich möchte dir nicht zu nahe treten«, sage ich. »Aber hast du nicht auch vier Kinder, einen netten Mann und joggst in die Klinik?«

»Ich walke.«

»Du weißt, was ich meine.«

»Na klar. Aber ich spreche auch über den Preis, den das alles hat, und ich erzähle ehrlich, dass Kinder nur Kraft geben, wenn sie gefüttert sind, gewickelt, bespielt und bespaßt. Und wenn du das nicht leisten kannst, weil du in der Klinik stehst, muss das jemand anderes übernehmen. Du glaubst doch nicht im Ernst, dass ich, wenn ich abends um sieben Uhr nach Hause komme, Kraft daraus schöpfe, vier Kindern Essen zu kochen, das Klo zu putzen, einen Streit zu schlichten und dann die eine Hälfte zum Zähneputzen zu überreden und die andere zum

Einschlafen. Für Ersteres brauche ich das Au-pair-Mädchen, für das Zweite eine Putzhilfe, und für den Rest sehr gute Laune und meinen Mann, denn ich habe ja auch nur zwei Hände – der eine will *Harry Potter*, der andere den *Grüffelo*, und die Kleine will einfach nur in Ruhe die Seiten aus dem Hausaufgabenheft ihrer Schwester essen.«

Ich muss lachen.

»Natürlich habe ich mich immer gefreut, Zeit mit meinen Kindern zu verbringen, und natürlich hat ihre Existenz auch dann mein Leben bereichert, wenn ich etwas für sie tun musste. Aber ich bin auch nur ein Mensch, und Kinder geben nicht nur Kraft, sie nehmen auch. Das Schlimmste an der zeitgenössischen Debatte finde ich, dass niemand über diesen Betrug spricht.«

»Welchen Betrug?«

»Den Betrug, so zu tun, als sei alles möglich. Jeder, der Karriere macht, macht Abstriche bei den Kindern, und jeder, der Kinder hat, macht Abstriche bei der Karriere. Das ist auch für Männer so. Nur hat sich die Gesellschaft an die Geschlechtsgebundenheit der jeweiligen Abstriche gewöhnt. Niemand hinterfragt den Lebensentwurf eines Chefarztes, der seine Kinder nur am Wochenende sieht, egal, wie traurig er vielleicht darüber ist. Aber sobald Frauen eine solche Entscheidung treffen, fällt auf einmal allen auf, dass man ja nicht an zwei Orten gleichzeitig sein kann. Am Ende muss jeder für sich entscheiden, wo er wann präsent ist, und je weniger konkurrierende Bedürfnisse man hat, desto einfacher ist es. Ich war eine Weile wirklich so erfüllt von meiner Arbeit, dass es mir gereicht hat, meinen Tag mit Schrittmachern zu füllen und den Abend mit meinen Kindern. Aber mehr war auch nicht drin, ich habe über viele Jahre weder ein Buch gelesen, noch war ich mal alleine unterwegs mit meinem Mann. Beide hatten wir aber unzählige Arbeitstreffen, Kitabasteln und Elternabende, bei denen wir uns in unserem eigenen, ganz privaten Schichtdienst abgewechselt haben. Vertrödelte Tage gab es nicht, und das ist ein Vorwurf, den mir meine Kinder manchmal machen, dass sie in einem Effizienz-Camp aufgewachsen sind, in dem alles zur Perfektion funktioniert hat.«

»Das klingt streng.«

»Ist es auch, aber sie haben schon recht. Wir haben alles straff durchorganisiert, und obwohl das überraschend gut geklappt hat, habe ich eben doch ganz schön viele Abstriche gemacht. In der Regel bin ich so früh aufgestanden, dass ich keins meiner Kinder am Morgen gesehen habe, und an vier von fünf Tagen bin ich abends erst nach Hause gekommen, als alle schon im Bett waren. Ich fand das damals in Ordnung, ich wusste, dass die Kinder auch ohne mich gut betreut sind, aber das ist schon auch ein Preis, den man zahlen wollen muss.«

»Ich denke, viele trauen sich nicht, diesen Preis zu benennen, weil sie ohnehin glauben, sich rechtfertigen zu müssen, zu wessen Gunsten oder Ungunsten auch immer der jeweilige Kompromiss ausfällt. Da ist es wahrscheinlich fast einfacher, komplett zu leugnen, dass es überhaupt einen Kompromiss gibt.«

»Sehe ich genauso. Es ist auch nicht immer schön, Frieden zu schließen mit den eigenen Kompromissen. Meine Kinder zum Beispiel empfinden das alle ganz unterschiedlich. Meine erste Tochter sagt, sie sei immer stolz darauf gewesen, dass ich Karriere gemacht habe, denn es habe sie inspiriert, dass ich mich getraut habe, viel zu wollen. Sie war es aber auch, für die ich damals noch am meisten Zeit hatte. Mein ältester Sohn hingegen wirft mir vor, dass ich mich in den ersten Jahren seiner Schulzeit entweder um die ganz Kleine gekümmert habe oder arbeiten war. Mein Mann war damals sehr präsent, und auch das Kindermädchen, das uns über viele Jahre treu geblieben ist, war mehr als nur eine anonyme Haushaltshilfe, aber ich war wirklich oft nicht da, und ich weiß nicht, ob ich das heute noch einmal genauso machen würde.«

»Mich stört, dass man nur Frauen zwingt, sich dieser Frage zu stellen.«

Mareike lächelt: »Wer betreut denn Ihre Kinder, während Sie arbeiten? Das hat man meinen Chef nie gefragt. Wieso auch? Es wusste ja jeder, dass seine Frau zu Hause war. Ich wiederum musste dann aufzählen, wie viele Stunden mein Mann übernimmt, wie viele meine Mutter, wie viele das Kindermädchen. Und mir die Frage gefallen lassen, ob mich das nicht traurig mache, meine Kinder so oft nicht zu sehen. Und ja, es hat mich traurig gemacht, aber nicht arbeiten hätte mich auch traurig gemacht, und das Effizienz-Camp war eben mein persönlicher Kompromiss.«

»Ich habe keine Ahnung, wie mein persönlicher Kompromiss aussehen könnte. Bis vor Kurzem wollte ich nicht einmal Kinder.«

»Und jetzt?«

»Ja, schon. Vielleicht. Keine Ahnung. Ich weiß es nicht.«[47]

---

47 Glaubt man den »Juhu, endlich Mama!«-Blogs, kann man bereits den Wunsch, sich befruchten zu lassen, an seiner veränderten Gemütslage erkennen, und sobald sich das Spermium auf den Weg gemacht hat, gibt es kein Halten mehr. Vorbei die Zeiten, in denen man einfach nur irgendwann Lust auf saure Gurken hatte – die moderne Frau erspürt sich mit einer Vielzahl an Symptomen bereits den Weg des Eis vom Ovar zur Gebärmutter. Erst ganz am Ende der Posts, die sämtlich suggerieren, dass Menschen mit Uterus seit ihrer ersten Regelblutung auf einen positiven Schwangerschaftstest hinfiebern, kommt ein Spoiler (nur für das professionell bogenschießende Auge sichtbar): »Wenn du das alles nicht spürst, ist das auch vollkommen normal, hey, alles kann, nichts muss!«

Mareike lacht. »Es gibt ein ganz einfaches Gesetz. Wer Kinder hat und in der Klinik steht, hat irgendjemand anderen engagiert, der an seiner statt die Kinder betreut: Kita, Schule, Partner, Großeltern, Babysitter, Freunde. Das eine schließt das andere aus, und das ist ja auch völlig in Ordnung, man muss es eben nur ehrlich benennen. Ich zum Beispiel habe bei meinem ersten Kind zwei Jahre Elternzeit genommen. Das war toll, aber ich wollte gerne mehr als eines, und da habe ich angefangen zu rechnen. Pro Kind zwei Jahre Elternzeit, das wären ja schon bei nur zwei Kindern vier Jahre, in denen beruflich nichts passiert. Wenn man dann auch noch in Teilzeit wieder einsteigt, braucht man wirklich ewig für den Facharzt. Das wollte ich nicht, und das habe ich auch nicht. Aber einen Preis habe ich schon gezahlt. Ich war nicht im Ausland, ich hatte keine Zeit für wilde Partys, und ich habe einen Großteil meines hart verdienten Geldes für Kinderbetreuung ausgegeben. Außerdem ist meine erste Ehe zerbrochen. Glaub mir, Nicki, jeder Mensch, der dir erzählt, dass alles ganz genauso gelaufen ist, wie er sich das vorgestellt hat, und dass er alles unter einen Hut bekommt, verschweigt ein paar ganz essenzielle Informationen.«

»Ich würde gerne einmal ein Interview mit dir lesen.«

»Ich habe eine ganze Menge Interviews gegeben, die du nicht würdest lesen wollen. Erst seitdem die Kinder aus dem Haus sind, bin ich so weise geworden.« Sie grinst wieder. »Wollen wir zahlen? Du siehst so müde aus, wie ich mich fühle.«

Ich nicke, und gemeinsam gehen wir mit unserem Zettel zum Tresen.

»Wollt ihr eine Leinentüte?«, fragt der Kellner.

»Geschenkt?«, frage ich.

»39 Euro.«

»So viel Bargeld haben wir nicht.«

»Die Leinentüte geht mit Karte.«

»Vielleicht beim nächsten Mal«, sagt Mareike.

»Gute Entscheidung«, sagt der Kellner.

Ich begleite Mareike zu ihrem Auto.

»Soll ich dich nach Hause fahren?«

»Ich glaube, ich laufe, vielen Dank.«

Sie umarmt mich zum Abschied.

»Bis morgen«, sage ich.

»Ich habe ein ganz schlechtes Gewissen, aber ich habe das Wochenende frei.«

»Oberärztin müsste man sein ...«

»Was hindert dich?«

»Ich bin ja noch nicht einmal Fachärztin.«

»Dann bewirb dich, sobald du es bist. Du wärst bestimmt gut.«

»Ich weiß nicht, ob ich mit zwei Komplimenten an einem Tag zurechtkomme, wahrscheinlich implodiert gleich mein dopaminerges System.«[48]

»So soll es sein«, grinst sie. »Ruhigen Dienst.«

»Bis Montag«, sage ich.

Auf dem Heimweg merke ich, wie sich meine Endorphine verabschieden, und als ich zu Hause ankomme, bin ich so müde, dass ich ohne mich umzuziehen auf mein Bett sinke und einschlafe. Erst um neun Uhr abends wache ich auf. Drei entgangene Anrufe von Martin, einer von Nina und fünf von meiner Mutter. Dazu unzählige Nachrichten, die sich aber auf zwei einfache Botschaften herunterbrechen lassen: Meine Mutter hat mir Essen vor die Tür gestellt, und Martin und Nina treffen sich um elf in der Bar vom Barkeeper.

---

48 Hat was mit Lob zu tun. Im weitesten Sinn.

Draußen vor der Wohnung stehen Kartoffelsalat und belegte Brötchen.

»Danke« schreibe ich meiner Mutter und schicke ihr etwa zwanzig Herzen.

Dann gehe ich duschen und ziehe mich um.

Der Abend ist so warm, dass ich noch auf dem Fahrrad meine Jacke wieder ausziehe und mir wünschte, ich hätte nicht im letzten Moment Kleid gegen Hose getauscht. Dennoch genieße ich den kurzen Weg durch den Park und bin um kurz nach elf an der Bar.

Martin und Nina sind bereits da.

»Hey, Nicki«, rufen beide mir zu und winken mich zum Tresen.

»Gin Tonic?«, fragt Nina.

»Auf jeden Fall«, sage ich und küsse sie auf die Wange.

»Schön, dich zu sehen«, sagt Martin. »Wie war der Dienst?«

»Puh.«

»Lass uns erst mal was bestellen«, sagt Nina.

Martin beugt sich über den Tresen, und nach ein wenig Geflüster stehen drei Getränke vor uns.

»Geht aufs Haus«, sagt Martin und verschwindet in den Armen des Barkeepers.

Nina grinst, und da so wenig Platz ist, versuche ich, seitlich an den Tresen zu gelangen. Neben mir steht ein Paar, das sich innig küsst. Seine Hand ist an ihrer Hüfte. Ihre Hand ist an seinem Po.

»Sieh mal«, will ich zu Nina sagen. »Die sind wie Martin und der Barkeeper.«

Da löst sich der Mann aus der Umarmung und dreht sich zur Bar. Es ist Micha.

Mir ist schlecht.

»Oh«, sagt Nina und sieht mich an.

»Mir ist schlecht«, sage ich.

»Sollen wir gehen?«, flüstert Nina.

Ich nicke und bücke mich nach meiner Tasche. Doch es ist zu spät.

»Hey, Micha«, höre ich sie sagen. »Was machst du denn hier?«

»Hey, Nina.« Michas Stimme klingt ein wenig heiser. So wie neulich, als wir die ganze Nacht im Flur geknutscht haben. »Das ist ja witzig, schön, dich zu sehen.«

»Martin ist auch da«, sagt Nina und deutet auf Martin, der an den Lippen des Barkeepers hängt.

Micha grinst.

Ich tauche auf.

»Und Nicki auch.«

»Hallo«, sage ich.

»Oh«, sagt er.

Die Frau neben ihm lächelt uns an.

»These are colleagues of mine«, sagt Micha. »And this is …«

Die Frau lacht. »My name is Helen. We just met.«

Sie nimmt seine Hand.

»Let's dance«, sagt sie und zieht ihn zur Tanzfläche.

Mir ist schlecht.

»Lass uns gehen«, sagt Nina. »Ich begleite dich.«

Micha dreht sich um. Sein Blick trifft meinen. Keine Ahnung, was er denkt. Keine Ahnung, was ich denke.

»Nein«, sage ich. »Ich will was trinken.«

In Ninas besorgtes Gesicht hinein bestelle ich zwei Wodka Brause und einen Gin Tonic. Bei der zweiten Runde winkt Nina ab.

»Kurze Pause für mich, bitte, und Nicki, ganz ehrlich, du musst morgen arbeiten.«

»Aber erst abends.«

»Auch das könnte bereits knapp werden.«

»Ich bin nicht verliebt in Micha«, sage ich.

»Schön ist es sicher trotzdem nicht, ihm beim Knutschen zuzusehen.«

»Das ist mir egal.«

Nina holt mir ein Glas Wasser.

»Es ist mir egal«, sage ich.

Als Martin zu uns stößt, bin ich betrunken.

»Micha ist da«, sagt Nina.

»Cool«, sagt Martin.

»Mit einer Frau«, sagt Nina, und Martin sieht mich an.

»Echt jetzt?«

»Echt jetzt«, sage ich. Dann bestelle ich einen neuen Gin Tonic.

»Nicki ...«, sagt Nina, und ich sehe, wie Martin und sie sich einen weiteren besorgten Blick zuwerfen.

»Lass uns tanzen«, sage ich, exe meinen Drink und ziehe Nina auf die Tanzfläche.

Dort tanzt Micha mit Helen. Als er uns sieht, löst er sich von ihr und kommt zu uns.

»Hey, Nicki«, sagt er ein wenig steif. »Alles okay?«

»Hey, what's your name«, schreit Helen in mein Ohr. »You look nice! Everybody looks so nice! And Micha is so cute! Did you know, he was a doctor?«

»We are colleagues«, sagt Micha.

»Oh, of course, I forgot. Are all the German doctors so cute? Everybody is so cute!«

»Yes«, sage ich und wehre ein verbrüderndes Zuprosten ab. »I need more alcohol.«

»So cute«, höre ich Helen seufzen und sehe, wie sie ihre Zunge in Michas Mund schiebt.

Ich gehe zurück zur Bar und bestelle einen Gin Tonic.

»Darf ich dir Benedikt vorstellen?«, fragt mich der Barkeeper. Er deutet auf den Mann, der neben Martin an der Bar sitzt. Beide lächeln mich an.

»Setz dich doch zu uns«, sagt Martin. »Benedikt ist ein Freund von James.«

»Wer ist James?«, frage ich.

Der Barkeeper lacht. »Ich.«

»Mir ist schlecht«, sage ich, und James gibt mir ein Glas Wasser.

Benedikt lächelt mich an. Everybody is so cute. Dann beginnt er zu reden. Leider verstehe ich kein einziges Wort dessen, was er spricht, obwohl es ziemlich sicher Deutsch ist, aber es ist so laut, und ich bin so betrunken. Er zieht mich zu sich. Der Kuss ist gut, ein wenig zu fordernd vielleicht für die fünf Minuten, die wir uns kennen, aber hey, everybody is so cute.

Auf einmal steht Micha neben mir.

»Hey, Nicki«, sagt er.

»Hey«, sage ich.

»Wollen wir gehen?«, fragt Benedikt, diesmal so laut, dass alle es verstehen.

»Ja«, sage ich, und dann gehen wir zu mir.

Von Eiern und Turfs

Der nächste Tag ist die Hölle. Wie auf Watte fahre ich am Abend in die Rettungsstelle. Mein Kopf ist leer. Mein Magen revoltiert bei jedem Schritt.

»Was ist denn mit dir los?«, fragt mich Schwester Babsi, die ich vor der Umkleide treffe.

»Nichts«, lüge ich. »Nur ein bisschen Kopfschmerzen.«

»Hier«, sagt sie und reicht mir eine Cola. »Ibuprofen hast du sicher schon genommen.«

»Nicht nur das«, sage ich.

Sie runzelt die Stirn und sieht mich besorgt an. »Möchtest du dich kurz setzen?«

Ich muss wirklich übel aussehen.

»Nein, geht schon«, lüge ich wieder.

»Leider ist die Hölle los«, sagt sie. »Aber der Patient im Schockraum ist für die Chirurgen.«

Noch bevor ich mich darüber freuen kann, ist der Patient für mich.

»Ein schlauer Schachzug«, sagt Schwester Babsi. »Hätte ich ihm gar nicht zugetraut.«

»Wem?«

»Dem Chirurgen. Aber am Ende habt ihr ja alle *House of God* gelesen.«

Ich seufze.

House of God ist der Roman eines amerikanischen Psychiaters über die katastrophalen Ausbildungszustände in einer

Klinik in Boston. Das Buch erschien 1978 und wurde zu einem Riesenerfolg – mit seiner schockierenden Berichterstattung befeuerte es die Reformierung der medizinischen Ausbildung in den USA, und auch in Deutschland erzählte man uns noch 30 Jahre später an der Uni, dass man dieses Buch unbedingt gelesen haben müsse.

Da das Cover übler aussah als jeder Krimi aus der Trivialbuchecke eines Bahnhofkiosks, folgte ich der sozusagen professoral angeordneten Leseempfehlung nur, weil ich es von einem sehr guten Freund geschenkt bekam, sogar mit Widmung.

»Liebe Nicki«, schrieb der Freund. »Ohne dieses Buch kannst du keine Ärztin werden.«

Hätte ich es nur mal nicht gelesen, ich säße wahrscheinlich gerade gemütlich zu Hause.

Ich habe nie gefragt, was ihm an dem Buch so gut gefallen hatte, aber *House of God* ist wie Literatur von Charles Bukowski oder Kunst von Egon Schiele: Es hilft, wenn man ein heterosexueller Mann ist, und der Freund war zum damaligen Zeitpunkt ungewollt Single – vielleicht hatte es ihn inspiriert, dass kaum ein Kapitel vergeht, in dem nicht irgendeine Schwester, die Betty heißt oder Emma, ein feuchtes Höschen fallen lässt oder gleich ohne unterwegs ist. Die Erzählperspektive ist die eines jungen, völlig überforderten Assistenzarztes, der in einer nicht enden wollenden Serie von Nachtdiensten an den Rand seiner physischen und psychischen Grenzen gerät und nur überlebt, weil er sich die zynischen Regeln seines Mentors zu eigen macht und sich in Endzeitstimmung durch die Abstellkammern der Klinik vögelt, in denen sich wahlweise Betty oder Emma heiser stöhnend an einen der dort gelagerten Infusionsständer klammern. Dazwischen gibt es ein paar schauerliche Berichte über Körperflüssigkeiten und viel ärztliche Abgeklärtheit angesichts menschlicher Katastrophen – ich weiß noch, dass es mir damals wirklich peinlich war, dass das das Buch war, das man als Mediziner gelesen haben sollte. Einen Porno, und nicht einmal einen guten.

Was man dem Autor jedoch lassen muss: Sein Buch hat einen Begriff geprägt, der aus dem medizinischen Jargon nicht mehr wegzudenken ist, und zwar den des Turfens oder Turfs. Das Wort existiert auch als Verb – man kann eine Person oder eine Sache turfen, was so viel heißt wie die Person oder die Sache loswerden.

Bei Personen versteht man unter einem Turf die erfolgreiche Verlegung oder Weiterleitung von schwierigen Patienten, wobei mit »schwierig« oft weniger medizinisch komplexe Fälle gemeint sind als vielmehr ein undankbares Potpourri aus Problemfeldern, die einen hohen zu erwartenden Arbeitsaufwand gepaart mit wenig Erfolg versprechen. Manchmal ist sofort klar, dass es sich um einen Turf handelt, manchmal entwickelt sich das Szenario erst im Verlauf.

Bei dem Patienten aus dem Schockraum ist es sofort klar. Er hat keine Krankenversicherung, keinen Wohnsitz, nur ein Bein, und im Schockraum ist er nur, weil Schwester Babsi fand, es sei besser, wenn er nicht auch noch die anderen Patienten im Warteraum bespucken würde. Leider hat er ein kleines bisschen Promille und ein Druckgefühl über der Blase – genug für den Unfallchirurgen, ihn nach dem Versorgen der Platzwunde mit dem Vermerk »Alkoholvergiftung und Blasenentzündung« an mich zu turfen.

»Was ist mit der Urologin?«, frage ich.

»Der Urin ist sauber«, sagt Schwester Babsi, und während ich versuche, dem Mann auf den Bauch zu drücken, ohne dass mich seine Spucke trifft, denke ich an den Turf aller Turfs aus meinem ersten Klinikjahr.

Mein Kollege hatte Nachtdienst auf Station und musste eine Patientin mit Herzinfarkt auf die Intensivstation legen. Da es dort eigentlich kein Bett gab, war die Verlegung nur als Tausch möglich, und so übernahm er einen alkoholkranken Patienten, der vor ein paar Tagen vorübergehend beatmet worden, inzwischen aber stabil war. Erst am nächsten Tag fiel auf, dass bereits die Intensivstation von einem sehr undankbaren Keim in dessen Blutbahn gewusst haben musste, einem Keim, den man nur intravenös therapieren konnte. Sechs Wochen lang. Mit einem Antibiotikum in der Preisklasse eines Raumschiffs. Es erübrigt sich zu sagen, dass auch dieser Mann keine Krankenversicherung hatte, dafür aber eine aggressive Ehefrau, die täglich versuchte, Alkohol in sein Zimmer zu schmuggeln – und als das Labor nur wenige Tage später eine Tuberkulose nachmeldete, war selbstredend auch diese multiresistent.[49]

»Was für ein Ei«, seufzte der Oberarzt, als der Patient nach drei Monaten schließlich entlassen wurde.

Als ich die Augenbrauen hochzog, sagte er: »Ich meine das nicht despektierlich, nur deskriptiv: Ein Ei ist voller Überraschungen, es beinhaltet Unvorhergesehenes, es gibt Eier, aus denen schlüpfen fünf verschiedene Baustellen, und manchmal werden Eier auch nicht so richtig angekündigt. Ein Ei ist wie die Büchse der Pandora, ein Ei ist ein Ei ist ein Ei …«

Der Oberarzt machte noch lange so weiter. Erst vor Kurzem erfuhr ich zufällig, dass er seine Stelle gekündigt hatte, um in Freiburg ein Germanistikstudium zu beginnen.

---

49 Der Zauberberg der Moderne trägt den Namen XDR-Tb (extensively drug-resistant tuberculosis) und stellt die Infektiologie vor dieselben Probleme wie seinerzeit Thomas Mann: Man kann nichts tun außer schlau reden, und da ist es dann auch irrelevant, ob die Antibiotika nicht wirken oder nur noch nicht erfunden wurden.

Der Patient aus dem Schockraum hingegen kündigt nach der zweiten Infusion sein Einverständnis mit unserer Behandlung und entlässt sich gegen ärztlichen Rat.

Nicht der schlechteste aller Turfs.[50]

In den nächsten Stunden habe ich trotzdem so viel zu tun, dass ich keine Zeit habe, mich dem Kater meines Lebens zu widmen. Erst als ich eine kleine Pause mache, fällt mir Micha wieder ein. Und dann Benedikt. Und dann Helen. Everybody is so cute.

»Wie geht es dir?« ploppt eine Nachricht auf mein Handy. Es ist Nina. »Micha ist übrigens gestern alleine nach Hause gegangen.«

»Ich nicht«, tippe ich zurück, während ich auf Toilette gehe.

»Ich weiß. Wie war's?«

»Keine Ahnung.«

»Habt ihr miteinander geschlafen?«

»Keine Ahnung.«

Dann geht es weiter.

Die Diagnosenliste meiner nächsten Patientin ist länger als meine Dissertation. Herzinsuffizienz, Vorhofflimmern, Diabetes, Zustand nach Lungenembolie, chronische Bronchitis, chronische Blasenentzündung, Zustand nach Darmkrebs, Zustand nach Brustkrebs, Zustand nach Blasenkrebs, Zustand nach Oberschenkelhalsfraktur beidseits, Demenz, jetzt Lungenentzündung. Neben der Trage auf dem Flur stehen Schwes-

50 Turfen kann man übrigens auch weg oder weiter oder hin und her und – die Königsdisziplin – zurück. Ich glaube, dass, egal wem es gelungen wäre, den Patienten mit der Tuberkulose an die Intensivstation zurückzuturfen, ich glaube, ach was, ich bin mir sicher, dass dieser Mensch zum Leiter der Klinik ernannt worden wäre. Oder gleich zur Gesundheitsministerin.

ter Susanne und ein Angehöriger. Der Mann beugt sich über die Patientin und lächelt sie liebevoll an.

Sie dreht den Kopf weg und sagt: »Das ist nicht mein Mann. Ich kenne diesen Menschen nicht.«

Schwester Susanne lächelt mir zu. Es ist nicht leicht mit Demenz, für keinen der Beteiligten.

Der Mann tätschelt ihr beruhigend die Wange: »Aber Schatz, was soll denn das, wir wachen doch jeden Tag gemeinsam auf.«

Die Frau schüttelt vehement den Kopf. Ich denke an Benedikt, den ich heute Morgen auch kaum erkannt habe, aber immerhin sind die beiden verheiratet. Fast ein wenig gerührt beobachte ich, wie der Mann sie in die Arme nimmt, und komme nicht umhin, die Patientin, die sich heftig wehrt, ein wenig undankbar zu finden. Doch er schafft es, ihr einen Kuss auf den Mund zu drücken. Die Patientin sinkt zurück in ihr Bett.

»Hier ist die Krankenversicherungskarte Ihrer Frau«, sagt Schwester Susanne. »Stecken Sie sie lieber ein, bevor sie verloren geht.«

Der Mann nimmt die Karte, wirft einen Blick darauf und sagt: »Aber das ist nicht meine Frau.«

»Jetzt fangen Sie nicht auch noch an.«

»Aber meine Frau heißt anders.«

»Sie haben sich doch aber gerade umarmt.«

»Aber wir heißen anders. Ich dachte mir schon, dass sie verändert aussieht, aber gleich einen neuen Namen wird sie ja wohl nicht haben.« Er wird lauter. »Sie sollten Ihre Leute besser markieren!«

»Ich muss doch sehr bitten«, sagt Schwester Susanne, und ich denke nach.

Habe ich diesen Mann nicht schon einmal gesehen? Am Ende hat der gar keine Frau und geht bei uns auf Partnersuche? Womöglich gibt es eine Dating-App, die die Anzahl der Singles in den Rettungsstellen anzeigt. Blinddaten auf emergency-love.com, inklusive Adrenalinfaktor für den Fall, dass man per Krankenkassenkarte überführt wird. Oder analoges Tindern: rechtes Bett ja, linkes nein. Ich sehe schon die Werbung von Lilly Pharma: Tindern mit Demenz: Nur noch erste Momente!

Da ruft eine leise Stimme vom anderen Ende des Flurs: »Horst? Schatz? Was machst du da bei der anderen Frau?«

Wir drehen uns um. Der Mann wird rot und eilt mit gesenktem Kopf den Flur entlang zu seiner Frau. Susanne sieht mich kopfschüttelnd an. Nur die Patientin, von der alle dachten, sie sei dement, richtet sich auf und sagt: »Wäre jemand so freundlich, herauszufinden, an welchem Bett mein Mann gerade steht?«

Ich überlasse Susanne die neuen Formalitäten und nehme eine weitere Ibuprofen.

Everybody is so cute.

Was geht es mich an? Micha ist ein freier Mann und Helen sicher nicht die Liebe seines Lebens, wahrscheinlich sehen sie sich nie wieder. Warum stört es mich so? Warum fühle ich mich, als schnürte man mir einen Gurt um die Brust? Und wieso habe ich einen Filmriss? Wie ein Teenie! Ich habe nicht einmal Benedikts Nummer. Aber ich wüsste gerne, ob wir miteinander geschlafen haben. Und wenn ja, ob mit oder ohne Kondom.

»Ist alles okay?«, fragt Schwester Susanne.

»Jaja«, lüge ich. »Vielleicht eine Erkältung.«

»Schaffst du es noch bis zum Feierabend?«

Ich nicke.

Besorgtes Stirnrunzeln. Ich muss wirklich übel aussehen.

Mein letzter Patient denkt ähnlich. Er hat Kopfschmerzen,

und weil die Neurologin nichts gefunden hat, ist er jetzt internistisch. Ich finde auch nichts, aber ich bitte Schwester Babsi um eine Ibuprofen.

»Ist die schon wieder für dich?«, fragt sie.

»Nein«, sage ich und deute auf den Patienten, der hinter mir auf der Trage sitzt.

Der winkt fröhlich und scheint bereits weitgehend genesen. Während ich seinen Rettungsstellenschein fertigstelle, erzählt er mir von seiner früheren Tätigkeit als Spion.

»Wo haben Sie denn spioniert?«, frage ich wider Willen ein wenig neugierig.

»Spionagegeheimnis«, sagt er vorwurfsvoll.

Ich hebe entschuldigend die Hände.

Er wirft einen Blick auf mein Namensschild, auf dem neben dem Namen mein Foto abgedruckt ist. Eines dieser Bewerbungsfotos, auf denen einen nicht mal die eigene Mutter erkennt.

»Donnerwetter«, sagt er. »Mit offenen Haaren sehen Sie ja richtig gut aus. Also wirklich! Ich meine, richtig gut. Sie haben so ein schmales Gesicht, das passt. Gerade hingegen ...«

Vor meinem geistigen Auge erscheinen die Kontaktanzeigen im *Deutschen Ärzteblatt*: Reifer Spion im Ruhestand sucht jüngere Ärztin mit schmalem Gesicht und offenen Haaren für Spiele mit Stethoskop und Stauschlauch.

Er mustert mich von oben nach unten. »Ein Problem mit Übergewicht haben Sie auch nicht, was?«

»Nein«, sage ich.

Er lässt nicht locker. »Eher umgekehrt?«

»Was ist mit Ihren Kopfschmerzen?«, beschließe ich nun doch, das Thema zu wechseln.

»Ich habe gar keine. Wollte nur mal sehen, wie das hinter den Kulissen so abläuft.«

»Könnten Sie für mich eine Telefonnummer herausfinden?«, frage ich.

»Was?«

»War nur ein Witz.«

Ich drücke ihm seine Entlassungspapiere in die Hand.

»Vielen Dank«, sagt er. »Das haben Sie gut gemacht. Und jetzt erholen Sie sich mal. Sie sehen übel aus.«

In der Umkleide endlich blicke ich in den Spiegel. Ich sehe wirklich übel aus.

»Hast du die Nummer von Benedikt?«, schreibe ich Martin.

Er antwortet prompt.

»Haben wir miteinander geschlafen?«, schreibe ich Benedikt.

Er antwortet prompt.

Ein gutes Orchester

Auf dem Rückweg hat mein Fahrrad einen Platten. Ich lasse es stehen und laufe den Rest. Es ist neun Uhr morgens, und schon wieder sind es fast dreiundzwanzig Grad. Beim Edeka am Kottbusser Damm halte ich kurz an, um mir ein paar Kaugummis zu kaufen. Die Schlange ist lang, und ich bin die Einzige, die ihren Einkauf auch im Späti hätte erledigen können. Alle anderen scheinen sich für ein Jahr im Bunker zu rüsten, doch ich bin zu müde, um meine Entscheidung zu widerrufen, und bleibe in der Schlange. Die Kassiererin zieht ungerührt einen Artikel nach dem anderen über das Band, egal, ob der Kunde vor ihr eine Rüstung trägt oder im Badeanzug einkauft. Ich bin der normalste Mensch in der Schlange, aber das ist am Ende auch nur eine Frage der Perspektive. Heute ist Thementag nackte Haut, und die Mehrheit der Besucher trägt schon jetzt weniger als Martins Barkeeper.

Direkt hinter mir steht eine Frau, die sich unentwegt kratzt. Unauffällig rücke ich ein Stückchen nach vorne, aber nicht zu weit, denn der Mann vor mir trägt praktisch gar nichts, zumindest nicht obenrum, und auch seine Unterhose ist kaum größer als sein Geldbeutel. Dafür trägt er eine Bettdecke über dem Arm, und er hat sehr viel Kleingeld dabei. Ich bewundere die Kassiererin, die mit stoischer Ruhe darauf wartet, bis er alles abgezählt hat, aber es reicht nicht. Der Mann beginnt von vorne. Beim dritten Mal greift sie ein.

»Es fehlt ein Euro«, sagt sie.

»Echt jetzt?«, fragt der Mann.

»Echt jetzt«, sagt sie.

Der Mann dreht sich zu mir um, und ich sehe, dass in seiner rechten Ellenbeuge eine Nadel liegt. Nicht irgendeine Nadel, sondern eine echte Flexüle, fachgerecht befestigt. Das Pflaster wirkt frisch, und auf der Decke über seinem Arm steht »Urban Krankenhaus«. Ich überlege, ob der Mann absichtlich ausgebüxt ist oder nur versehentlich mit Flexüle entlassen wurde. Letzteres kommt häufiger vor, als man denkt, denn wenn das Ding gut befestigt ist, wird es in der Hektik oft vergessen, und wenn dann bei der Entlassung keiner nachfragt, merkt es erst der Partner abends im Bett. Das ist ärgerlich für alle Beteiligten, denn je nachdem, wie groß die Flexüle ist, und wie sachgemäß die Entfernung durch den Partner erfolgt, kann es ganz schön unangenehm nachbluten. Die Größe der Flexülen ist an der Farbkodierung erkennbar, und ich bin beeindruckt, denn die Flexüle, die dem Mann in der Ellenbeuge steckt, ist grau, und das ist ordentlich, denn nach Grau kommt Orange, und größer als Orange gibt es nicht.

Der Mann räuspert sich.

»Haben Sie einen Euro?«, fragt er mich höflich.

»Sind Sie ausgebüxt?«, frage ich zurück.

»Nein, ich wurde ganz normal entlassen. Wie kommen Sie denn darauf?«

»Na ja, die Decke ...«

»Ach so, die Decke ...« Er blickt ein wenig schuldbewusst. »Wenn Sie mich nicht verraten ...«

Ich schüttle den Kopf.

»Die habe ich mitgenommen, weil das Essen so schlecht war. Da dachte ich, nehme ich wenigstens die Decke mit. Wird ja auch irgendwann wieder Herbst.«

»Verstehe«, sage ich.

»Haben Sie denn jetzt einen Euro?«

»Nein, tut mir leid. Aber soll ich Ihnen stattdessen die Flexüle ziehen?«

»Ach, das wäre nett. Ich würde ungern wieder in die Klinik zurück. Nicht dass die die Decke wiederhaben wollen.«

»Verstehe«, sage ich.

»Wenn sich dann vielleicht noch ein Euro findet«, meldet sich die Kassiererin zu Wort.

»Ich habe einen«, sagt die Frau hinter mir, hört kurz auf, sich zu kratzen, und zieht eine Münze aus ihrer Tasche. Mit ihr hüpfen ein paar kleine Tierchen auf das Warenband. Die Kassiererin reicht der Frau ein Feuchttuch.

»Danke«, sagt die und wischt sich übers Gesicht.

»Ich meinte das Band«, sagt die Kassiererin.

»Oh«, sagt die Frau und reibt mit dem Tuch über meine Kaugummis. Die Kassiererin nickt und macht weiter. Ich zahle, lasse die Kaugummis liegen und schiebe mein Fahrrad nach Hause.

Als ich ankomme, steht Benedikt vor meiner Tür. Stichwort anonyme Großstadt. Ich lasse ihn rein und übergebe mich ins Waschbecken.

»Alles okay?«, fragt er.

»Ja«, sage ich. Dann schlafe ich ein, genau wie gestern, nur auf der Couch und mit Turnschuhen. Als ich aufwache, ist Benedikt weg. Doch er hat zehn Euro dagelassen. Für die Pille danach.

Mir ist schlecht. Noch während ich Pläne fasse, in die Apotheke zu fahren, schlafe ich wieder ein. Erst um Mitternacht halte ich die kleine Tablette in der Hand. Am nächsten Morgen ist mir immer noch schlecht, aber es kommt nur noch Galle, und zumindest meine Kopfschmerzen sind weg.

Nina hat ebenfalls frei, und wir treffen uns in einem Café um die Ecke.

»Ich habe früher oft die Pille danach genommen«, sagt sie.

»Wann denn früher?«

»Als ich noch im Orchester gespielt habe.«

»Ist das nicht ein Klischee?«

»Nein.« Sie grinst. »In einem guten Orchester schläft jeder mit jedem, und mehr als die Hälfte der Musiker steht unter Drogen.«

Ich muss lachen.

»Die meisten nehmen MDMA oder koksen, und wenn sie nicht mehr runterkommen, Tilidin[51].«

»Du übertreibst doch.«

»Stimmt. Eigentlich kifft man oder trinkt. MDMA lenkt zu sehr ab, koksen traut sich nur der Dirigent, und für die ruhigen Finger tut es auch ein Betablocker. Aber das mit dem Sex stimmt. Musik verbindet eben – ich persönlich stehe auf Männer, die ein Saiteninstrument spielen.« Sie überlegt kurz. »Abzüglich der ersten Pulte natürlich.«

»Wieso ausgerechnet die nicht?«

»Alles Diven. Ich finde, es wird erst ab dem vierten Pult interessant, denn da hast du nichts zu sagen, und um das auf Dauer zu ertragen, brauchst du Humor, was wiederum im Bett hilfreich ist.«

»Leuchtet mir ein.«

»Ich habe tatsächlich nur einmal mit dem Konzertmeister geschlafen und es bereits während des Vorspiels bereut.«

---

51 Eigentlich ein Schmerzmedikament, aber schon lange Teil der Drogenszene – nicht ungefährlich, denn zwischen Entspannung und Geborgenheit liegt irgendwo die Sucht, und ein Entzug ist oft quälend.

»Wieso?«

»Er bestand auf einem Spiegel neben dem Bett, und nach der denkbar unharmonischsten aller Vereinigungen wollte er einen Blumenstrauß und sprach von Premiere.«

Ich muss wieder lachen.

»Eine Weile lief es dann ganz gut mit den Bratschen. Weniger Angeberei im Klang, mehr Tiefe im Ton. Doch deren ständiger Minderwertigkeitskomplex ist der Erotik auf Dauer ebenfalls abträglich.«

Sie macht eine Pause und nimmt einen Schluck von ihrem Kaffee.

»Wie ging es weiter?«, frage ich.

»Eine Zeit lang war ich mit einem Bassisten zusammen.«

»Und?«

»Viel Hornhaut, wenig Gefühl. Wenn du nicht auf Intim-Peeling stehst, nützt dir das beste Fingerspiel nichts.« Sie seufzt. »Das ist bei den Bläsern besser, aber die sind oft so angespannt. Ein falscher Ton von der ersten Trompete, und die Symphonie ist im Eimer – am Tag vorm Konzert konnte man froh sein, wenn sie nicht während des Beischlafs versucht haben, ihre Nasenatmung zu üben.«

»Was ist mit deiner eigenen Stimmgruppe?«

»Cello? Nein. Ich glaube, ich bin überwiegend heterosexuell.«

»Dann fallen wahrscheinlich auch die Flöten raus, und die Harfen.«

Nina nickt.

»Bleiben Pauke, Vibraphon und die anderen Holzbläser«, sage ich.

»Deine Sachkenntnis ist beeindruckend.«

»Ich hatte einen guten Musiklehrer. Aber der war mit einer Mathematikerin verheiratet.«

»Die Kombination gibt es oft. Allerdings nicht ganz so oft wie Musikerinnen und Ärzte. Das scheint richtig gut zu funktionieren. Wahrscheinlich, weil die hierarchischen Strukturen so ähnlich sind, da wissen alle, woran sie sind. Chef – Dirigent, Erste Geige – Oberarzt, Pauker – Chirurg, Flöte – Kinderärztin.«

»Und wir?«

»Zweite bis dritte Geige.«

»Gibt es dritte Geigen?«

»Nein. Nur Bratschen.« Sie grinst wieder.

»Bratschenwitze sind auch kein Klischee?«

»Zum Glück nicht.«

»Was hältst du von den Klarinettisten?«

»Alle, die ich kenne, schlafen mit der Fagottistin. Obwohl es davon in ganz Europa überhaupt nur zwei gibt. Der Rest sind alles Männer.«

»Ich mache mir Sorgen, dass ich mich mit HIV angesteckt haben könnte«, sage ich.

»Von Benedikt?« Nina lacht. »Du bist so Neunziger. Woher soll Benedikt denn HIV haben?«

»Er meinte, er habe in der letzten Zeit häufiger nicht verhütet.«

»Na und?«

»Ich mache mir Sorgen.«

Sie tätschelt mir die Schulter. »Du hast maximal Chlamydien.[52]«

»Wie beruhigend.«

---

52 Trotz vereinter Marketing-Bemühungen von Gesundheitsämtern und Dating-Apps – in Berlin trägt niemand nur wegen Chlamydien ein Kondom. Das wiederum freut die Bakterien, denn so bleiben sie auf der Liste der häufigsten sexuell übertragbaren Krankheiten weiter ganz oben.

»Nein, ehrlich. Mach den Test, aber mach dir keine Sorgen.«

Ich nicke, und sie sieht mich prüfend an. »Bist du okay mit Micha?«

»Nein«, sage ich, und dann erzähle ich ihr alles.

»Ach Nicki«, sagt sie, nachdem sie mir aufmerksam zugehört hat. »Ich finde nicht, dass es komisch ist, traurig zu sein. Das Thema Kinder schleicht sich in das Leben fast jeder Frau, und auch in das der meisten Männer, selbst wenn man nicht unbedingt welche will, so wie ich. Vielleicht ist das letzte Wort ja noch nicht gesprochen.«

»Everybody is so cute.«

»Ich denke, nach der Nacht mit Benedikt seid ihr quitt.«

»Darum geht es mir nicht.«

»Ich weiß. Wirst du ihn wiedersehen?«

»Natürlich. Ich habe ab nächster Woche Frühdienst.«

»Nicht Micha. Benedikt.«

»Ich glaube nicht.«

»Gefällt er dir nicht?«

»Doch, aber halt auch nicht mehr als das.«

Nina seufzt. »Ich habe jahrelang an meine erste Liebe gedacht, eigentlich egal mit wem ich im Bett war.«

»Und jetzt?«

»Jetzt nicht mehr.

»Wer war deine erste Liebe?«

»Mein Pultnachbar.«

»Welches Pult?«

»Das letzte natürlich.«

»Was macht er jetzt?«

»Keine Ahnung. Aber vielleicht sehe ich ihn nächste Woche. Ein früherer gemeinsamer Freund hat mich eingeladen. Auf eine Party in einer Villa in Dahlem.«

»Seine?«

»Nein, die seiner Eltern.« Sie grinst. »Die sind auf einem Tennisturnier.«

»Und er macht eine Party? Wie nett von ihm.«

»Ich denke nicht, dass Deichkind laufen wird.«

»Was dann?«

»Wenn es ein klassischer Kleinkunstabend ist, dann tragen erst drei Neurologen je eine halbe Stunde Liszt-Sonaten vor, mit wiegendem Oberkörper und sehr viel Pedal, und dann singen deren Frauen Schubertlieder, mit wenig Stimme, aber bedeutsam aufgerissenen Augen und der festen Überzeugung, dass sich Gesangsunterricht in jedem Lebensalter auszahlt.«

»Schade, dass du am Ende doch Medizin studiert hast.«

»Wem sagst du das?«, seufzt Nina. »Aber sag mal, wo wir gerade dauernd übers Orchester sprechen – hättest du spontan Lust, mich morgen in die Waldbühne zu begleiten? Meine Eltern haben mir ihre Karten vermacht – es ist ihnen zu heiß.«

»Warum nicht? Ich war schon ewig nicht mehr im Konzert.«

»Cool«, sagt Nina. »Aber ich gehe nicht wegen der Musik.«

»Weswegen denn dann?«

»An guten Abenden gibt es bis zu dreißig Rettungseinsätze – da kann man den Kollegen beim Arbeiten zusehen, während man selbst freihat.«

Ich muss lachen. »Weißt du trotzdem, was gespielt wird?«

»Beethovens Neunte. Da könnten es locker vierzig werden.«

—

Am nächsten Tag fahren wir gemeinsam mit halb Berlin in der S-Bahn zur Waldbühne. Alle haben riesige Picknickkörbe dabei.

»Mist«, sagt Nina. »Das habe ich total vergessen.«

Wie sich herausstellt, ist das kein Problem, denn sowie wir

unsere Plätze eingenommen haben, lernen wir unsere Sitznachbarin kennen, die für ein großes Heer gekocht hat und bereitwillig jeden einzelnen ihrer fünf Gänge mit uns teilt. Während sich das Orchester in Position bringt, knallen überall die Korken. Alle drei Meter wird ein Grillfeuer entzündet, und bereits nach den ersten Akkorden werden mehrere Männer auf der Trage ins Rettungszelt gebracht.

»Alles Familienväter mit Brandverletzungen«, sagt Nina nach einem fachmännischen Blick durch ihr Fernglas.

Im Fünf-Minuten-Takt folgen eine Frau mit Brustschmerzen, eine Familie mit Übelkeit und eine Gruppe alkoholisierter Männer mit Schwindel. Nina und ich teilen uns das Fernglas, ich beobachte die Gestik, sie liest von den Lippen, gemeinsam erraten wir fast alle Beschwerden. Nach dem fünften sportlich aussehenden Mann, der mit Gelenkschmerzen vom Platz getragen wird, beugt sie sich zu mir:

»Ich habe seit Langem den Verdacht, dass sich die Zuschauer aufgrund der Terminknappheit in den Praxen einfach eine Konzertkarte kaufen. Um sich zu Beethovens Neunter mal richtig durchchecken zu lassen.«

»Vielleicht kann man ja sogar planmäßig entbinden«, sage ich, als eine der Notärztinnen die dritte Schwangere in Folge für die Ultraschallfeindiagnostik hinter den Vorhang bittet.

»Ein Labor zumindest gibt es. Scheint, als müssten sie nur die genetische Diagnostik wegschicken.«

»Wann kommt eigentlich dieses Berühmte?«, fragt uns die Sitznachbarin.

»Sie meinen das Da da da daa?«, sagt Nina.

»Ja.«

»Das ist die fünfte Sinfonie.«

»Und was hören wir hier?«

»Die neunte.«

»Puh«, stöhnt der Mann vor uns und beugt einen sehr schlanken Hals zu seiner Nachbarin. »Hätten wir mal besser recherchiert.«

»Ist das nicht der Neurochirurg?«, fragt Nina.

Er ist es. Zusammen mit Schwester Emily.

Wir winken freundlich. Schwester Emily wird rot.

»Wer ist das?«, hören wir den Neurochirurgen flüstern.

Nina grinst.

Gegen Ende des zweiten Satzes fällt uns der Paukist ins Auge, der nach einer längeren Pause in der Partitur torkelnd zu seinem Platz zurückkehrt und dabei fast seinen Notenständer umnietet.

»Wie früher bei uns«, sagt Nina verzückt.

»Vielleicht sollte er sich hinter die Pauke legen«, sage ich, nachdem die Rettungskräfte zum dritten Mal auf die Bühne gekommen sind, um ihm auf den Stuhl zu helfen. »Dann fällt es nicht so auf.«

Nina lacht und legt ihren Arm um meine Schultern.

»Wir sollten öfter zusammen ins Konzert gehen«, sagt sie.

»Definitiv«, antworte ich.

Die KaDeWe-Tüte

Am nächsten Tag habe ich Frühdienst. Tobi ist krank, und Martin und ich sind nur zu zweit, doch Sandra kommt zum Zwischendienst, und ein Dienst mit ihr ist, als brächte sie ihren noch schnelleren Zwilling mit. Ich habe unverändert keine Ahnung, wie sie das macht, aber egal, wie effektiv ich einen Notfall behandle, ihrer ist schon auf der Intensivstation, und egal, wie geschlossen ich meine Fragen denen stelle, die auch zum Hausarzt hätten gehen können, sie braucht selten länger als zehn Minuten – die Antworten hingegen, die ich erhalte, kosten mich regelmäßig meinen pünktlichen Feierabend.

Als ich vorhin mein Fahrrad abschloss, sah ich aus dem Augenwinkel drei Feuerwehrfahrzeuge in die Rettungsstelleneinfahrt einbiegen, eines davon ein Notarzteinsatzfahrzeug, genannt NEF, und natürlich saß Micha drin.[53] Zum Glück entdeckte er mich nicht, was womöglich daran lag, dass ich mich

53 In einem NEF sitzen übrigens nicht nur ein Notarzt oder eine Notärztin, sondern auch noch jemand, der fährt. Je nachdem, wie schnell dieser Mensch fährt und wie übel dem NEF dabei wird, ist bei der Ankunft manchmal unklar, wer behandelt werden muss. Im Idealfall trifft der NEF am Einsatzort unverletzt auf den RTW alias Rettungswagen, und anlässlich der sich aufdrängenden Romantik spricht man vom Rendezvous-System. Wie bei einem echten Date weiß man nie, was einen erwartet. Nur eines ist klar: Alle elf Minuten wie bei Parship verliebt man sich nicht.

hinter mein Fahrrad duckte, mir den Rucksack vors Gesicht hielt und wartete, bis er außer Sichtweite war. Als ich aus der Umkleide kam, war er bereits wieder unterwegs, und so geht das nun schon den ganzen Vormittag: Martin nimmt Michas Übergaben im Schockraum entgegen, und ich verstecke mich mit dem jeweiligen Patienten im Behandlungszimmer.

»Ist das nicht ein wenig albern?«, fragt Martin. »Versteh mich nicht falsch, ich arbeite natürlich gerne deutlich mehr als du und mache alle Notfälle …« Er grinst.

»Es tut mir leid«, sage ich. »Und danke …«

»Ist schon okay, aber sag mal, willst du reden?«

»Später vielleicht.«

Er klopft mir auf die Schulter.

Mein nächster Patient hat seit vier Wochen Verstopfung.

»Ach, Sie sind es«, sage ich, und im Gegensatz zu mir freut sich der Mann sichtlich, dass wir uns kennen.

Pfleger Bastian sieht mich mitleidig an, und auch Martin ist auf einmal voller Vorfreude auf Michas nächste Übergabe im Schockraum, denn der Mann kommt bereits zum dritten Mal notfallmäßig mit der Feuerwehr, weil er am Telefon immer so laut schreit, dass die Leitstelle denkt, er hätte einen Darmverschluss. Hat er aber nie. Und sogar an der Verstopfung, auf die wir uns am Ende immer einigen, habe ich langsam meine Zweifel. Trotzdem wird er jedes Mal wieder rektal untersucht, denn laut Anweisung des Chefs müssen alle Patienten, die so schreien, als hätten sie einen Darmverschluss, rektal untersucht werden. Also digital rektal, sprich, Finger hinten rein[54] und checken, ob Stuhlgang dran ist oder Blut oder ein Hindernis.

---

54 Die Medizin steckt voller Latein, und die Römer:innen nannten ihren Finger digitus.

Was denn für ein Hindernis?, hatte ich mich im Studium oft gefragt, denn ich musste bei Hindernissen vorwiegend an Springreiten denken, dreifacher Oxer, Wassergraben ... Doch die Zeit meiner Ahnungslosigkeit liegt lange zurück, und erst neulich wieder habe ich eine Patientin enttäuschen müssen, die gehofft hatte, das lästige analoge Gefinger zugunsten einer digitalen Untersuchung hinter sich lassen zu können und dann ehrlich entsetzt war von meiner Mitteilung, dass es sich bei ihrem Tumor zum Glück nur um ein aus Stuhlgang bestehendes Hindernis handelte.

»Nur?«, hatte sie immer wieder kopfschüttelnd gefragt. »Nur?«

Mir scheint, als beeinflusse die Einstellung zur digital rektalen Untersuchung auch die Wahl des medizinischen Fachgebiets, denn ich kenne einige ärztliche Kollegen, die aus einem einzigen Grund Hals-Nasen-Ohrenärzte geworden sind, und zwar, weil man als Hals-Nasen-Ohrenarzt nie, aber auch wirklich nie, ein aus Stuhlgang bestehendes Hindernis ausschließen muss.

Handschuhe sind bei der digital rektalen Untersuchung natürlich vorgesehen, was banal klingt, in der Praxis aber seine Tücken hat: Es geht das Gerücht, dass ein ehemaliger Kollege sich in der Hektik einmal den Handschuh aus Versehen auf die falsche Hand gezogen und dann mit der nackten Hand ... Na ja. Ich hoffe immer noch, dass dies nur eine urban legend ist.

Die Dienstanweisung unseres mutmaßlich zwanghaften Chefs lautet jedenfalls, dass jeder Patient mit Verstopfung digital rektal untersucht wird.

»Auch wenn er mehrmals kommt?«, hatte Martin gefragt.

»Gerade dann!«, hatte der Chef mit glühenden Wangen gerufen. »Denn dann ist er ja wahrscheinlich wirklich krank!«

»Ich finde, es sollte per Dienstanweisung untersagt werden,

denselben Patienten mehr als zweimal pro Woche rektal zu untersuchen«, war Ninas Reaktion.

Alle außer dem Chef stimmten ihr zu, und zu meiner Überraschung ist auch der heutige Patient unserer Meinung.

»Bitte nicht schon wieder dieselbe Untersuchung«, sagt er genervt. »Ich habe nur Verstopfung, das müssten Sie doch jetzt langsam wissen.«

»Sie lehnen die Untersuchung also ab?«, frage ich hoffnungsvoll.

»Definitiv«, sagt der Mann. »Aber könnten Sie vielleicht einen Blick auf meinen Hoden werfen?«

»Nein«, sage ich. »Definitiv nicht.«

»Warum nicht?«

»Das macht der Urologe.«

Bevor der Patient es sich anders überlegt, wähle ich die urologische Dienstnummer.

»Komme gleich«, sagt der. »Bin um die Ecke.« Und dann: »Ach, Sie sind es«, und wieder ist es nur der Patient, der sich sichtlich freut, dass alle ihn kennen.

Zum Glück geht meine Taktik auch im restlichen Dienst auf: Micha und ich begegnen uns niemals direkt, und ich habe den starken Verdacht, dass er mit Martin eine ähnliche Abmachung getroffen haben könnte. Der seufzt immer mal wieder theatralisch, wenn ich, sobald die orangefarbene Jacke des NEF irgendwo aufblitzt, ins nächste Zimmer stürze, aber böse ist er mir nicht, denn seit zwei Stunden ist der Schockraum leer geblieben, und die letzte Patientin vor Dienstende nehme ich ihm aus Dank für seine Hilfe auch noch ab.

»Da bleibst du schön im Thema«, grinst er, und erst da sehe ich das Stichwort: Blut im Stuhl.

Ich schneide ihm eine Grimasse und rufe die Patientin auf, eine sorgfältig gekleidete ältere Dame mit elegant ergrauten

Haaren und blassrosa Lippenstift. Sie trägt eine Handtasche in der einen und eine KaDeWe-Tüte in der anderen Hand.

»Was kann ich für Sie tun?«, frage ich sie freundlich, doch dann fällt mir Sandra ein.

»Du darfst nicht immer so nett gucken«, hatte diese mir erst neulich wieder versucht, ihr Erfolgsmodell zu erklären.

»Aber du guckst doch auch nett.«

»Aber eher so streng nett. Vergiss nicht, wir machen Notfallversorgung. Ein leicht erhöhter Blutdruck ist in diesem Kontext völlig irrelevant, auch wenn die Patientin den ihren seit 1995 in einem Säulendiagramm verschriftlicht hat und ihr Ehemann dir anhand seiner Dokumentation beweisen kann, dass sein Blutzuckerspiegel immer dann am höchsten ist, wenn er sich wegen seines Ärgers über den Bundesliga-Abstieg des 1. FC Nürnberg eine Tüte Gummibärchen kauft.«

»Bist du aus Nürnberg?«, hatte ich gefragt.

»Ja.« Sie hatte genickt. »Und der Club ist der Rekordabsteiger der 1. Fußball-Bundesliga seit 1963. Da kann der Zucker schon mal durcheinanderkommen.«

Nicht so nett gucken also. Ich blicke die Patientin an, die vor mir sitzt, und ziehe meine Mundwinkel nach unten.

Zu spät. Sie lächelt mich an. Reflexartig lächle ich zurück.

»Wissen Sie«, sagt die Frau. »Ich habe schon seit mehreren Wochen Blut im Stuhl, und ich befürchte, ich muss mich untersuchen lassen.«

»Waren Sie schon beim Hausarzt?«

»Ich wollte, aber der ist den ganzen Sommer im Urlaub.«

»Den ganzen Sommer?«

»Ich habe mich auch gewundert, aber er war früher Lehrer, und diese Tradition wollte er ungern aufgeben, sagt er.«

Ich muss lachen, doch dann besinne ich mich und gucke wieder streng. Die Patientin sieht mich irritiert an.

»Na dann erzählen Sie doch mal ganz in Ruhe«, sage ich schließlich und beiße mir auf die Zunge. Was für ein Anfängerfehler. Schnell lege ich meine Stirn in Falten. Die Patientin sieht mich wieder irritiert an, doch dann legt sie los.

»Ich wollte gar nicht kommen, aber meine Enkelin ist Ärztin und macht sich Sorgen, ich hatte es zwar nur beiläufig erwähnt, aber sie hat nicht lockergelassen, bis ich ihr versprochen habe, umgehend in die Rettungsstelle zu gehen, Blut im Stuhl könne böse ausgehen, sagte sie, ich könne sterben oder Schlimmeres, und das will ich ja nun auch nicht, ich möchte doch irgendwann die Urenkel kennenlernen, wenn Sie mich fragen, der Freund meiner Enkeltochter war so ein netter Mann, ich verstehe immer noch nicht, wie es zu diesem Zerwürfnis kommen konnte, so ein netter Mann, und meine Enkeltochter, nun ja, nett ist sie schon, aber kochen kann sie gar nicht, und als ihr damals der Knopf einer Bluse abgerissen ist, hat sie den zu einer Schneiderin gebracht, zu einer vietnamesischen Schneiderin, wohlgemerkt, ich habe nichts gegen das Land, im Gegenteil, ich habe eine Nachbarin aus Vietnam mit einer sehr netten Familie, auch die haben einen netten Sohn, warum der meiner Enkelin nicht gefällt, weiß ich auch nicht, aber wenn ich ehrlich bin, geht mich das natürlich auch nichts an, ich finde lediglich, dass man für einen einzelnen Blusenknopf nicht extra eine vietnamesische Schneiderin bemühen sollte, ich meine, auch eine deutsche Schneiderin nicht, die Nationalität ist ja letzten Endes in diesem Rahmen nicht relevant, meine Enkeltochter gehört zwar einer anderen Generation an, das weiß ich schon, aber einen Knopf sollte sie doch annähen können, finden Sie nicht? Sie kocht auch nicht für ihren Freund, nur tanzen waren sie wohl des Öfteren, vielleicht hat er sich deshalb in sie verliebt, aber die Liebe geht doch auch ein bisschen durch den Magen, das können Sie mir nicht erzählen, dass das der heutigen Generation gar nichts mehr bedeutet, sehen Sie sich doch die jungen Menschen an, da hat sich doch auch viel verändert, die einen essen vegetarisch, die anderen vegan, ich selbst verzichte auch weitgehend auf Fleisch, aber seien wir ehrlich, die gesundheitlichen Folgen von Fleischkonsum sind ja in meinem Alter nicht mehr so relevant, und auch die Folgen für die globale Erderwärmung dürften sich jetzt nicht an meinem gelegentlichen Schinkenbrot festmachen, geflogen bin ich nur ein einziges Mal, da hat meine andere Enkeltochter in Sevilla geheiratet, einen Spanier, wer hätte das gedacht, auch diese Beziehung hat nicht lange gehalten, aber immerhin hat sie es einmal versucht, im Gegensatz zu ihrer Schwester, die jetzt die Beziehung zu diesem netten Mann beendet hat, ohne wenigstens einmal verlobt gewesen zu sein, aber ich schweife schon wieder ab, geflogen bin ich nur einmal in meinem Leben, Fleisch esse ich kaum, mein ökologischer Fußabdruck ist somit gleich null, aber Fleisch essen und Fliegen waren in meiner Generation ja ohnehin ein Luxus, heute ist das ja anders, heute fliegen ja alle ständig überallhin, obwohl sie es eigentlich besser wissen müssten, nur meine Enkelinnen, die trauen sich inzwischen fast gar nicht mehr zu fliegen, und wenn sie es doch tun, haben sie ein schlechtes Gewissen, und wenn nicht, einen schlechten Urlaub, ich meine, welcher junge Mensch will denn immer nur mit dem Fahrrad nach Brandenburg, das ist ja wie früher im Osten, ich wähle ja schon seit Jahren Grün, ich finde das toll, was die alles geschafft haben, auch wenn immer gemeckert wird, ich meine, was sollen sie denn machen, wenn alle anderen sich querstellen, man teilt sich nun mal den Planeten mit lauter Ignoranten, und da muss man eben auch Kompromisse machen, ich bin sogar mit der Gesundheitspolitik einigermaßen zufrieden, nur mein Hausarzt, der könnte etwas weniger oft in den Urlaub fahren, aber wie gesagt, ich will mich nicht beschweren, ich finde, die Lehrer haben sich ihren Urlaub wirklich verdient, so ein wichtiger Beruf, und auch da schimpfen alle dauernd, ich komme wirklich nur, weil meine Enkelin mich so gedrängt hat.«

»Sie haben also Blut im Stuhl?«, frage ich, völlig geplättet und zugleich überzeugt davon, dass nicht einmal Sandra sie hätte stoppen können.

»Ich habe Ihnen eine Probe mitgebracht.«

»Hat Ihre Enkelin Ihnen ein Stuhlröhrchen organisiert?«

»Nein, nein, wir haben nur telefoniert, aber ich kann außer Haus nicht auf Toilette, und da dachte ich, ich bringe Ihnen das einfach mit.«

Sie bückt sich nach der KaDeWe-Tüte.

Vorsichtshalber weiche ich ein wenig zurück, doch aus der Tüte duftet es angenehm nach Lavendel. Die Dame greift mit beiden Händen hinein und holt eine kleine, mit Blumen bedruckte Untertasse hervor, auf der – exakt in der Mitte platziert – ein kleines, perfekt geformtes Häufchen Stuhlgang sitzt, wie in einem Comic, unten breit, oben schmal, fast wie ein Schneckenhaus mit zulaufend dünner und gezwirbelter Spitze, es ist ein Meisterwerk, bedeckt von einer durchsichtigen Frischhaltefolie, und das alles auf einer Blumenuntertasse.

»Ist die Untertasse vom KaDeWe?«, frage ich.

»Nein, nein«, lacht die Dame. »Die Tasse gehört zu meiner Aussteuer, wenn mein Mann das wüsste, aber der Gute, Gott hab ihn selig, ist schon verstorben.«

»Wie haben Sie das denn gemacht?«, frage ich.

Ich bin fasziniert und ehrlich beeindruckt. Ist die Dame während des Stuhlgangs um die Toilette gelaufen? Um eine frei stehende Toilette? Wie sonst könnte dieser elegante Schwung zustande gekommen sein? Oder ist sie auf die Klobrille geklettert, hat den Stuhlgang in der Hocke absolviert und dann durch einen kurzen Ruck nach oben noch eine kecke Spitze auf das formvollendete Häufchen gesetzt?

»Das ging nicht gleich beim ersten Mal!«, freut sich die Dame sichtlich über meine Bewunderung. »Ich übe seit Tagen!«

»Seit Tagen?«

»Ich hatte doch dieses Telefongespräch mit meiner Enkelin …«

»Haben Sie ihr nicht versprochen, sofort zu kommen?«

»Schon, aber ich wollte Ihnen keine unförmige Exkrementenwurst vorsetzen.«

»Danke«, sage ich, besiegt von ihrer Logik. »Ich schicke das ins Labor, frisches Blut sehe ich aber erst einmal nicht.«

Als ich aus dem Zimmer gehe, sehe ich, wie Sandra sich vor Lachen die Rippen hält.

»Die Tür war angelehnt«, sagt sie, sichtlich um Fassung bemüht. »Aber sieh es positiv – diese schöne Geschichte hättest du an meiner Stelle nicht erlebt, spätestens bei dem Freund der zweiten Enkelin hätte ich sie zu den Chirurgen geschickt, zum Ausschluss einer Hämorrhoidalblutung, und alles Weitere hätte dann der Spätdienst übernommen.«

Ich seufze. »Wie viele hast du in der Zwischenzeit gesehen?«

»Fünf«, grinst sie. »Aber du hast Glück, wir werden ja nach Stunden bezahlt.«

»Was ist so witzig?«, höre ich Micha hinter mir.

»Nicki hat sich wieder nicht loseisen können«, sagt Sandra.

Keine Zeit für ein Versteck.

»Haha«, mache ich und werde rot.

»Du guckst einfach zu nett«, sagt Micha, und endlich treffen sich unsere Blicke.

Ich werde noch ein wenig röter, murmele irgendetwas von »Schein abschließen« und verschwinde Richtung Arztzimmer.

Auch Sandra verabschiedet sich, und ich hasse meinen Körper für seine einfallslosen vegetativen Reaktionen auf diesen Mann.

Gesichtsröte.

Fehlen noch Schmetterlinge im Bauch.

Oder Ganzkörperkribbeln.

Ganzkörperkribbeln

Als ich zu Hause ankomme, lässt sich ein weiteres Problem in meinem Leben nicht mehr ignorieren. Auf meinem Balkon haben sich Tauben eingenistet, und dem Vogeldreck nach zu urteilen, sind es mehrere Tausend. Nachdem ich bereits vor Wochen völlig übernächtigt viel zu viel Zeit damit verbracht habe, online nach Vogelabwehrmaßnahmen zu suchen, steht heute endlich das Ergebnis meiner Recherchen vor der Tür: ein Plastikfalke mit überraschend scharfen Krallen und einer sogar für mich als Menschen beeindruckenden Größe. Ich setze ihn aufs Fensterbrett und lege mich schlafen. Als ich wieder aufwache, nippen drei dicke Tauben fast zärtlich an seinen Flügeln. Verärgert lese ich – zugegebenermaßen zu spät – die Online-Rezensionen und stelle fest, dass ich es tatsächlich vorher hätte wissen müssen: Jeder zweite Käufer berichtet von einem Akt rührender Verbrüderung des Greifvogels mit den eigenen Tieren. Ob Tauben, Amseln, Spatzen oder sogar Spechte, der süße Falke kriegte sie alle, und ich gestehe, auch ich finde ihn zunehmend niedlich. Genervt befestige ich schließlich mehrere Meter rot und silbrig reflektierender Bänder an der Brüstung. Die Bänder hatte mir meine Oma empfohlen: »Das schult gleichzeitig deine Empathie«, hatte sie gesagt. »Da kannst du mal sehen, wie das für die Leute mit Netzhautablösung ist.«

»Oma, ich mache Innere Medizin. Netzhautablösung ist was für die Augenheilkunde.«

»Früher ist man einfach zum Arzt gegangen«, hatte sie erwidert. »Heute braucht man fürs linke Auge jemand anderen wie fürs rechte. Wer soll da durchblicken?«

Als ich aus der Dusche steige, sitzen die Tauben gut gelaunt auf den Glitzerbändern, ein paar bieten dem Falken ihre Brotkrumen an. Genervt suche ich weiter: Die Eule mit Wind-Wackelfunktion des Kopfes scheint so possierlich zu sein, dass ganze Zugvogelscharen ihre jährliche Flugroute ändern, nur um ein paar Stunden mit ihr verbringen zu können, und die Krähen funktionieren anscheinend nur, wenn man sie unter Starkstrom stellt. Frustriert bestelle ich schließlich einen bedrohlich wirkenden, riesigen Raubvogel im Sinkflug, und wieder ist es ein Falke, angeblich ein Vertreter einer besonders effektiv jagenden Art. Dessen ungeachtet wird er im Fließtext als »Langarm« und »100 % Baumwolle« beschrieben, doch ich lasse mich nicht irritieren und kaufe gleich drei. Dann lege ich mich wieder schlafen.

Als ich aufwache, stelle ich fest, dass ich schon seit über 24 Stunden nichts zu mir genommen habe außer Brot aus der Haflingertüte von Schwester Angela, und weniger aus Hunger als aus Sorge vor gesundheitlichen Konsequenzen mache ich mir etwas zu essen: Nudeln mit Pesto, und weil es nicht reicht, den Rest mit Ketchup. Dann trinke ich eine halbe Flasche Cola, einen Kaffee, den Rest der Cola und dann wieder Kaffee – auch das dürfte irgendwann gesundheitliche Konsequenzen haben, doch für den Moment bin ich wenigstens wach. Ich müsste dringend einkaufen, aber war heute nicht Sonntag? Bliebe nur der Späti, denn dessen Arbeitszeiten sind wie meine, nur inhaltlich dürfte es Unterschiede geben, obwohl vielleicht sogar diese geringer ausfallen, als man denkt, immerhin lebt auch ein Späti von Leuten, die überwiegend nachts und am Wochenende notfallmäßig Dienste in Anspruch nehmen, die sie auch tagsüber in einem Supermarkt hätten haben können. Manchmal habe ich die Männer aus dem Späti bei mir um die Ecke im Verdacht, dass auch sie schon längst triagieren, zumindest kommen die Leute, die aussehen, als bräuchten sie dringend ein Bier, in der Regel früher dran.

Weil ich mich nicht anziehen will und mir ohnehin alles zu viel ist, entscheide ich mich für den Weg des geringsten Widerstands, bleibe in der Wohnung und trinke Leitungswasser. Dass mich niemand anruft und mich bittet, einen Dienst zu übernehmen, macht mich richtiggehend nervös. Was mache ich denn jetzt? Es sind wolkenlose 35 Grad, die Stimmen Hunderter fröhlicher Menschen dringen von der Straße in meine Wohnung, der Tag ist optimal, um etwas zu unternehmen, ich könnte ein neues Café ausprobieren, meine Schwester und das Kind an den See begleiten, mit einer Freundin ins Schwimmbad oder einfach nur mit einem Buch in den Park, doch ich bin handlungsunfähig, erdrückt von dem Überangebot der Möglichkeiten, wahrscheinlich ist gerade auch noch Fête de la Musique, Karneval der Kulturen, CSD, die Love-Parade – einmal, wenn man es braucht, regnet es nicht.

Das Einzige, wozu ich mich letztlich aufraffe, ist, den Laptop an den Strom anzuschließen für die nächste Folge einer Serie, die so schlecht ist, dass ich sie aus Scham regelmäßig wieder aus dem Verlauf lösche, obwohl außer mir niemand mein Netflix-Passwort kennt.

Vielleicht sind es noch nicht einmal die vielen Überstunden, sondern die zahllosen Nacht- und Wochenenddienste, die dazu führen, dass man beginnt, neben den anderen herzuleben, in einer Art Parallelwelt, die zu verlassen enorme Energie kostet, und das schon nach kürzester Zeit. Auch ich bin längst zu einem Schichtdienst-Alien mutiert, der noch im Dienstfrei das Piepen des Monitors in den Ohren hat und beim leisesten Telefonklingeln aus der Nachbarwohnung aus dem Schlaf schreckt und nach seinem Stethoskop sucht.[55]

Seit einer Weile ist es mein Telefon, das dauernd klingelt. Die eine Hälfte drücke ich weg und schreibe »sorry, muss leider arbeiten«, die andere Hälfte ignoriere ich und schreibe später »sorry, musste leider arbeiten«, weil ich mich nicht dazu durchringen kann, die wenigen freien Stunden damit zu verbringen, die Erlebnisse meiner letzten drei Monate in sozialverträgliche Allgemeinplätze zu verpacken. Ehrlich gesagt bin ich fast ein wenig überrascht, dass ich überhaupt noch so viele Kontakte besitze. Aufgegeben haben mich bereits meine Eltern, meine ehemals beste Freundin und sämtliche meiner oberflächlich Bekannten. Bei meiner Schwester ist es nur eine Frage der Zeit.

»Deine Nichte hat neulich nicht einmal mehr deinen Namen gewusst«, schrieb sie mir letzte Woche auf WhatsApp.

»Leo ist fünf Monate alt«, schrieb ich zurück.

»Leo ist dein Neffe und der Sohn unseres Bruders. Emma ist vier.«

»Sorry, musste leider arbeiten«, schrieb ich.

Funkstille seitdem.

Wenn man mir früher erzählt hätte, dass mein Leben darin bestehen würde, beruflich Stuhlgang ins Labor und privat

---

55 Dieser Reflex gilt natürlich nur für Internist:innen. Die Neurologin greift nach dem Reflexhammer, der Urologe nach seinen Hoden, und am Bett der operativen Fächer steht eine Kanne Kaffee, liebevoll zubereitet von der Anästhesie, die in der Regel gar nicht erst ins Bett geht, und wenn, dann nur, wenn die Beatmungsmaschine läuft. Ich kannte mal einen Anästhesisten, der sich sogar zu Hause vom Rea-Alarm hatte wecken lassen. »Rea-Alarm oder Babyphone«, hatte er gesagt. »Alles, was man snoozen kann, kommt für mich nicht infrage.«

Taubenscheiße in den Müll zu bringen, nur kurz unterbrochen durch ein paar Stunden Schlaf, massenhaft Koffein und den erfolgreichen Versuch, mich totzustellen – ich hätte es lachend von mir gewiesen. Dabei ist soziale Vereinsamung im Schichtdienst kein seltenes Phänomen, es geschieht allerdings so schleichend, dass man es oft erst bemerkt, wenn man sich bereits daran gewöhnt hat. Zudem überwiegen bei oberflächlicher Betrachtung des Schichtdienstmodells anfänglich dessen Vorteile, denn wer reguläre Arbeitswochen kennt, in denen man fünf Tage die Woche bis spätabends in der Klinik festsitzt, unterbrochen nur von einem immer zu kurzen Wochenende, freut sich wie ein Kind über die Aussicht, nach einem Arbeitsblock drei bis vier Tage am Stück freizuhaben, und sei es nur für ein wenig Sonnenlicht und die Möglichkeit, ohne die Hilfe der eigenen Mutter einen Zahnarzttermin vereinbaren zu können.

Leider kommt es nur selten zu mehr als einem Mini-Freizeitblock, denn irgendjemand ist immer im Urlaub, schwanger oder krank, wobei die Chefs in der Regel so tun, als handle es sich hierbei um unvorhersehbare Naturkatastrophen. Nicht selten schwingt der Vorwurf mit, man habe seinen Beruf verfehlt und fröne unbotmäßiger Entspannungssucht: Warum bewarben wir uns überhaupt im Krankenhaus und nicht gleich in einer Bar in der Südsee?

»Wir haben lediglich das Gefühl, dass die Dichte des Personals nicht in adäquatem Verhältnis zur Dichte der Arbeit steht«, hatte Martin neulich in der Visite angemerkt.

»Bisschen mehr nachdenken, bisschen weniger Labor, bisschen mehr Anamnese, bisschen weniger Röntgen, mein ganzes Personalbudget fließt in eure überflüssige Diagnostik, ihr Deppen.«

»Haben Sie wirklich gerade Deppen zu uns gesagt?«

»Natürlich nicht, aber Sie dürfen es sich gerne dazudenken. Und hören Sie endlich auf, Ihre Überstunden aufzuschreiben.«

»Das ist illegal.«

»Dann machen Sie keine.«[56]

Mein Problem sind gerade ausnahmsweise einmal nicht die Überstunden, sondern die Tauben, der Falke und Micha. Aber dass mich tatsächlich niemand anruft, um mir einen Dienst anzubieten, bringt mich bis spät in die Nacht derartig aus dem Konzept, dass ich nach ein paar Stunden unruhigen Schlafs genauso müde aufwache, wie ich ins Bett gegangen bin.

Um acht Uhr morgens klingelt es an der Tür. Ich öffne und blicke in die genervten Augen des Paketboten.

»Das ging aber schnell«, freue ich mich, während ihm das riesige Paket aus den Händen rutscht und auf den Boden knallt.

»Was ist denn da drin?«, keucht er.

»Drei Flugfalken.«

Er hebt fragend die Augenbrauen.

»Aus Plastik. Gegen die Tauben«, füge ich schnell hinzu.

»Ach, das ist Ihr Balkon, der schon von unten so zugeschissen aussieht. Wie zum Teufel machen die das? Die haben doch auch Schwerkraft.«

»Da fragen Sie die Falsche«, sage ich und denke an die Frau mit der KaDeWe-Tüte.

---

56 Die Überstundenanzahl verhält sich laut einer deutschlandweiten, klinik- und fachübergreifenden Studie von Chefs und Klinikleitungen nachweislich direkt proportional zur Dummheit der eigenen Angestellten. Strukturelle Fehlplanung und gezielte Ausbeutung der ärztlichen Arbeitskraft fallen in den Bereich von Verschwörungstheorien, außerdem hatte man früher ohnehin nie frei, wo bitte ist das Problem der Generationen A bis Z?

Kopfschüttelnd dreht er sich um, und ich winke ihm hinterher, bis er ganz unten ist, immerhin ist es mein erster sozialer Kontakt seit gestern. Dann befestige ich die gespenstisch großen Tiere nebeneinander an der Brüstung und gehe duschen. Als ich kurz darauf wieder auf den Balkon trete, beschließe ich aufzugeben. Auf jedem der drei schwebenden Falken sitzt ein Taubenpaar und vögelt gelassen wippend vor sich hin.

Noch während ich den Rücksendecode ausdrucke, fällt mein Blick auf die wohl zentralste aller Online-Rezensionen. Wie ich diese hatte übersehen können, ist mir ein Rätsel, denn sie steht ganz oben, und Natasha aus Großbritannien hat mehrere überraschend explizite Fotos beigefügt: »Do NOT buy it! It's a pigeon sex swing!«

Immerhin 39 Personen fanden diese Information hilfreich.

Während ich die Verpackung aus dem Müll suche, klingelt es wieder an der Tür. Mit einem Falken im Arm mache ich auf.

Draußen steht Micha.

»Hi«, sagt er.

»Hi«, sage ich.

Wir sehen uns an.

Dann lasse ich den Falken fallen, und noch bevor er den Boden berührt, treffen sich unsere Lippen. Es ist ein Kuss zweier Ertrinkender, und ich denke, dass wir von außen eher aussehen wie zweimal Edvard Munchs *Der Schrei* als auch nur ein halbes Mal wie Gustav Klimts *Der Kuss*. Trotzdem fühle ich mich wie in einem Hollywood-Blockbuster, denn der Kuss mündet noch in meinem Flur in Sex, und das innerhalb einer Zeitspanne, von der ich trotz Medizinstudium bisher gar nicht wusste, dass das weibliche Drüsengewebe Flüssigkeit abgeben und das männliche Schwellgewebe Erektionen aufbauen kann.

Danach liegen wir auf meinem Bett, und alles ist heiß, der

Atem, die Haut, die Luft, das Bett. Michas Hand fährt meinen Rücken entlang, und auf einmal ist es da, das undankbarste aller Symptome, für das es kaum je eine Ursache gibt und an dem sich in der Regel bereits diverse ambulante Fachrichtungen die Zähne ausgebissen haben, ein Symptom, das womöglich gerade deshalb so viele Menschen in die Rettungsstelle treibt, denn wenigstens dort sollte man es doch wissen! – Selten nur aber ist auf Höhe des 53° Breitengrades ein ausgedehnter Parasitenbefall der Grund für:

Ganzkörperkribbeln.

In der Rettungsstelle geht das so: »Was kribbelt, ist neurologisch«, sagt die Internistin und übergibt an die Neurologin. »Das kribbelt mir aber zu unspezifisch«, sagt die und gibt zurück an die Internistin. Die leitet an die Orthopädie weiter (es könnte ja von der Wirbelsäule kommen), von dort geht es in die Rheumatologie (dort gibt es oft gute Ideen), und die fragen in der Augenheilkunde nach (denn da ist gerade wenig zu tun). Wenn die Psychiatrie ins Spiel kommt, ergreifen die meisten Betroffenen die Flucht und gehen zurück zum Hausarzt. Der verschreibt Vitamin D (denn da liegt man selten falsch), und wenn er irgendwann doch Angst hat, etwas zu übersehen, zum Beispiel den Ganzkörperkribbeltumor, überweist er wieder in die Rettungsstelle. Da es den nicht gibt, geht das Ganze wieder von vorne los, in jeweils unterschiedlicher Reihenfolge, und sobald noch irgendein Symptom dazukommt, werden die Karten neu gemischt: Schwindel – HNO, Jucken – Dermatologie, Frau – Gynäkologie, und wenn der Penis kribbelt, wird auch mal eine Runde in die Urologie gedreht.

Vielleicht lässt sich die gesamte Notfallmedizin auf zwei einfache Regeln herunterbrechen:

Erstens: Wer möglichst schnell drankommen will, gibt Brustschmerzen an.

Zweitens: Wer möglichst lang drankommen will, wählt Ganzkörperkribbeln.

Als Micha einschläft, fahre ich vorsichtig mit meinen Lippen die Konturen seiner Schultern nach, ich küsse seine Brust, seinen Hals, sein Gesicht. Sofort ist er wieder wach. Er zieht mich auf sich und vergräbt seinen Mund zwischen meinen Beinen. Ich komme einmal, zweimal, und schließlich kommt er mit mir. So geht es bis tief in die Nacht, und könnte ich dichten, zählte auch ich ihm einen Hexameter auf den Rücken.[57] So zähle ich nur die Male, die wir gemeinsam den Höhepunkt erreichen, doch irgendwann verliere ich selbst dabei den Überblick.

Am nächsten Tag verschlafen wir so kolossal, dass ich uns ein Uber rufen muss, um es einigermaßen rechtzeitig in den Frühdienst zu schaffen. Während ich auf dem Weg nach unten meine Zähne putze, balanciert Micha unsere zwei Kaffeetassen in der einen und meine Tasche in der anderen Hand.

»Dass ich noch diese drei Krümel Instantkaffee gefunden habe, bleibt wahrscheinlich der Höhepunkt dieses Tages«, sagt er, bevor er sich theatralisch gähnend auf die Rückbank des Autos fallen lässt.

Wie durch ein Wunder bleibt der Kaffee in den Tassen. Ein misstrauischer Blick des Fahrers, doch auf unsere Bitte hin, sich zu beeilen, nimmt er ohne Rücksicht auf Verluste jede einzelne Ampel bei Rot.

»Ganz so dringend ist es auch wieder nicht«, versucht Micha nachzujustieren, doch der Mann ist unbeeindruckt.

»Ich fahre sowieso immer so«, sagt er, und in absurd wenigen Minuten sind wir vor Ort.

---

57 Bisher nicht auf der Brötchentüte: die fünfte *Römische Elegie* von Goethe.

»Meine Zunge will zurück ins Bett mit dir«, flüstert Micha in mein Ohr, als wir uns an der Kreuzung vor der Rettungsstelle voneinander verabschieden

Wieder kribbelt es.

»Meine auch«, sage ich.

Ich sprinte die letzten Meter bis zum Eingang. Micha bleibt wie vereinbart ein wenig zurück.

»Besser ich komme zu spät als du«, hatte er gesagt. »Immerhin bin ich der Oberarzt.«

Wie wahr.

Mein Handy vibriert.

»Alter, bist du schnell«, schreibt er.

»Wenn schon, denn schon«, schreibe ich zurück.

Den Herz-Smiley verkneife ich mir, aber wahrscheinlich lächle ich unangemessen breit für mein Alter und die Tageszeit.

Vor der Umkleide treffe ich auf Nina, die, bereits fertig umgezogen, die Tür hinter sich schließt und auf den Gang tritt.

»Moin, moin«, sagt sie. »Wieso bist du so rot im Gesicht?«

»Gar nicht!«, lüge ich. »Kannst du ein Geheimnis für dich behalten?«

»Du schläfst wieder mit Micha«, sagt sie wie aus der Pistole geschossen.

»Woher weißt du das?«

»Nicki …«

»Okay, aber nicht so laut!«, zische ich.

»Hier ist doch gar niemand.«

»Guten Morgen«, tönt es hinter uns.

»Guten Morgen, Beate«, sagt Nina ertappt.

»Siehst du?«, flüstere ich, als Schwester Beate im Pflegestützpunkt verschwunden ist.

»Jaja«, sagt Nina. »Ich halte dicht.«

Adonis

Auch in den nächsten Tagen bleiben die Temperaturen hoch und die Rettungsstelle voll. Ob es das hausärztliche System überhaupt noch gibt? Mein Nachrichtenkonsum ist in den letzten Wochen derart vollständig zum Erliegen gekommen, dass ich nicht ausschließen möchte, die eine oder andere gesundheitspolitische Entwicklung verpasst zu haben. Vielleicht hat sich auch der gesamte ambulante Sektor dazu entschlossen, endlich einmal gemeinsam in den Urlaub zu fahren, eine riesige Ballermann-Party, frei nach dem Motto »wer sich erinnert, war nicht dabei«, und die Rettungsstelle ist doch ohnehin immer besetzt – wo liegt das Problem?

Womöglich in dem seit Wochen wolkenlosen Himmel und der Tatsache, dass viele glauben, zwei bis drei Bier pro Tag reichten für die Aufrechterhaltung einer reibungslosen Nierenfunktion.

Interessant auch, dass immer mindestens fünf Pflegekräfte auf einmal nicht da sind – als wären auch sie in einem undurchschaubaren System gegenseitiger Abhängigkeiten gemeinsam verreist, erkrankt oder einfach nur verhindert.

»Sind alle im Urlaub?«, frage ich Micha.

»Nein, im Burn-out«, sagt er. »Und wer kann es ihnen verdenken.«

Die Niedergelassenen auf Mallorca, die Pflege am Limit, und als bräuchte die aufgeheizte Stadt einen weiteren Siedepunkt, ist heute auch noch der Christopher Street Day.

»Schlimmer als Silvester, aber besser als Fußball«, sagt Schwester Babsi.

»Und das aus deinem Mund.«

Babsi grinst.

»Habt ihr schon unser Matratzenlager gesehen?«

Nina und ich schütteln den Kopf und folgen ihr in den Eingangsbereich.

»15 Matratzen, zehn davon als Monitorplätze«, sagt Babsi stolz.

»Und alle auf dem Boden, damit niemand stürzen kann.«

»Beeindruckend«, sage ich. »Aber ist das wirklich nötig?«

»Jetzt bist du schon so lange dabei, Nicki, und immer noch so naiv. Es sind fünfunddreißig Grad, da finden viele Leute schon ohne Drogen nicht mehr allein nach Hause.«

Sie schüttelt den Kopf und sieht Rolf dabei zu, wie er die Wagen mit Infusionen befüllt.

»Immerhin eine angekündigte Katastrophe«, sagt Nina. »Ich habe soeben erfahren, dass ich MEL bin, falls es durch die Decke geht.«

»Dass du was bist?«

»Medizinische Einsatzleitung, zumindest so lange, bis jemand Wichtigeres da ist.«

»Klingt militärisch.«

»Ist es auch. Es gibt Einsatzpläne, Notfalltelefone und eine personalisierte Warnweste. Am entscheidendsten seien die ersten 30 Minuten, sagt der Chef, dann käme, wenn man die richtigen Alarme drückt, schon von allen Seiten Hilfe.«

»Was sind denn die richtigen Alarme?«

»Steht wohl im Intranet.«

»Und?«

»Ich kam noch nicht dazu.« Zerknirscht sieht sie mich an.

»Wie viel Zeit haben wir?

»Je nachdem, was die Leute einwerfen, dürfte es ab 15 Uhr losgehen. Der Katastrophenschutz rechnet mit 30 Intoxikierten pro Krankenhaus in der Nähe der Route.«

»Na dann mal los.«

Gemeinsam laden wir die Katastrophenschutzpläne herunter, doch es ist wie im echten Leben: Den richtigen Alarm gibt es nicht. Mal muss man den anrufen, mal den, mal alle auf einmal, mal eine Sondernummer, aber bloß nicht die falsche, nicht dass der Klinikvorstand umsonst geweckt wird.

»Interessant auch die erste Informationsübermittlung per Notfallfax«, sage ich.

»Das ist angeblich so laut, dass ein Großteil der Angestellten danach immer erst mal zum HNO-Arzt muss. Aber Telegramme scheinen sich nicht bewährt zu haben.«

»Sagt wer?«

»Der Chef.«

»Hat er eine andere Idee?«

»Außer Rohrpost?«

Ich muss lachen.

»Beruhigend nur, dass zumindest die Erstsichtung der Verletzten am Eingang durch die Unfallchirurgie erfolgt«, sagt Nina. »Meine Aufgabe scheint eher intellektueller Natur zu sein.«

»Durchsteigt dein Intellekt diesen Algorithmus?«

Sie zieht das Blatt zu sich. »Nicht in Schriftgröße vier ...«

Wir schweifen ab und hören uns die ebenfalls in den Katastrophenschutzplänen verlinkte automatische Textansage für einen Amoklauf an.

»Wo könnte ich mich verstecken?«

»Gar nicht«, sage ich. »Du trägst die Warnweste.«

Sie seufzt. »Dann lieber Feuer. Oder biologische Kampfstoffe.«

»Wer löst überhaupt diese Ansagen aus?«

»Ich. Über den Hausalarm.« Sie runzelt die Stirn. »Nur viermal vorher die Raute drücken und zweimal das Sternchen. Dann direkt zur Warnweste, Walkie-Talkie, Kurbeltaschenlampe, drei Liter Wasser, Tarnfarbe auf die Wangen und ab in die Telefonkonferenz mit der Intensivstation.« Sie tippt auf eine winzige Zeile am Ende der Seite. »Hier. Ganz intuitiv über eine Extranummer mit Geheimcode. Da leite ich dann als Conférencière etwa zehn Oberärzte durch ein Gespräch auf Augenhöhe und sammle die Logistik, die ich für meine intellektuelle Tätigkeit als medizinische Einsatzleiterin brauche. Fehlt nur noch die Zigarettenspitze.«

»Das ist das Verhängnis. Zwischen Empfängnis und Leichenbegängnis nichts als Bedrängnis.«

»Welche Ansage ist das?«

Ich grinse. »Erich Kästners Resümee des menschlichen Lebens.«

Nina stöhnt.

Auf einmal steht Micha hinter mir.

»Was machst du denn hier?«, fragt Nina.

»Ich helfe euch.«

»Ehrlich?«

»Nein, ich fahre NEF.« Er grinst. »Aber Mareike kommt gleich. Und Sandra ist als zusätzlicher Nachtdienst eingeplant. Wir waren schon mal schlechter vorbereitet.«

Er dreht sich um, und als er geht, streift seine Hand meine Schulter.

»Lange halte ich eure Deckung nicht mehr aufrecht«, stöhnt Nina.

»Was meinst du damit?«

»Du bist doch schon wieder völlig unzurechnungsfähig.«

»Gar nicht!«

»Schwester Beate hat schon zweimal gefragt, warum ihr schon wieder zusammen Dienst habt.«

»Was hast du gesagt?«

»Dass er aufpasst, dass du keine Fehler machst.«

»Das hat sie dir geglaubt?«, frage ich empört.

»Sofort.« Nina grinst. »Aber ganz so dumm würdest du dich gar nicht mehr anstellen, meinte sie.«

»Na super.«

Nina lacht.

Dann geht es los.

Zu wenig getrunken, zu viele Drogen, zu nah am Lautsprecher – die Hälfte braucht die HNO-Ärztin, und überraschend viele haben eine kleine Wunde, die sie gerne unfallchirurgisch versorgt hätten.

»Ich nehme an, es hat sich herumgesprochen, dass Adonis Dienst hat.« Rolf grinst.

»Wer ist Adonis?«, fragt Nina.

»Der neue Unfallchirurg.«

»Heißt er wirklich so?«

»Nein, natürlich nicht. Aber wenn ihr ihn seht, wisst ihr schon, was ich meine.«

Neugierig schleichen Nina und ich uns zu den Unfallchirurgen. Dort lehnt Martin an der Tür.

»Was machst du denn hier?«

»Ich mache mir mein eigenes Bild vom Gott der Schönheit …«

»Fang du nicht auch noch an.«

Martin grinst. »Ich bin euer Back-up. Wollte eigentlich auch zum CSD, aber Micha hat mich überredet. Und so ist es auch gut …«

Nina und ich verdrehen die Augen, doch Rolf hat nicht übertrieben. In Zimmer eins der unfallchirurgischen Abteilung näht der schönste Mann der Welt: sinnliche Lippen, dichte

Locken, eine überwältigende Nase, und Wimpern, deren Aufschlag einer anderen Welt zu entstammen scheint.

»Warum wird so jemand Arzt?«, flüstert Nina.

»Das ist sexistisch«, sagt Micha, der schon wieder hinter uns steht. »Und außerdem ist er kein Arzt, sondern Unfallchirurg.«

Er grinst, doch auch er sieht aus, als überprüfe er gerade erstmalig seine sexuelle Orientierung. »Wie kriegt er diesen Bartschatten hin?«

Martin schüttelt den Kopf, und ein kollektives Seufzen geht durch unsere Runde, als der Adonis sich bückt, um das herabgefallene Blatt Papier aufzuheben, auf dem Rolf den Unfallhergang notiert hat.

»Sogar der Patient wird rot«, flüstert Nina, und aus dem Augenwinkel sehe ich, wie sie sich mit halb geöffnetem Mund am Türrahmen festhält.

»Mein Name ist Dimitrios«, sagt der Adonis mit dem winzigsten aller Akzente. »Ich bin der diensthabende Unfallchirurg.«

Der Patient nickt schwach.

»Lass mal gehen«, sage ich. »Nicht dass er uns sieht.«

»Warte«, sagt Micha, und gebannt beobachten wir, wie sich die Zwischentür öffnet und die bayrische Unfallchirurgin das Zimmer betritt.

»Dimitrios«, sagt sie, und ihre Stimme klingt heiser und ein wenig atemlos.

Der Adonis blickt auf, eine Haarsträhne fällt ihm in die Stirn. Dann lächelt er, und kleine Fältchen tanzen um seine Augen.

»Wos nimmst'n für an Fad'n?«, fragt die Unfallchirurgin, und wir grinsen uns an.

»Niemand näht so souverän wie Katharina«, flüstert Micha. »Das wird spannend.«

Der Adonis bedenkt sie mit einem glutvollen Blick: »Pseudomonofiles Polyamid.«

»USP 3-0?«

»Nein, 4-0.«

»Soll i dir assistiern?«

»Es wäre mir ein Vergnügen.«

Sie reicht ihm den Faden, und die Luft knistert, als er sich zu ihr dreht.

»Sonst könnte nicht der Bug der Brust dich blenden und im leisen Drehen der Lenden könnte nicht ein Lächeln gehen zu jener Mitte, die die Zeugung trug«[58], flüstere ich Nina zu.

»Du hast es heute mit den Gedichten, was?«

»Psst«, sagt Micha. »Ich will nichts verpassen.«

Unser Blick fällt auf den Hals von Katharina, und wir sehen, wie sich dort der Puls beschleunigt.

Der Adonis zieht die Spritze mit der örtlichen Betäubung auf und nähert sich dem Unterarm des Patienten.

»Es tut nur ganz kurz weh«, sagt er, doch der Patient sieht aus, als gäbe er längst seinen rechten Arm, um einmal von ihm berührt zu werden, und sei es mit dem Lokalanästhetikum.

»Ich liebe pseudomonofile Fäden für den Arm«, sagt der Adonis. »Das gleitet so schön.«

Katharina schenkt ihm ein hingerissenes Lächeln: »I mog am liebst'n die Intrakutannaht in Einzelknopftechnik«, sagt sie, woraufhin der Adonis abrupt den Kopf hebt und ihr unter dichten Wimpern einen langen Blick zuwirft.

Es ist wie in einer Soap, und uns ist klar, dass wir soeben Zeuge eines Medizinpornos werden, eines Medizinpornos aus dem Näh-Genre, gedreht in unfallchirurgischer Geheimsprache:

---

58 Rainer Maria Rilke: *Archaïscher Torso Apollos*

»*Intrakutannaht in Einzelknopftechnik* ist wahrscheinlich der Code für *Ich mache es dir gerne mit dem Mund, wenn wir beide allein sind*«, flüstert Nina.

»Oder für *Happy end im Jacuzzi*?«, schlägt Micha vor.

Jetzt bin ich definitiv abgelenkt.

»Hmm«, macht der Adonis und sticht zum x-ten Mal in den Arm des Patienten. »Hmm …«

Wir blicken uns an.

»Aahh«, macht der Adonis, und der Patient räuspert sich.

»Alles in Ordnung?«, fragt der Adonis.

»Ja, aber warum stöhnen Sie so?«

»Ich nähe einfach gerne«, sagt der Adonis. »Und außerdem überlege ich gerade, was ich mache, wenn meine Schicht vorbei ist.« Er blickt zu Katharina. »Ich favorisiere die Tabaksbeutelnaht mit einem resorbierbaren Faden …«

Katharina wird rot.

»Ich nähe auch privat gerne«, fügt er hinzu, und ich stelle mir vor, wie er nach dem Nachtdienst erst Katharinas Knöpfe annäht und dann so lange ihre Socken stopft, bis beide gemeinsam zum Höhepunkt kommen …

»Sie hott'n Pech mit'm Schnitt, oba Glück mit'm Stich«, gurrt Katharina und blickt durch den Patienten hindurch auf die Brust des Adonis.

»Ahhh«, macht der wieder und richtet sich auf: »Das war der letzte. Zwölf, nicht schlecht für ein Küchenmesser.«

»Steakmesser«, sagt der Patient schwach. »Steakmesser.«

Der Adonis lächelt sein flirrendes Lächeln, umwickelt den Unterarm des Patienten mit einem Verband und steht auf.

»Morgen zum Hausarzt«, sagt er. »Und in zehn Tagen Fäden ziehen«.

Der Patient nickt, und während er den Raum verlässt, sehen wir, wie Katharina langsam ihren Kittel auszieht.

»Machen wir das falsche Fach?«, fragt Martin.

»Nicki und Micha sicher nicht«, sagt Nina, und schnell lasse ich Michas Hand los.

»So, Leute, Schluss mit lustig, es geht los«, sagt Rolf, und das ist untertrieben.

Innerhalb von einer Stunde ist das Matratzenlager voll, und die Situation ist so unübersichtlich, dass sogar Micha nervös wird.

»Das Gefährliche ist der protrahierte Bewusstseinsverlust«, sagt er. »Die Leute wirken stabil, aber irgendwann kippt es. Ihr müsst immer wieder nachtriagieren.«

»Okay«, sage ich.

»Ich muss jetzt los. Ich habe einen Einsatz. Aber ich habe Mareike angerufen, sie ist unterwegs.«

Er nimmt seine Jacke und eilt nach draußen.

»Sind wir schon offiziell abgemeldet?«, fragt Martin.

»Ja«, sagt Rolf. »Aber es kommen immer noch welche zu Fuß.«

Martin seufzt.

»Vor ein paar Jahren ist es einmal richtig schiefgegangen«, sagt Rolf.

»Wieso?«

»Keiner hat mit einem derartigen Ansturm gerechnet, und auf einmal waren 74 ungesehene Patienten in der Rettungsstelle.«

»74?«

»74. Und am Ende sind von den 50 Leuten, die auf irgendwelchen notfallmäßig ausgelegten Matratzen lagen, nur 49 wieder aufgestanden.«

»Was war mit dem einen?«

Rolf schluckt. »Hatte eine Hirnblutung.«

»Ist er gestorben?«

Rolf nickt.

»Das ist ja fürchterlich.«

»Heute sind wir besser vorbereitet.«

Es fühlt sich nicht so an, aber immerhin sind wir zwei mehr im Spätdienst, und Sandra und Mareike zählen doppelt.

Kurz vor Ende der Schicht jedoch wird es brenzlig. Ein junger Mann mit unverhältnismäßig hohem Blutdruck taumelt auf dem Weg zur Toilette, prallt gegen die Wand und bleibt bewusstlos liegen. Zu dritt heben wir ihn auf die Trage und schieben ihn in den Schockraum. Beim Umlagern wird er wach, aber er kann nicht gezielt antworten, und alles deutet darauf hin, dass etwas ganz gehörig nicht in Ordnung ist.

»Die Anästhesistin ist auf dem Weg«, sagt Schwester Babsi, und ich nicke dankbar, denn Mareike steht mit Sandra im anderen Schockraum, und Martin und ich haben schon die jeweils zweite Flexüle verstochen.

Als die Anästhesistin kommt, ist alles zur Intubation bereit. Ich trete zur Seite und mache ihr Platz am Kopfende.

»Wie viele Flexülen hat er?«

»Noch keine«, sagt Martin. »Wir sind gerade dabei ...«

Die Anästhesistin seufzt, und innerhalb von wenigen Sekunden hat sie dem Mann mit den unsichtbaren Blutgefäßen eine grüne Flexüle in den Handrücken geballert.

»Festkleben könnt ihr selber, oder?«

Wir nicken, und überraschend hält sie mir den Tubus hin.

»Hopp, hopp«, sagt sie. »Du hast eine Minute.«

Ich brauche zwei, aber dafür treffe ich beim ersten Mal.

Zufrieden sieht sie mich an. »Wir haben Stellen frei«, sagt sie. »Das ganze Reden bringt doch nichts. Überleg es dir.«

»Danke«, stammle ich.

Dann begleite ich den Patienten ins CT, und von dort in den OP, denn er hat tatsächlich eine Hirnblutung.

Im OP übernimmt der Neurochirurg. »Wieso hat das so lange gedauert?«, begrüßt er uns.

»Du spinnst doch«, sagt die Anästhesistin. »Er wurde praktisch im Fallen intubiert. Jetzt mach deine Arbeit und lass uns in Ruhe.«

»Danke«, sage ich wieder.

»Lass dir nicht alles gefallen.«

»Hmm«, sage ich.

Zurück in der Rettungsstelle, begegne ich Sandra. Auch sie ist auf dem Weg ins CT.

»Hatte er nicht schon eins?«, frage ich und deute auf den Patienten.

Sandra schüttelt den Kopf, checkt aber zur Sicherheit noch einmal das Armbändchen.

»Je unterschiedlicher sie verkleidet sind, desto ähnlicher sehen sie sich.«

Der Patient kichert.

»Keine Ahnung, was er genommen hat, aber scheint witzig zu sein. Bei dir alles okay?«

»Geht so.«

Ich berichte kurz, und sie fährt sich mit der Hand über die Augen. »Mir ist es gerade irgendwie zu krass.«

»Mir auch.«

»Wieso bist du überhaupt noch da?«, fragt sie.

»Wieso bist du früher gekommen?«

Sie seufzt. »In ein paar Stunden ist es vorbei.«

Ich nicke und eile zurück in den Stützpunkt. Dort gibt es zumindest keine neuen Notfälle, und Mareike steht mit einer langen Liste am Matratzenlager.

»Wann können wir sie denn nach Hause lassen?«

»Du meinst die, die nichts hatten außer zu viel Spaß?«

Ich nicke.

»Wenn sie wieder wissen, wo sie sind. Aber Micha sagt, der Tagdienst soll Feierabend machen, und er hat recht. Wir sind genug Leute, wir schaffen das.«

»Ist Micha schon weg?«

»Nein, aber er fährt seinen letzten Einsatz.«

»Okay«, sage ich, und auch Martin sieht erleichtert aus.

»Danke«, sagt er.

»Jetzt geht schon«, sagt Mareike.

»Bist du auch mit dem Fahrrad da?«, fragt Martin.

»Ja«, sage ich, und gemeinsam gehen wir zu den Fahrradständern.

An meinem Sattel steckt eine Blume.

»Wer hätte gedacht, dass in Micha ein Romantiker steckt?«, grinst Martin.

»Idiot«, sage ich.

Der Bitterling

Vier Wochen später ist mein HIV-Test negativ.

Dafür bin ich schwanger.

Ich erfahre es beim Routinebesuch bei der Gynäkologin, die ein konzentriertes Gesicht macht, als sie meine Gebärmutter tastet und mich dann zum Ultraschallgerät bittet.

»Könnte es sein, dass Sie schwanger sind?«, fragt sie.

»Nein«, sage ich und muss an meinen Ex-Freund denken und wie der mich vor vielen Jahren einmal gefragt hatte, wie oft man als Frau eigentlich zur Gynäkologin müsse. Auf die Gegenfrage nach seiner Meinung hatte er kurz gezögert, bevor er ein vorsichtiges ›alle vier Wochen?‹ in den Ring warf.

»Ich bin chronisch Frau, nicht chronisch krank«, hatte ich ihm erklärt, und er hatte sich verteidigt: Aus seinem Freundeskreis höre er so häufig, dass wieder jemand bei der Gynäkologin war, dass er sich des Eindrucks nicht habe erwehren können, dass diese eine zentrale Rolle im Leben einer Frau spiele.

»Tut sie ja auch«, sage ich. »Aber überwiegend in dem einer Schwangeren.«

Wir hatten beide gelacht und wie immer gut verhütet. Womöglich hatten wir zu jener Zeit schon geahnt, dass unsere Beziehung besser kinderlos bliebe, womöglich aber war auch unsere Trennung nur ein Produkt des Zufalls gewesen. Nur welcher griechische Tragödienautor übernahm *hier* gerade mein Drehbuch?

An manchen Menschen, die einen schweren Unfall erleiden, zieht das eigene Leben angeblich wie ein Film vorbei, und ich habe mich oft gefragt, welcher Teil des Gehirns die Auswahl trifft und ob man im Nachhinein damit zufrieden ist, also nicht nur mit dem Leben, sondern auch mit dem Schnitt, denn es ist ja kein Geheimnis, dass auch das beste Rohmaterial durch einen schlechten Schnitt völlig entwertet werden kann.

An mir zieht nichts vorbei außer ein hysterisches Lachen, als die Gynäkologin den Ultraschallkopf mit Gel versieht und in mich hineinschiebt. Die Kühle ist angenehm, die Form bekannt, es ist wie ein schmaler Penis, doch der Untersuchung haftet nichts Erotisches an – auch das eine Frage meines Ex-Freundes –, sie ist lediglich deutlich angenehmer als das Spekulum und der damit verbundene Abstrich des Gebärmutterhalses, der sich immer ein wenig invasiver anfühlt, als man es in Erinnerung hatte, ein Abstrich aus der Mitte des Körpers, tiefer hinein kommen nur die Gastroenterologen mit ihrem Darmspiegelungsgerät, und da wird man in der Regel mit Midazolam[59] beballert und erinnert sich später an nichts.

»Sie sind wahrscheinlich in der sechsten Woche«, sagt meine Gynäkologin. »Ich sehe zwar bisher nur die Fruchthöhle, aber das ist nicht ungewöhnlich, häufig lässt sich der Herzschlag zu diesem Zeitpunkt nur erahnen.«

»Das ist ein Witz, oder?«

Die Gynäkologin sieht mich an: »Verstehe ich Sie richtig, dass das keine geplante Schwangerschaft ist?«

---

59 Ein Medikament aus der Gruppe der Benzodiazepine, häufig verwendet in Anästhesie, Notfall- und Intensivmedizin, mit beruhigender Wirkung und ein wenig Gedächtnisverlust. Ideal auch für gelungene Familienfeierlichkeiten.

Ich nicke, und dann kommt mein Film. Leider nicht der meines oscarreif geschnittenen Vorzeigelebens, sondern der meiner Zukunft mit einem Kind von Benedikt, der, wie ich inzwischen von Martin erfahren habe, eine Affäre mit Helen hat, nicht dass mein Herz gebrochen wäre, nicht einmal mein Stolz, ich frage mich vielmehr, wer jetzt meine Nachtdienste macht, und außerdem war ich doch heute Abend mit Nina verabredet, wir wollten tanzen gehen, Ninas ehemaliger Pultnachbar hatte sie zu einer Party eingeladen, nach all dem, was ich gehört hatte, waren Nina und er sich bereits bei der letzten Party wieder nähergekommen, Nina hatte ganz rote Wangen gekriegt, als sie mir davon erzählt hatte, es war ihr definitiv peinlich, denn er schien in der Hierarchie der Pulte weit nach vorne gerückt zu sein, und wie fände Micha wohl ein Kind von Benedikt, wo er nicht einmal eines von sich in Erwägung zu ziehen bereit war?

Was die Sache nicht leichter macht: Ich bin maximal emotional verstrickt, um nicht zu sagen, bis zur Denkunfähigkeit entflammt. Vielleicht ist es aber auch nur eine nie gekannte sexuelle Hörigkeit, denn ich habe buchstäblich nichts anderes im Sinn als Michas Hände und seinen hochgekrempelten Kasack.[60] Ob ich jemals in meinem Leben schon so leidenschaftlichen Sex hatte wie an jenem Tag in meiner Wohnung? Vielleicht am Abend darauf bei ihm, wo wir den Handtuchhalter an der Wand aus der Verankerung rissen, oder gestern vor dem Nachtdienst, wo wir noch auf dem Parkplatz zweimal miteinander schliefen. Wahrscheinlich gab hierfür sein Auto den Ausschlag, es ist ein alter Citroën DS, der laut Micha mehr

---

60 Wenn der Anästhesist wüsste, dass sich die halbe Klinik wegen ihm in unterschiedlichen Konstellationen durch den gemeinsamen Feierabend vögelt ...

in der Werkstatt stand, als dass er fuhr – wie angenehm, dass ich so leicht zu beeindrucken sei, hatte er noch hinzugefügt, und das, wo ich doch immer nur Fahrrad führe, aber der Erotik eines Citroën ›Déesse‹, der ausgewiesenen Göttin des Verbrennerautos, könne man sich eben auch im 21. Jahrhundert schwer entziehen, vielleicht sogar gerade in diesem nicht.

Micha hatte frei, ein verschwitzter Abschiedskuss, die Polster rochen nach Leder, und über die erstaunlich gute Anlage lief ein Funk-Mix-Tape aus den 70ern.

»Die Kassetten sind alle von meinem Vater, dem übrigens auch das Auto gehörte«, hatte er noch in mein Ohr gewispert, und als ich schließlich die Tür öffnete, waren trotz der immer noch 30 Grad draußen die Fensterscheiben so beschlagen, dass er sich ein Sichtloch in die Windschutzscheibe hätte wischen und nackt nach Hause fahren können.

Ich hatte seit Wochen kaum geschlafen, ein Nachtdienst jagte den anderen, doch mir war alles egal geworden. Mein Bedürfnis, unsere unterschiedlichen Zukunftsvorstellungen verbal aufeinanderzuhetzen, war verschwunden, und ich bestand nur noch aus chemischen Botenstoffen und einem einzigen Wunsch[61].

»Alles in Ordnung?«, fragt die Gynäkologin.

Mein Film schaltet auf Werbung, und dann auf einen Tierfilm, ich denke an mein Gespräch neulich mit meinem Bruder über den Bitterling, mein Bruder ist Biologe, und der Bitterling ist ein Fisch, laut meinem Bruder ein obligat ostracophiler Fisch, also ein Fisch, der zur Fortpflanzung auf Muscheln angewiesen ist. Was nach avantgardistischer Crème de la Crème der Fischintelligenzija klingt, entpuppt sich bei näherer Betrachtung als plumper, wenngleich bestechend dreister Ver-

---

61 Sex

such des Bitterlings, die Unannehmlichkeiten der Brutpflege aus dem eigenen Leben auszulagern, und zwar in die Muschel, ein eher statisches Lebewesen ohne ernst zu nehmende Beine zum Weglaufen oder Arme, die sie abwehrend schütteln könnte.

Im Besonderen hat es dem Bitterling die große Teichmuschel angetan. Sie verbringt den Großteil ihres Lebens auf dem Grund eines Stillgewässers und saugt durch zwei sogenannte Siphone das Wasser wie durch Kiemen hin und her. Für sich selbst filtert sie dabei Sauerstoff und Plankton, für uns Antibiotika und Waschmittel, und falls Letzteres bereits Altruismus ist, benötigt die deutsche Sprache ein neues Wort für das, was sie für den Bitterling tut, denn sie zieht nicht nur dessen Nachkommen auf, sondern ist bereits beim ersten erotischen Aufeinandertreffen der Fische ein unverzichtbarer Teil des Befruchtungsvorgangs.

Das Unvorstellbare funktioniert folgendermaßen: Während der Paarungszeit wählt der männliche Bitterling unter allen Teichmuscheln diejenige aus, die ihm am gesündesten erscheint, wobei er sich in deren Atemstrom stellt und mittels ausgeklügelter Riechgruben das gefilterte Wasser auf Nährstoffe und Sauerstoffgehalt überprüft. Besteht die Teichmuschel den Gesundheits-Check, wartet der Bitterling vor Ort, bis das passende Weibchen anschwimmt, und dann geht alles ganz schnell. Nachdem das Weibchen mithilfe einer dünnen, penisartigen Legeröhre seine Eier blitzartig in den zur Einatmung vorgesehenen Muschelsiphon geimpft hat, nähert sich das Männchen und spritzt ebenso schnell sein Sperma neben der Muschel ins Wasser. Der Muschel bleibt nichts anderes übrig, als mit dem nächsten Atemzug auch noch den Samen aufzusaugen.

»Man liegt also gemütlich am Grund eines ruhigen Flusses

und wird ohne Vorwarnung einfach vollgewichst? Von fremden Fischen beiderlei Geschlechts?«

»Nicht ›man‹, Nicki, die Muschel.« Mein Bruder seufzt theatralisch. »Du darfst nicht immer Tiere und Menschen vergleichen. Aber den Grundgedanken hast du verstanden.«

»Ein Dreier im Puff, nur ohne die Option, erst einmal zuzugucken.«

»Nicki ...«

Kopfschüttelnd höre ich mir den Rest seines Berichts an: Bis zu drei Wochen wachsen etwa fünfzig kleine Fische in der Muschel heran, und das, wo diese aufgrund des chronischen Platzmangels schon die eigenen Organe nur stückreduziert unterbringen kann, der Weltrekord in Tetris sozusagen, nur weiß es niemand außer meinem Bruder, und natürlich dem Internet. Es ist unglaublich, mit welcher Zielgenauigkeit die Bitterlinge auf YouTube der armen Muschel Sperma und Eier in die Siphone wichsen, nur selten geht mal ein Ei daneben, und was soll die Muschel auch machen, wenn das ganze Wasser um sie herum voll Sperma ist und Luftanhalten keine Option?

An dieser Stelle beruhigt mich mein Bruder, es gäbe Muschelarten, die sich gegen die Fischparasiten relativ gut zur Wehr setzen könnten, allen voran die chinesische Variante der Teichmuschel, eine Tatsache mit wissenschaftlicher Sprengkraft, da sie die Argumentation derer stütze, die den Bitterling trotz jahrhundertelangen Vorkommens in Deutschland immer noch als invasive, dem asiatischen Raum entstammende Tierart kategorisieren. Nach dieser Theorie scheint die chinesische Teichmuschel aufgrund der mutmaßlich schon im Heimatland erworbenen Erfahrungen mit den wichsenden Bitterlingen einen evolutionären Vorteil gegenüber ihren deutschen Kollegen entwickelt zu haben, à la euch Wichser kennen wir noch von früher, eure Tricks funktionieren bei uns nicht.

»Und die arme *große* Teichmuschel? War die schon mal in Peking zum Schüleraustausch?«

»Du tust es schon wieder«, rügt mich mein Bruder. »Aber ich kann dich beruhigen, auch sie ist nicht völlig wehrlos. Ihre Rache ist sogar sehr einfallsreich, wenn man bedenkt, dass sie sich ebenfalls nicht alleine fortpflanzen kann.«

Er grinst.

»Hä?«, frage ich.

»Sie braucht Fische dazu.«

»Erklär«, sage ich und erfahre, dass die Teichmuschel biologisch ein Zwitter ist und sich zwar selbst befruchten kann, zum weiteren Überleben aber die Bitterlinge braucht. An deren Kiemen heften sich nämlich wiederum die Babymuscheln und werden dort bis zu sechs Monate herumgetragen, eine nicht unerhebliche Zeitspanne, bedenkt man, dass die Atmung der Fische durch die vielen kleinen Muscheln oft erheblich behindert wird.

Es ist eine klassische Lose-lose-Situation, eine Anti-Symbiose vom Feinsten, kann es doch dem Bitterling passieren, dass er für jedes hingewichste Fischkind einen Muschelsprössling an den Kiemen hängen hat, und muss die Muschel wiederum damit rechnen, dass sie für jedes erfolgreich mit dem Bitterling reisende Muschelbaby mit Fischkindern vollgewichst wird.

Warum die Natur das so geregelt hat?

Mein Bruder winkt ab. »Ein Chemiker muss irgendwann akzeptieren, dass es das Orbitalmodell gibt, ein Physiker, dass die Welt aus Atomen besteht, und ein Biologe, dass die Natur macht, was sie will.«

»Und eine Ärztin?«

»Sollte tun, was sie im Studium gelernt hat: Fakten akzeptieren und nicht so viel nachfragen.«

Grinsend hatte ich aufgelegt. Neulich. Als die Welt noch in Ordnung war.

»Warum hat die Natur das so geregelt?«

Meine Gynäkologin zuckt mit den Schultern, freundlich zwar, aber es bleibt ein Schulterzucken, und ich kann es ihr nicht verdenken, denn ich stelle die Frage bereits zum dritten Mal.

»Es ist unmöglich«, sage ich.

Sie seufzt, blickt auf die Uhr, und ich merke, wie ihr Beruf sie nervt.

»Es ist wirklich unmöglich«, sage ich.

»Hatten Sie ungeschützten Geschlechtsverkehr?«

»Ja«, sage ich. »Aber der eine ist sterilisiert.«

»Und der andere?«

Wieder seufzt sie und blickt auf die Uhr, und ich bin überrascht über die Wirkung dieses zugegebenermaßen nun wirklich nicht besonders subtilen Versuchs, mich rauszuwerfen. Warum bin ich da noch nicht selbst drauf gekommen? Der wiederholte, konsequente und – ganz wichtig – wortlose Blick auf die Uhr ist der Rausschmeißer schlechthin. Das muss ich mir merken. Aber halt, ich habe nicht einmal eine Uhr, und außerdem ...

»Nach dem anderen habe ich die Pille danach genommen«, sage ich schwach.

»Hatten Sie nach der Einnahme der Pille Erbrechen oder Durchfall?«

»Kein Durchfall.«

Sie seufzt wieder und reicht mir die Adresse für die Abbruchberatung. »Rufen Sie eine Freundin an oder Ihre Mutter ...«

»Welcher Mensch bei gesundem Verstand ruft in einer solchen Situation seine Mutter an?«

»Welcher Mensch bei gesundem Verstand hat überhaupt Kinder?«

»Was haben Sie gesagt?«

Die Gynäkologin sieht mich irritiert an. »Nichts, außer dass ich Ihnen empfehle, eine Ihnen nahestehende Person anzurufen. Es ist besser, in einer solchen Situation nicht alleine zu sein.«

Womöglich führt eine meiner Persönlichkeitsebenen parallel ein Selbstgespräch – es klingt ein wenig nach dem Ich, dessen Realitätssinn ich schon in der Schule wenig abgewinnen konnte –, interessantes Timing für die erste akustische Halluzination meines Lebens, natürlich nur, falls die Gynäkologin wirklich nichts gesagt haben sollte ...

»Sie wissen, ich darf Abtreibung unverändert nicht bewerben, außer, ich möchte mit Ihnen in die Hölle – ein Kind von einem One-Night-Stand, und das als Ärztin, warum haben Sie denn nicht wenigstens die Pille danach genommen?«

»Aber ich habe doch die Pille danach genommen!«, rufe ich laut.

Die Gynäkologin sieht mich wieder irritiert an. »Ich habe Ihnen keinen Vorwurf gemacht, ich glaube, es ist am besten, wir vereinbaren in zwei Wochen noch einmal einen Termin, dann sehen wir, wie Sie sich entschieden haben, und können noch einmal in Ruhe sprechen.«

»Danke«, sage ich und stehe auf. Hallo, Über-Ich. Wie altmodisch ist nur mein Inneres gestrickt?

»Wird schon werden«, sagt sie. »Und sehen Sie es doch mal positiv – wenigstens hatten Sie Spaß.«

»Wie bitte?«

Die Gynäkologin blickt noch einmal auf. »Bis nächste Woche.«

Ach so, einer fehlte ja noch. Herzlich willkommen: Es.

»Auf Wiedersehen«, sage ich.

Auf dem Heimweg muss ich ewig auf die S-Bahn warten. Mein Film ist verstummt, es kribbelt in meiner Nase, doch das Weinen bleibt aus, es ist alles leer, und ich bin dankbar dafür, denn irgendwo schlummert ein haltloses Schluchzen. Neben mir steht ein junger Franzose, zarte Schultern, zarte Wangen, alles an ihm ist zart, er trägt ein Kettenhemd, doch sogar das ist aus Samt, darüber eine grüne Jacke mit kleinen goldenen Troddeln an den Schultern. Auf seinem Kopf eine wippende Mütze aus Filz, über seiner Schulter eine lederne Tasche – wie eine Mischung aus Mönch und Jäger aus dem 18. Jahrhundert, denke ich und wünsche mir sein Leben, von dem ich mir vorstelle, dass es leicht ist und sorgenlos, das größte Problem darin vielleicht die modische Unterlegenheit Berlins, wohingegen Paris …

Zu Hause angekommen, rufe ich Nina an. Es fühlt sich seltsam an, eine Person zu kontaktieren, die ich vor dem Sommer noch nicht einmal kannte, aber ich wüsste nicht, wo beginnen mit meinen Erklärungen, wählte ich nach all den Wochen nachtdienstbedingter Funkstille die Nummer einer meiner Freundinnen. Eine Stunde später steht sie vor meiner Tür.

»Ich habe Kuchen mitgebracht«, sagt sie.

»Ich habe weder Kaffee noch Milch.«

»Auch daran habe ich gedacht.«

Sie umarmt mich und stellt zwei Cappuccino-Becher auf meinen Küchentisch. Wir setzen uns. Dann ist es eine Weile still.

»Magst du erzählen?«, fragt sie schließlich.

Ich räuspere mich: »Ich befürchte, ich bin schwanger nach einem One-Night-Stand mit einem Unbekannten bei gleichzeitig bestehendem Kinderwunsch mit einem Bekannten, der angesichts der ungewollten Vaterschaft zu einem Kind in seiner Jugend, welches ungeplant bei der Geburt verstarb, selbst das Interesse an jeglicher Fortpflanzung verloren hat.«

»Du klingst wie ein Arztbrief.«

»Es ist alles so absurd.«

»Die menschliche Fortpflanzung ist im Gegensatz zu der vieler Tiere vor allem absurd banal«, sagt sie. »Kompliziert sind lediglich die emotionalen Verwicklungen davor und danach.«

»Hat dir mein Bruder von den Bitterlingen erzählt?«

»Ich kenne weder deinen Bruder, noch weiß ich, was Bitterlinge sind.«

»Bitterlinge sind Fische«, sage ich und erzähle ihr die Geschichte.

»Puh«, sagt Nina.

»Statistisch gesehen tummeln sich deutlich mehr Bitterlinge in der Muschel als Muscheln am Bitterling«, sage ich. »Das liegt daran, dass die Teichmuschel ihre Last auf alle möglichen Fischarten verteilt, der Bitterling sich hingegen auf die Teichmuschel festgelegt hat.«

»Die Arme. Mich würde interessieren, warum sie ihre Babys aus Rache nicht auch nur an Bitterlinge hängt.«

»Man soll Tiere nicht mit Menschen vergleichen.«

»Wie sieht so ein Bitterling überhaupt aus?«

Gemeinsam sehen wir uns ein paar Bilder an. »Sieh mal«, sagt Nina, und gebannt lesen wir beide, wie sich der eigentlich graue Fisch während der Paarungszeit rot färbt und erst nachdem alles erledigt ist wieder zu seiner normalen Farbe zurückfindet.

»Am Ende schämt er sich und würde das peinliche Kapitel seiner ungeschlechtlichen Fortpflanzung nur zu gerne hinter sich lassen …«

Ich lache, und dann weine ich.

Kein cooles Film-Weinen aus einem geschminkten Gesicht

mit sexy verschmiertem Make-up, großen Kullertränen und riesigen, schwarz bewimperten Augen, die sofort wieder fröhlich blicken, weil die nächsten fünf Minuten in einer künstlerisch zeitgerafften Selbstfindungsphase nur so dahinfliegen, denn jede Krise ist eine Chance, und die Lösung wartet zusammen mit Paulo Coelho und einer Influencerin bereits an der nächsten Biegung des Flusses, und hey, die Influencerin hatte neulich auch eine Krise, und das hat ihr Leben echt bereichert – nein, ich weine in echt, und dann wird mir schlecht, und dann übergebe ich mich, und dann wird mir wieder schlecht, und Nina hält meine Hand.

»Warum wichst der Bitterling in die Teichmuschel?«, schluchze ich.

»Ach Nicki«, sagt Nina.

Auf null

Die nächsten Tage vergehen wie in einem schlechten Traum. Ich weiß, ich sollte nachdenken, doch ich kann nicht. Ich weiß, ich sollte mit Benedikt sprechen, doch ich kann nicht. Ich weiß, ich sollte mit Micha sprechen. Ich weiß, ich sollte nicht rauchen. Ich weiß, ich sollte nicht trinken. Ich weiß, ich sollte mich zusammenreißen. Nur mein Kopf ist wie leer gefegt. Micha schreibt mir zärtliche Nachrichten, und ein paarmal telefonieren wir auch, er ist auf einem Kongress in London, und während wir sprechen, schalte ich auf Autopilot und erzähle lustige Geschichten von meinem Tag. Ein paarmal fragt er, ob alles in Ordnung sei, aber wir telefonieren zu Unzeiten, frühmorgens nach meinem Nachtdienst oder spätabends, wenn ich nach Hause komme, und ich sage ihm, dass ich müde bin und ob er vergessen habe, dass er derjenige ist, der den Dienstplan schreibt.

Er lacht und sagt: »Ich vermisse dich.«

»Ich dich auch«, sage ich und lege auf.

Es stimmt. Ich vermisse ihn, und es fühlt sich maximal falsch an, ihn nicht ins Vertrauen zu ziehen.

Doch ich tue es nicht. Nicht am Telefon, denke ich und überschlage zugleich in Gedanken meine Optionen, ihm auch zukünftig für immer aus dem Weg zu gehen.

Krankmelden.

Kündigen.

Umziehen.

Vielleicht nach Spanien?

Inmaculada Concepción hatte mich an ihrem letzten Tag bei uns nach meiner Nummer gefragt, und seitdem schreiben wir uns ab und zu. Fast hätte ich sie um eine philosophische Einordnung meiner persönlichen Empfängnisgeschichte gebeten, aus rein etymologischem Interesse. Wer, wenn nicht sie, dürfte kraft ihres Namens zu allerlei sich mir entziehenden Erkenntnissen kommen?

Ich solle sie auf jeden Fall einmal in Madrid besuchen kommen, schreibt sie. Natürlich nur, falls sie nach Spanien zurückkehre, sie habe einen Unfallchirurgen kennengelernt, der fast so gut aussehe wie der Neurochirurg, aber im Gegensatz zu diesem wisse er es nicht und sei noch dazu schlau. So schlau, dass er in Erwägung zöge, noch einmal etwas anderes zu studieren. Jedes Mal im Frühling, sage er, habe er dieses Ziehen in der Brust und frage sich, ob er nicht auf einer Finca in Spanien glücklicher wäre als in einem OP in Berlin.

»Solange ihm die Finca gehört, gibt es keinen Grund für einen Verbleib in der Unfallchirurgie«, schreibe ich zurück. »Knochensplitter auf der Schutzbrille versus Sangria auf der Sonnenterrasse.«

»Ich vermisse deine poetischen Vergleiche«, schreibt Inma. »Ich glaube, ich bin tatsächlich verliebt.«

Frühlingsgefühle überall. Martin und der Barkeeper, Nina und der Geiger, Inma und der Unfallchirurg – ich und die Gynäkologin. Dabei ist schon bald wieder Herbst.

Noch vier Tage bis zum nächsten Termin. Ich tausche einen Dienst, um den Tag freizuhaben. Nina hat angeboten mitzukommen, und ich weiß nicht, wann ich das letzte Mal jemandem so dankbar war.

Sie umarmt mich zum Abschied und geht nach Hause, ich hingegen übernehme eine Patientin, deren Herz nur noch dreißigmal pro Minute schlägt. Die Frau ist 93 Jahre alt und diskret geschminkt, die Knöpfe ihrer Bluse sind goldene Schwäne, und wären da nicht die Kabel der Monitorüberwachung – man wähnte sie am Set eines Rosamunde-Pilcher-Films.

»Warum ist sie nicht auf der Intensivstation?«, frage ich.

»Sie lehnt alles ab. Sie darf bei uns sterben.« Mareike fährt sich mit der Hand durch die Haare. Sie sieht müde aus.

»Okay«, sage ich und erinnere mich daran, wie in meiner alten Klinik zur Dienstübergabe auch immer die Namen derjenigen genannt wurden, die sterben durften.

Sterben dürfen bedeutete in der Regel ein Tumorleiden im Endstadium ohne Aussicht auf eine erfolgreiche Reanimation, und so missverständlich es klingen mag, das kleine Wörtchen »dürfen« implizierte in diesem Kontext keine ärztlichen Allmachtsfantasien, vielmehr schützte es die Betroffenen vor übertriebenem Aktionismus: Wer sterben durfte, dem blieben Reanimationsmaßnahmen erspart, die nicht selten technisch möglich machten, was moralisch und ethisch hätte vermieden werden müssen. Im Idealfall waren sich dabei Angehörige, Betroffene und Behandelnde einig, und oft waren es gerade diese Momente eines einvernehmlichen Todes, in denen sich mir der Sinn meiner Arbeit am meisten erschloss.

Kannte man die Station nicht, bekam man oft nur eine Liste mit unbekannten Namen, und meist riefen die Pflegekräfte auch erst an, wenn der Mensch gestorben war, denn die Beschwerden derer, die kurz vor dem Tod standen, waren häufig bereits durch eine umfangreiche Bedarfsmedikation abgedeckt, deren Schmerz und angstlinderndes Potenzial das Pflegepersonal eigenständig ausschöpfen konnte. Meist erfolgte ein kurzer Anruf zur Rückversicherung, doch dann benötigten die Erfahrenen bis auf die ärztliche Unterschrift keine Unterstützung bei der Gabe von Morphin – im Gegenteil: Sie waren diejenigen, die den Schlüssel zum Schrank mit den Betäubungsmitteln verwalteten, und ich hätte damals ohne ihre Hilfe überhaupt nicht gewusst, wie ich die Spritze des Morphinperfusors hätte befüllen sollen.

Hatte man schließlich den Tod festgestellt, kam man nach ein paar Stunden wieder, um das Auftreten von sicheren Todeszeichen zu dokumentieren, erst dann durfte man seine Unterschrift unter den Leichenschauschein setzen.

Zu den sicheren Todeszeichen gehören Leichenflecken, und da sich diese zu Beginn überwiegend an abhängenden Körperpartien finden, drehte ich oft schwitzend den schweren Körper vom Rücken auf die Seite, hob das Nachthemd an und versuchte, einen Blick auf den Rücken oder die Unterseite der Beine zu erhaschen.

Der Gang in das nur mäßig beleuchtete Zimmer, das Anheben des Lakens, mit dem zwischenzeitlich sowohl der Torso als auch der Kopf des Leichnams bedeckt worden war, und der Blick in das fahle Gesicht der Verstorbenen – diesen Momenten haftete etwas Unwirkliches an. Auch war mir bisweilen ein wenig unheimlich zumute, es war, als rührte man an die letzte Intimität eines Unbekannten, dessen zurückgebliebenen Körper man sich gezwungen sah zu begutachten, es reichten sich Unbehagen, Ehrfurcht und Notwendigkeit die Hand. Oft starben die Menschen nachts, und ich musste mich stets kurz sammeln, bevor ich die Decke hob und ihnen ins Gesicht sah.

Immer jedoch war das Fenster einen Spaltbreit geöffnet, meist tat dies die betreuende Pflegekraft, sie tat es, um die Seele aus dem Raum zu lassen. Es wurde nie vergessen, und der Vorgang berührte mich jedes Mal aufs Neue.

Einmal, in einer meiner ersten Nächte wurde ich jedoch zu einem Notfall gerufen.

Herr Soundso hat Luftnot, sagte die Schwester ins Telefon, und ob ich eher schnell kommen könnte.

Der Name stand nicht auf der Liste.

Ich rannte.

Im Zimmer angekommen, lag vor mir im Bett ein winziger Mann, der nur noch Knochen war, fahle Haut, skelettartig eingefallene Wangen, und in den Höhlen verdrehte Augen. Er schnappte nach Luft.

Ich hatte noch nie einen Menschen mit Schnappatmung gesehen, und ich erkannte nicht, dass hier nicht mehr willentlich ein Mensch, sondern unwillentlich ein Körper nach Luft schnappte. Da der Sauerstoff schon auf Hochtouren lief und ich nichts über den Patienten wusste, hielt ich hilflos mein Stethoskop auf seine Brust, hörte nichts außer das Rauschen des Sauerstoffs und plante in meinem Kopf die Verlegung auf die Intensivstation. Vorher würde ich aber noch ein paar Informationen einholen müssen, also bat ich die Schwester, mir seine Unterlagen zu bringen. In der Minute, die ich insgesamt in seinem Zimmer verbrachte, starb der Mann.

Als er tot war, las ich seine Diagnosen und erfuhr, dass ihn sein Lungenkrebs in den letzten Monaten buchstäblich konsumiert hatte. Es gab keine Therapieoptionen mehr, und dass er nicht auf der Liste derer gelandet war, die sterben durften, muss ein Zufall gewesen sein.

»Mutige Entscheidung«, sagte kurze Zeit später der Kollege auf der Intensivstation, dem ich das eben Geschehene berichtete. »Es gibt viele Kollegen, die trotz der infausten Prognose reanimiert hätten. Wozu, frage ich mich da stets. Mutig von dir, es nicht zu tun.«

»Danke«, krächzte ich ins Telefon und litt unter meiner Hochstapelei wider Willen, denn ich wusste, dass der Mann seinen wohl vergleichsweise würdevollen Tod nur meiner Fehlinterpretation der Situation zu verdanken hatte.

Falsch gehandelt, aber alles richtig gemacht? Eine Weile redete ich mir ein, dass ich den Mann vielleicht unterbewusst völlig zu Recht in ein Tumorendstadium klassifiziert hatte und deshalb angeblich so mutig gewesen war, ihn nicht zu reanimieren. Doch am Ende obsiegte die Ehrlichkeit: Ich hatte nicht reanimiert, weil ich überhaupt nicht wusste, dass ich hätte reanimieren müssen. Ein Fehler, der mich in diesem Fall gut weiterleben und den Mann gut sterben ließ, doch die Angst, es bald einmal weniger glücklich zu treffen, brannte sich in mein Gedächtnis.

Es gibt viele Situationen, auf die man trotz Praktika im Studium nur unzureichend vorbereitet ist, und der Wurf ins kalte Wasser ist angesichts dessen, was auf beiden Seiten auf dem Spiel steht, immer noch abrupt und bedrückend unbegleitet. Noch nie habe ich von jemandem gehört, der sich auf seinen ersten Dienst ausreichend vorbereitet gefühlt hätte, und rückblickend scheint es oft, als schmiedete sich das ärztliche Selbstverständnis erst im Gefühl von Furcht und Überforderung.

In meinen heutigen Dienst gehe ich ohne Angst, aber als ich mit Mareike am Bett der Patientin stehe, überkommt mich die Erinnerung an das alte mulmige Gefühl.

»Sind Sie sich sicher?«, fragt Mareike.

Die Frau nickt ruhig. »Mein Ticket ist längst gelöst. Man wartet oben auf mich. Ich möchte nicht wiederbelebt werden.«

»Wenn wir schnell handeln, wird das gar nicht nötig sein. Sie bekommen einen Schrittmacher und gehen morgen nach Hause.«

Die Frau schüttelt den Kopf. »Womit muss ich rechnen?«

Mareike seufzt. »Das Reizleitungssystem Ihres Herzens ist

unterbrochen, Ihre Herzkammern schlagen mit sehr niedriger Frequenz. Gleichzeitig besteht ein hohes Risiko für Kammerflimmern.«

»Ist das diese tödliche Herzrhythmusstörung?«

»Ja. Aber ein Schrittmacher kann das verhindern.«

Freundlich schüttelt sie wieder den Kopf.

Vor der Zimmertür nimmt mich Mareike beiseite. »Ich weiß, es fällt schwer, aber sie ist bei klarem Verstand, wir müssen es akzeptieren.«

Ich nicke.

Dann verabschiedet sie sich in den Feierabend.

»Was machst du überhaupt noch hier?«, frage ich.

»Ich wurde reingerufen, als die Rettungsstelle drohte überzulaufen.«

»Danke«, sage ich.

»Unter anderem dafür werde ich bezahlt«, lächelt sie und verabschiedet sich.

Der Dienst ist hektisch, doch der Monitor der alten Dame bleibt ruhig.

Bis kurz vor Dienstende.

Als ich ins Zimmer stürze, sind ihre Augen nach oben verdreht, ihr schmaler Hals zuckt, ihr Mund schnappt nach Luft, es ist kein echtes Atmen mehr, es ist das Luftholen des Körpers im Herzkreislaufstillstand.

Ich zwinge meine Hände in meine Kitteltasche, reanimieren wollen sie, drücken, sich bewegen, etwas tun. Schwester Emily reicht mir eine Spritze mit Morphin, doch schon wird der Mund still, die Augenlider flattern, ich lege die Spritze beiseite, dann setze ich mich an ihr Bett und halte ihre Hand, Schwester Emily steht neben mir.

Auf dem Monitor flimmert es, der Blutdruck fällt, die Sauerstoffsättigung sinkt, wir sehen ihr beim Sterben zu. Es flimmert weiter, sie bewegt sich nicht, und nach einer Weile ist auch das Flimmern weg. Eine dünne Linie zappelt auf null, ein Schlag, dann wieder nichts, dann noch ein Schlag, dann lange nichts.

»Das ist eine pulslose elektrische Aktivität«, sage ich.

Emily nickt.

Ich halte die Hand der alten Frau. Furchen, Flecken, es sind schöne alte Hände, Blutgefäße, papierne Haut.

Die Linie bleibt auf null. Mir steigt ein Kribbeln in die Nase.

Ich lasse los und stehe auf. Es ist vorbei.

Da.

Ein Ton.

Eine Zacke auf dem Monitor.

Manchmal geht es noch eine Weile.

»Was ist los?«, fragt Emily.

»Manchmal geht es noch eine Weile.«

Sie setzt sich.

Noch eine Zacke.

Und noch eine.

Und noch zwei weitere.

Die Augenlider flattern.

Wir springen auf. Drei Zacken, vier Zacken, der Monitor piept. Ein Blutdruck. Ein Zittern. Ich greife ihre Hand.

»Können Sie mich hören?«, rufe ich.

Sie stöhnt. Der Hals atmet. Der Mund auch. Wir sehen ihr beim Leben zu, und es bleibt dabei, ein regelmäßiger Rhythmus, dreißig Schläge, als wäre nichts gewesen.

Als der Frühdienst kommt, sitze ich noch immer an ihrem Bett.

Kein Wort aus ihrem Mund.

Kein Wort aus meinem, obwohl es mich drängt.

Sah sie ein Licht? Hörte sie etwas? Was war mit dem Ticket?

»Sie ist wiedergekommen«, sage ich zu Mareike, die mit dem Frühdienst ins Zimmer tritt.

Meine Stimme ist brüchig, und Mareike legt mir kurz ihre Hand auf die Schulter.

Wieder das Kribbeln.

Ich verabschiede mich.

»Bis morgen«, sagt Mareike. »Das hast du gut gemacht.«

»Ich habe nichts gemacht.«

»Ebendarum.«

Auf dem Nachhauseweg kommen mir die Tränen. Ich setze meine Sonnenbrille auf und starre auf mein Handy, doch niemand bemerkt, dass meine Gläser beschlagen und Tropfen auf mein Display fallen. Um mich herum dröhnt Musik, Gelächter schwirrt, es ist zehn Uhr morgens, doch die ganze Stadt ist im Sommertaumel, ich bin der einzige Mensch, der nicht gedanklich bereits vom Steg eines Strandbades köpft.

Doch wer hält schon Leben und Tod dieselbe Hand? Nichts konnte ich tun, nur zusehen, wie erst das eine und dann das andere passierte, so als wäre irgendwo ein Würfel gefallen, oder eine Münze, die sich nach einer taumelnden Weile auf der Kippe für eine Landung auf Kopf entschied.

Auch in mir ein Zwischenzustand, ein paar Zellen, in Erwartung meiner Entscheidung, doch diesmal kann ich entscheiden, und ich habe es getan.

Ich will ein Kind, aber ich will es nicht um jeden Preis. Ich will es in einer sich mir gedanklich noch nicht erschließenden Zukunft, aber ich will es nicht jetzt und nicht von Benedikt.

Ich will es nicht ungewollt. Ich will es nicht so.

Zu Hause falle ich in einen unruhigen Schlaf. Ich träume von einem langen Kabel, an dessen Ende ein weißes Herz baumelt. Ich sehe zu, wie es in Zeitlupe zu Boden fällt, ich möchte es auffangen, doch meine Hände gehorchen mir nicht. Als das

Herz zerschellt, ertönt ein schriller klagender Laut, und ich weiß noch im Schlaf, dass es das Geschrei meines Neugeborenen ist.

Immerhin werde ich niemals Geld für eine Psychoanalyse ausgeben müssen – ein Kleinkind könnte meine Träume deuten.

Wie ein Roboter wache ich nach ein paar Stunden ohne Wecker wieder auf. Nudeln mit Pesto und eine Flasche Cola, U-Bahn, nächster Nachtdienst.

Tobi hat Spätdienst, und nachdem er mir die Übergabe gemacht hat, frage ich ihn nach der Patientin von letzter Nacht.

Er grinst.

»Was gibt es da zu lachen?«, frage ich.

»Sie hat ihre Meinung geändert und einem Schrittmacher zugestimmt. Wir haben sie auf die Kardiologie verlegt, und von dort wird sie morgen entlassen. Es geht ihr gut.«

Ehrlich überrascht sehe ich ihn an. »Hat sie gesagt, warum?«

»Nein, nur dass sie es sich anders überlegt hat.«

Die Nachricht rettet meinen Tag. Ich weiß gar nicht genau, warum es mich so freut, dass die Frau weiterleben möchte, doch ich weiß, dass ich ihre Hand in meiner nicht vergessen werde. Ich denke an das Gedicht von Hermann Hesse, das mich damals in der Schule schwer beeindruckt hatte, geradezu beglückt gewesen war ich von seinem Aufbruch versprechenden Inhalt und der Möglichkeit, meinen privaten Umwälzungen das Werk eines Dichters zur Seite stellen zu können: Abitur, Ausland, Liebe, Trennung, in allem wohnte der Zauber des Anfangs. Umso schwerer die Enttäuschung, es wenig später zusammen mit dem kleinen Prinzen auf jedem dritten Stoffbeutel wiederzuentdecken. Kaum eine Hochzeitseinladung kam ohne Hermann Hesses *Stufen* aus, und beleidigt ob des Verlusts meiner imaginären individuellen Verbindung mit dessen Botschaft schloss ich mich der Interpretation deutscher Literaturwissenschaft an, die der Einfachheit halber schon längst das komplette Werk Hesses zu J.K. Rowling in die Jugendbuchabteilung geschoben hatte.

Viel unverkrampfter der Umgang anderer Länder mit dem Autor – was für ein Glück wir Deutsche doch hätten, hatte mir Inmaculada vorgeschwärmt: In Spanien läse man vom Kindergarten bis zum Abitur immer nur *Don Quijote*, und wir hätten den *Steppenwolf* und den *Fänger im Roggen*.

»Haben den nicht die Amerikaner?«

»Ist doch egal. Hauptsache nicht immer nur Windmühlenflügel.«

Und jetzt auf einmal wieder die Erinnerung an den letzten Satz des Gedichts, ausgerechnet den Satz, der mich immer gestört hatte, denn was sollte in der Stunde des Todes noch kommen außer ebenjener Tod, warum nur blieb der Dichter nicht bei der Wahrheit oder ließ das Ende zumindest weg?[62]

»Vielleicht trug ihr Ticket das falsche Datum«, sage ich.

»Ich wüsste manchmal gerne, welches meines trägt«, erwidert Tobi.

»Ehrlich?«

Er denkt nach. »Nein«, sagt er schließlich. »Wenn ich es mir genau überlege, nein. Und du?«

»Nein. Stell dir vor, es wäre morgen, und ich hätte heute Nachtdienst. Das wäre bitter.«

Er lacht. »Bitter, aber nicht so bitter.«

»Du kennst Edmund Stoiber noch?«

---

62 »Es wird vielleicht auch noch die Todesstunde | Uns neuen Räumen jung entgegen senden, | Des Lebens Ruf an uns wird niemals enden, | Wohlan denn, Herz, nimm Abschied und gesunde!« Aus Hermann Hesse: *Stufen*.

»Natürlich«, sagt er. »Ich komme aus München. Ich bin praktisch Edmund Stoiber.«[63]

Und obwohl nichts gut ist, muss ich das erste Mal seit Tagen wieder richtig lachen.

---

63 Kein anderer ehemaliger Ministerpräsident Bayerns hat das deutsche Polit-Kabarett über Jahre derart treu mit Zitaten versorgt wie Edmund Stoiber. 2009 macht er sich Sorgen um den FC Bayern: »Wer ein Trio vorne hat, wie Ronaldo, Ronaldinho und äh, und äh, die anderen Brasilianer, Roberto Carlos. Das ist, äh, Rivaldo dazu noch, Rivaldo äh, und Ronaldinho und Rod … und Ronaldo also – und das dann verloren zu haben. Das ist zwar bitter, aber nicht so bitter.«
Wer kann, möge sich diese Zeilen in Dialekt vortragen lassen.

Jeder Dritte hat drei Promille

Am nächsten Tag haben wir gemeinsam Nachtdienst.

»Wie war die letzte Nacht?«, fragt Tobi mich zur Begrüßung.

»Ruhig«, sage ich, und es stimmt. Nur, dass ich mich dreimal übergeben habe und viermal auf der Personaltoilette in Tränen ausgebrochen bin, verschweige ich. »Und deine?«

»Kurz. Ich hasse Nacht nach Spät. Ich will nicht ins Bett, weil ich das Gefühl habe, dass man mich um meinen Abend betrogen hat, ich weiß aber, dass ich für den nächsten Tag dringend vorschlafen muss.«

»Was hast du gemacht?«

»Nicht vorgeschlafen.« Er grinst. »Sollen wir loslegen?«

Ich nicke, und beide gehen wir Richtung Warteraum.

Mein erster Patient ist gebürtiger Amerikaner und heißt Bourbon.

»Wie der Whiskey?«, frage ich.

»Wenn Sie so wollen.« Er wirkt beleidigt.

»Bei Bourbon liegt der Schwerpunkt auf Mais«, sage ich.

Überrascht sieht er mich an: »Woher wissen Sie das?«

»Ich hatte neulich einen Patienten, der hieß Whiskey und war beleidigt, als ich ihn fragte: Wie der Bourbon?«

Der Mann lacht: »Und da haben Sie nachgelesen?«

Ich nicke. »Unserem Chef ist Literaturrecherche wichtig.«

Der Mann lacht wieder.

»Sie lachen viel«, sage ich. »Das ist schon mal gut. Was führt Sie denn zu uns?«

Er wird ernst. »Ich habe Bauchschmerzen und hatte schon mal eine Gallenblasenentzündung.«

»Wo sind denn die Schmerzen?«

Der Mann deutet auf den rechten Oberbauch.

Während der Untersuchung wird er ganz weiß im Gesicht und stöhnt.[64]

»Ich nehme Ihnen jetzt Blut ab«, sage ich. »Es könnte durchaus sein, dass das die Galle ist. Einen Ultraschall brauchen wir auch noch, den macht der Radiologe. Haben Sie heute Alkohol getrunken?«

Der Mann wird rot. »Whiskey«, sagt er schuldbewusst.

»Dann wird es Sie freuen, der Radiologe heißt Scotch.«

Der Mann lacht wieder laut. »Ich liebe es! Meine Ärzte heißen alle wie Alkoholika.«

»Wer denn noch?«

»Mein Urologe heißt Becks, mein Zahnarzt Martini, und wie heißen Sie?«

Ich nenne ihm meinen Nachnamen.

»Sie Arme. Das klingt alkoholfrei. Vielleicht sollten Sie heiraten.«

Ich winke ab.

»Muss ja auch nicht sein«, sagt der Mann. »Bei mir ging es seit der Hochzeit den Bach runter. Es war, als hätte uns die Institutionalisierung unserer Liebe das Genick gebrochen.«

»Das haben Sie schön gesagt.«

Er nickt zufrieden. »Ich werde es allerdings bald wieder tun.«

»Was denn?«

»Heiraten.«

»Darf ich fragen, wieso?«

---

64 Kein gutes Zeichen.

Er lächelt mich an. »Ich bin voller Zuversicht, dass diesmal alles anders wird.«

Auf meine hochgezogenen Augenbrauen hin wird er ernst: »So habe ich mich noch nie gefühlt«, sagt er. »Und selbst wenn es wieder nicht klappt – allein die Hoffnung war es wert.«

»Es muss das Herz bei jedem Lebensrufe bereit zum Abschied sein und Neubeginne, um sich in Tapferkeit und ohne Trauern in andre, neue Bindungen zu geben.«

»Ach, der Hermann«, seufzt er. »Wie schön, dass Sie sich das entspannte Verhältnis der Jugend zu diesem Gedicht bewahrt haben.«

»Na ja«, sage ich.

»Ich weiß, was Sie meinen. Auf meine Hochzeitseinladung kommt er auch nicht, aber seine Botschaft ist doch erfrischend optimistisch.«

»Was kommt denn auf Ihre Hochzeitseinladung?«

»Nicht sich verstecken vor den Dingen der Zeit in die Liebe. Aber auch nicht vor der Liebe in die Dinge der Zeit.«

»Das ist schön«, sage ich. »Trotz Stoffbeutelpotenzial. Von wem ist das?«

»Erich Fried.« Der Mann lacht. »Meine Frau würde Sie mögen.«

»Wieso?«

»Ich habe das andere vorgeschlagen, Sie wissen schon, sein Berühmtes[65], doch sie meinte, sie wolle keine Stoffbeutel be-

---

65 Es ist Unsinn | sagt die Vernunft | Es ist was es ist | sagt die Liebe | Es ist Unglück | sagt die Berechnung | Es ist nichts als Schmerz | sagt die Angst | Es ist aussichtslos | sagt die Einsicht | Es ist was es ist | sagt die Liebe | Es ist lächerlich | sagt der Stolz | Es ist leichtsinnig | sagt die Vorsicht | Es ist unmöglich | sagt die Erfahrung | Es ist was es ist | sagt die Liebe.

drucken, sondern heiraten, und da könnten wir ja gleich den kleinen Prinzen nehmen oder Hermann Hesse.«

Ich muss lachen. »Schade eigentlich, dass man die ganzen schönen Dinge schon so oft gehört hat.«

»Es gibt immer wieder neue schöne Dinge.«

»Vielleicht. Ich merke mir auf jeden Fall Ihren Spruch. Und ich wünsche Ihnen alles Gute.«

»Danke«, sagt der Mann. »Ich Ihnen auch.«

Nachdem ich ihn zum Ultraschall gebracht habe, kommt Tobi mit einer riesigen Tüte voller Eis um die Ecke.

»Sorry«, sagt er. »Ich war nur kurz in der Cafeteria. Willst du eins?«

»Gerne, aber warum denn?«

»Heute ist doch mein letzter Tag«, sagt Tobi.

»Ehrlich? Das ist aber schade.«

»Ich bin zwiegespalten«, grinst er. »Ich habe jetzt erst einmal zwei Monate Elternzeit, dann geht es in der Kardiologie weiter.«

»Ich wusste gar nicht, dass du Vater geworden bist. Herzlichen Glückwunsch!«

»Danke.« Er grinst wieder. »Meine Tochter ist schon fünf, aber vorher hat es nie gepasst.«

Es ist ein denkwürdiger Abschied. Allein in den letzten beiden Stunden kommen zwanzig Patienten, alle unter dreißig, jeder dritte mit drei Promille, der Rest auf Drogen, und das ganz ohne erwähnenswertes kulturelles Ereignis in der Stadt.

»Bitte sagen Sie meinen Eltern nichts«, wimmert ein Mann mit verwischter Wimperntusche.

»Sind denn Ihre Eltern dabei?«

»Natürlich nicht, aber die wollen doch wissen, was los ist, wenn Sie mich jetzt nach Hause bringen!«

»Wir bringen Sie nicht nach Hause«, sage ich.

»Ich muss alleine im Dunkeln durch die Stadt?« Er wimmert.

»Was haben die genommen?«, flüstert Tobi. »Die benehmen sich wie im Kindergarten.«

»Keine Ahnung. Frag lieber den Typen, woher er seine Schuhe hat. Die sehen aus wie deine.«

»Das SIND meine – hey!«, ruft Tobi empört.

»Sorry, aber Ihre Umkleide stand offen«, sagt der Mann. »Und auf meinen Schuhen klebt Erbrochenes.«

Wider Willen muss ich lachen.

Tobi nicht.

»Was haben Sie genommen?«

Der Mann leert seine Taschen, und mindestens zehn verschiedenfarbige Pillen fallen auf den Boden.

»Ecstasy, Speed, Tilidin, Ketamin«, sagt er. »Und ein bisschen Koks dürfte hier auch noch sein.« Er kramt in seiner Hosentasche und zieht eine kleine Tüte heraus. »Was sich halt mit der Zeit so ansammelt.« Er grinst.

»Sie ziehen jetzt SOFORT meine Schuhe aus, und dann bringen Sie Ihren Freund nach Hause.«

»Kann es an den Drogen liegen, dass mir gerade so ein bisschen schwindelig ist? Etwas Übelkeit ist auch dabei.«

Tobi zeigt wortlos mit dem Finger auf die Tür.

»Schon gut, schon gut, muss man hier erst einen Herzinfarkt haben, um behandelt zu werden?«

»Ja«, sage ich. »Das ist grob gesagt die Idee einer Notaufnahme.«

»Bitte, bitte, sag nichts meinen Eltern!«, wimmert der andere junge Mann, als die beiden die Rettungsstelle verlassen.

»Was sich halt mit der Zeit so ansammelt«, grummelt Tobi. »Die ticken doch nicht ganz richtig.«

»Gleich hast du es geschafft«, beruhige ich ihn, und tatsächlich ist Sandra gerade eingetroffen. Tobi schnaubt und desinfiziert seine Schuhe. Dann machen wir Übergabe. Sandra seufzt angesichts der Partystimmung, aber sie trägt es mit Fassung, und wie ich sie kenne, dürfte die Rettungsstelle in einer Stunde wieder leer sein.

In der Umkleide treffe ich Tobi wieder. Der leert gerade seine Taschen. Ertappt zuckt er zusammen, als ich ihm über die Schulter blicke. Auf dem Tisch liegen mindestens zehn verschiedenfarbige Blister. Ich erkenne Novalgin, Pantozol, Amlodipin, Thiamazol[66], ein Antibiotikum, ein Klistier und eine halb volle Spritze mit Morphin. Außerdem etwa zehn Rollen Klebeband, ein Textmarker, zwanzig dänische Kronen und eine Schere, beschriftet mit »Schwester Beate«.

Schuldbewusst sieht er mich an.

»Was sich halt mit der Zeit so ansammelt«, sage ich.

»Das Morphin war für den Patienten mit dem Herzinfarkt!«

»Sei froh, dass dir der Mann nur die Schuhe und nicht den Kittel geklaut hat ...«

»Was mache ich denn jetzt mit dem ganzen Zeug?«

»Wegwerfen natürlich. Oder verkaufen.«

»Auch die Schere von Schwester Beate?«

»Nee, die würde ich zurückgeben. Nicht dass sie dich polizeilich suchen lässt.«

»Glaubst du, das würde sie machen?«

»Ja«, steht auf einmal Schwester Beate in der Tür. »Das würde sie machen.«

»Aber Beate«, sagt Tobi. »Ich konnte doch nicht wissen, dass das deine ist.«[67]

---

66 Von links nach rechts: Schmerz, Magen, Herz, Schilddrüse.

67 Ein ungeschriebenes Gesetz: Nur Mitglieder des Pflegepersonals besitzen eine Schere, alle aber brauchen eine. Das Problem: Sobald man sich eine borgt, vergisst man, sie zurückzugeben. Die Folge: Wer eine besitzt, ergreift Vorsichtsmaßnahmen: Die älteren

»An deinen Schuhen klebt Erbrochenes«, sagt Schwester Beate, aber ihre Augen zwinkern freundlich.

»Was sich halt mit der Zeit so ansammelt«, sage ich, und dann umarmen wir uns zum Abschied.

»Viel Spaß in der Elternzeit«, sage ich, und auf einmal habe ich Bauchschmerzen.

Pflegekräfte schwören auf Ketten und Seile, die jüngeren lassen ihre Schere GPS-tracken. Schwester Beate ist unerwartet kulturoptimistisch und hat ihren Namen eingraviert.
Was auch ständig passiert: Jemand reicht Blatt und Kuli zur Unterschrift, man unterschreibt, gibt das Blatt zurück und steckt den Kuli ein. Nach dem dritten Mal wird Absicht unterstellt, dabei ist es nur das Stammhirn, das Routinetätigkeiten vereinfachen möchte. Ich selbst greife schon seit Längerem auch privat ständig mit der rechten Hand an meine linke Brust, und das nur, weil mein braves Hirn den Kuli in der Kitteltasche abgespeichert hat – ein ähnliches Anzeichen von Überarbeitung wie an der eigenen Tür zu klopfen, bevor man reingeht oder das EKG der Eltern abzeichnen zu wollen, wenn diese beim Sonntagsfrühstück ihre Befunde vorlegen.

Total-OP

Auf dem Nachhauseweg sind die Schmerzen wieder weg, und erschöpft lege ich mich ins Bett. Als ich aufwache, ist ein bisschen Blut in meinem Slip, aber nur eine Spur. Gut, dass ich morgen den Termin habe, denke ich und schlafe sofort wieder ein.

Als mein Handy klingelt, wache ich auf. Es ist Micha.

»Hey«, sagt er. »Störe ich dich?«

»Nein«, sage ich und setze mich auf.

Es ist schön, seine Stimme zu hören.

»Es ist schön, deine Stimme zu hören«, sagt er.

»Geht mir genauso«, sage ich und rutsche im Bett ein bisschen nach oben.

Erst da bemerke ich, dass unter mir alles nass ist. Irritiert ziehe ich die Decke zurück und blicke auf ein komplett blutiges Laken.

»Was zur Hölle ...?«

»Was ist denn?«

»Scheiße«, sage ich und lasse das Handy fallen.

»Nicki?«

»Ich ruf dich zurück«, sage ich noch. Dann stürze ich ins Bad.

Mir ist schlecht. Jetzt, wo ich stehe, kommt noch mehr Blut, und auch ohne zuvor schwanger gewesen zu sein, weiß ich, dass das nicht normal ist. Außerdem ist der Schmerz von gestern wieder da, nur etwas weiter unten und deutlich stärker.

Ich übergebe mich ins Waschbecken und drücke mir ein Handtuch zwischen die Beine.

Das viele Blut sieht gruselig aus, aber vielleicht ist es auch gar nicht so viel, vielleicht ist auch einfach nur mein Handtuch sehr weiß, warum habe ich überhaupt ein weißes genommen und nicht eines der hässlichen alten blauen? Wie so oft in den letzten Wochen fühle ich mich wie in einer griechischen Tragödie, unaufhaltsam auf ein zerstörerisches Finale zurasend, mein von Orakeln geweissagtes Schicksal mir um die Ohren flatternd, und jetzt auch noch diese Farben – wie rot kann eigentlich Blut sein? Schon wird mir wieder schlecht, und ich fühle mich, als hätte ich nicht nur nicht Medizin studiert, sondern Ägyptologie und säße den ganzen Tag in der Bibliothek, mein einziger bisheriger Kontakt mit Blut eine kleine Verletzung, die ich mir beim Umblättern der alten Seiten zugezogen hätte – kein Wunder, dass ich fast kollabiere.

Außerdem habe ich Angst.

Mit dem Handtuch zwischen den Beinen humple ich ins Schlafzimmer zurück. Acht entgangene Anrufe von Micha, drei Nachrichten, die ich gar nicht erst öffne. Stattdessen wähle ich die Nummer der Gynäkologin, aber niemand geht ran. Ich beschließe, auf Verdacht in die Praxis zu fahren, und während ich auf das Taxi warte, bastle ich mir aus einem neuen Handtuch eine Riesen-Binde und ziehe eine Jogginghose drüber. Mit meiner Tasche in der einen und dem Handy in der anderen Hand taste ich mich vorsichtig die Treppen runter.

»Alles in Ordnung?«, fragt der Taxifahrer in mein schneeweißes Gesicht.

»Alles in Ordnung«, lüge ich, setze mich auf den Rücksitz und schließe die Augen.

Zwanzig Minuten später bin ich da. Die Praxis hat geöffnet, und erleichtert stelle ich fest, dass der Aufzug funktioniert.

»Guten Tag«, sagt die MFA am Tresen.

»Ich habe eine Blutung«, sage ich. »8. Woche«, und zum ersten Mal in meinem Leben komme ich vor meiner Krankenkassenkarte dran. Eine der beiden Frauen greift zum Telefon und ruft die Gynäkologin an, die andere geleitet mich in den Behandlungsraum und hilft mir mit meinem Handtuch – es scheint, als hätte ich schon wieder ein weißes erwischt. Sie packt es in eine Plastiktüte und legt stattdessen eine Unterlage auf die Liege.

»Die Frau Doktor kommt gleich«, sagt sie, und ich nicke. In meinem Unterleib befindet sich ein dumpfer Schmerz, doch vor allem fühle ich mein Herz klopfen. Mit geschlossenen Augen versuche ich, gegen meine aufkommende Panik anzuatmen.

Auf einmal steht die Gynäkologin neben mir.

»8. Woche«, sagt die MFA. »Morgen wäre der Routine-Termin gewesen.«

»Ich müsste Sie kurz untersuchen«, sagt die Gynäkologin und zieht sich Handschuhe an. »Seit wann geht denn die Blutung?«

Ich berichte kurz, und sie nickt. »Es sieht aus, als sei die Schwangerschaft nicht mehr intakt«, sagt sie schließlich und bewegt den Ultraschallkopf vorsichtig in mir hin und her. »Sehen Sie, hier ist die leere Gebärmutter. Der Embryo ist bereits abgegangen.«

Ich muss würgen, und die MFA hält mir eine Tüte unters Kinn.

»Es geht schon, danke«, sage ich und richte mich auf.

»Es tut mir leid«, sagt die Gynäkologin.

»Ich wollte es ohnehin nicht behalten«, sage ich.

»Dann bin ich froh für Sie, dass es sich auf natürlichem Wege erledigt hat.«

»Besonders natürlich fühlt es sich nicht an«, sage ich und wundere mich, wie ich schon wieder das Bedürfnis nach trotzigen Antworten habe.

»Ich verstehe Sie sehr gut«, sagt die Gynäkologin. »Ein Abgang kann schmerzhaft sein, und im eigentlichen Sinn des Wortes ist es selbstverständlich nicht natürlich. Ich wollte Sie nicht verletzen.«

Sie legt mir die Hand auf die Schulter, und gegen meinen Willen fange ich an zu weinen.

»Heißt das, dass ich keine Kinder kriegen kann?«

»In keiner Weise heißt es das. Abgänge sind häufig, viel häufiger, als man denkt. Die Leute reden nicht gerne darüber, doch es gehört leider dazu.«

»Zu was?«

»Zum Leben der Menschen.«

»Zum Leben einer Frau.«

Sie nickt langsam. »In besonderer Weise zum Leben einer Frau.« Sie sieht mich an. In ihrem Blick liegt Mitgefühl.

»Wie geht es jetzt weiter?«, frage ich schließlich.

»Ich überweise Sie ins Krankenhaus für eine Ausschabung.«

Ich zucke zusammen.

»Es ist kein großer Eingriff.«

»Aber wie bei so vielen Begriffen, die mit Frauengesundheit zu tun haben, schwingt die Bestrafung gleich mit.«

»Wie meinen Sie das?«

»Ausschabung. Abtreibung. Austreibung …«

Wieder sieht sie mich an, doch diesmal werde ich nicht schlau aus ihrem Blick. »Austreibung klingt tatsächlich ein wenig nach Teufel«, sagt sie schließlich mit einem kleinen Schmunzeln.

Ich nicke. »Platz eins auf der Liste der Wörter mit Subtext jedoch die Total-OP.«

Und siehe da, sie lacht.

Ich hingegen erinnere mich, als wäre es gestern gewesen. Der 70. Geburtstag meiner Tante, ich war sechzehn und die Jüngste am Tisch, und das Gespräch drehte sich um Gesundheit. Es ging immer irgendwann um Gesundheit beziehungsweise deren Gegenstück – meine Familie schien in besonderer Weise exhibitionistisch veranlagt, was das Bedürfnis nach gemeinsamer Krankheitsverarbeitung betraf. Ich zumindest kannte niemanden, der von seiner Oma eine Kette aus sämtlichen Nierensteinen ihrer letzten drei Koliken geschenkt bekommen hatte. Sogar, dass man trotz entfernter Gallenblase wieder Gallensteine bekommen konnte, hatte ich im Laufe der Jahre gelernt.

»Wo denn?«, wollte ich wissen.

»In der Leber«, hieß es.

»Voll fies«, dachte ich und fühlte mich trotz meines jugendlichen Alters medizinisch ziemlich abgeklärt. Umso überraschter war ich damals, als ich meine Tante von ihrem letzten Krankenhausaufenthalt berichten hörte: »Glücklicherweise ist bei meiner Total-OP alles gut gegangen«, sagte sie, und alle nickten verständnisvoll.

Nur ich war perplex. Eine Total-OP? Was zum Teufel war das? Kam da der Kopf mit ins Spiel? Oder die Beine? Klang irgendwie ungemütlich.

Ich platzte heraus: »Was ist bitte eine Total-OP?«

Meine Mutter sah mich gequält an und öffnete den Mund, doch meine Tante kam ihr zuvor, räusperte sich und sagte mit ausdrucksloser Stimme: »Die Entfernung sämtlicher weiblicher Geschlechtsorgane.«

Die Entfernung sämtlicher weiblicher Geschlechtsorgane? Damit hatte ich nicht gerechnet.

Die anderen anscheinend auch nicht, denn mit einem Schlag

war es ganz still, und ich war mir sicher, auch die übrigen Gäste hatten sich das noch nie so genau vorgestellt.

Ich aber blickte auf meine Tante und ihren immer noch riesigen Busen. Wirkte auf mich eher subtotal.

Meine Mutter schien die Frage in meinem Kopf heranwachsen zu sehen und trat mir unter dem Tisch gegen das Schienbein.

»Aua«, entfuhr es mir, aber sie hatte ihr Ziel erreicht, ich fragte nicht weiter.

Dafür dachte ich umso mehr. Ich kannte Vagina, Gebärmutter und Eierstöcke. War das total genug? Und was war mit den Brüsten?

»Vielleicht fand der Chirurg es schade, dass die schönen Brüste wegsollten«, flüsterte ich meiner Mutter zu. »Und deshalb hat er sich eigenmächtig für die Subtotal-OP entschieden …«

»Ich erkläre dir das auf dem Heimweg«, zischte meine Mutter. »Sei jetzt bitte still.«

Ich war still, aber die Stimmung war hinüber. Im Auto erklärte mir dann meine Mutter, dass ich bis auf die Brüste fast alles richtig gedacht hatte. Nur der Vaginalschlauch würde erhalten bleiben, beendete sie ihre Ausführungen.

Der Vaginalschlauch.

Ich fragte zum ersten Mal nicht weiter nach und strich den Beruf der Frauenärztin von meiner Wunschliste.

Und jetzt also eine Ausschabung.[68]

Die Macht der Sprache.

Vor vielen Jahren, es war während eines Praktikums im Studium, sollte ich einen Patienten aufnehmen, in dessen Knie

68 Bei Männern heißt die komplette Entfernung der Prostata übrigens Radikal-OP. Gendergerechtigkeit, wo niemand sie braucht.

noch eine Metallplatte verblieben war. Die Platte sollte entfernt werden, sie war das letzte Relikt einer Operation nach einem schweren Autounfall, es würde nur ein kleiner Eingriff sein, und ich sollte den Patienten untersuchen und ihm einen Zugang legen.

»Guten Tag«, sagte ich und nannte ihm aus lauter Nervosität bei der Begrüßung nur meinen Vornamen. »Sie werden ja heute ...«, operiert, wollte ich sagen, doch mitten im Satz schwenkte ich um, operiert klang viel zu dramatisch, der arme Mann hatte sicher genug hinter sich, dachte ich und suchte nach einer vorsichtigeren Formulierung. Leider nur steckte mein Gehirn schon in der passiven Satzkonstruktion fest, und ich fand auf die Schnelle nichts Besseres als »Sie werden ja heute ... entkernt«, was unsere Konversation wie folgt verlaufen ließ:

»Guten Tag, mein Name ist Nicki. Sie werden ja heute ... entkernt.«

»Wie bitte?«

»Ich meine natürlich operiert, es ist nur eine winzige OP.«

»Man sagte mir, es sei in Vollnarkose.«

»Äh, ja, natürlich, in Vollnarkose. Aber nur eine winzige.«

»Wer sind Sie überhaupt?«

»Ich bin Nicki.«

»Kann ich bei Ihnen das Essen bestellen?«

»Warum nicht?«

Ich nahm seine Essensbestellung auf, ging zur Tür, klopfte beim Rausgehen und erzählte dem Stationsarzt, dass ich den Patienten leider nicht angetroffen hatte.

»Dann mache ich das später«, seufzte der, und mit gesenktem Kopf verabschiedete ich mich.

Es war das wohl denkwürdigste Praktikum meiner Studienzeit. Meine beste Freundin und ich kamen schon am ersten Tag viel zu spät, und natürlich war es meine Schuld.

»Ich glaube, in der Unfallchirurgie machen sie um sieben Visite«, hatte sie mir am Tag vorher erzählt.

»So ein Quatsch«, sagte ich. »Um sieben? Das wäre ja vollkommen wahnsinnig.«

Um halb acht waren wir auf Station, aber die Visite lief schon seit 6.45 Uhr. Zum Glück bemerkte uns niemand, als wir uns unter die Gruppe der mindestens fünfzehn Personen schmuggelten, die im Gänsemarsch dem Chefarzt in die Krankenzimmer folgten. Er selbst lief vorne, dann kamen seine drei Oberärzte, vier Schwestern, zwei Pfleger, meine Freundin und ich, und unzählige Assistenzärzte und Assistenzärztinnen mit nervösen Flecken auf den Wangen, die den Visitenwagen schoben und dreimal pro Zimmer irgendetwas sehr falsch gemacht zu haben schienen.

Zweimal machte meine Freundin aus Versehen das Licht aus, als sie sich verstohlen gähnend an die Wand lehnte und mit ihrer Schulter den Lichtschalter traf.

»Ich muss schon sehr bitten«, sagte der Chef, und alle zuckten zusammen, aber wer der Übeltäter war, konnte er von seinem Premium-Platz vorne am Bett der Patientin nicht entdecken. Wir hingegen defilierten in einer langen U-Formation an den frisch Operierten vorbei, und jedes Mal, wenn der Chefarzt die Visite im nächsten Zimmer begann, schlossen wir die Tür des vorigen hinter uns.

Am nächsten Tag waren wir pünktlich, aber es war umsonst.

»Heute ist OP-Tag«, sagte der Assistenzarzt und zeigte uns den Weg in den Saal. Dort fragte uns die leitende Schwester, ob wir schwanger seien.

»Nein«, sagten wir beide.

»Gut«, sagte sie. »Dann seid ihr bis 17 Uhr gebucht.«

Wir sahen uns überrascht an, denn das Praktikum ging nur

bis eins, aber die Schwester schob uns in die Umkleide, reichte jeder einen Kasack und hängte uns eine etwa dreißig Kilogramm schwere Röntgenschürze um. Darüber die sterile OP-Kleidung, immerhin war sie langärmelig und verhinderte Erfrierungen an den von der Röntgenschürze nicht bedeckten Körperteilen – die Klimaanlage lief auf Hochtouren, und die nächsten acht Stunden standen wir bei jeder Operation mit am Tisch und hielten Haken[69]. Wenn die Hand abzusinken drohte, gab es einen Tritt, und wenn irgendjemand dachte, wir würden uns mit sterilen Handschuhen an die Nase fassen, auch. Die Sorge jedoch war unbegründet, denn das zumindest wussten wir: Wer das OP-Gebiet unsteril machte, konnte seine Immatrikulationsbescheinigung an der Pforte abgeben.

»Der Chef ist heute nicht gut gelaunt«, flüsterte die Schwester, aber auch das hatten wir bereits gemerkt, als das erste Röntgenbild eine erhebliche Fehllage der Prothese gezeigt und der Chefarzt wild fluchend mit dem Knochenzement geworfen hatte. Durch die falsche Position der Hüftpfanne verlängerte sich die Operation um zwei Stunden, und nur unser jugendlicher Überlebenswille rettete uns durch den Tag, an dessen Ende wir völlig erschöpft und wahrscheinlich trotz Röntgenschürze unwiderruflich verstrahlt in der Umkleide unsere Sachen holten.

»Nur noch ein Jahr bis zur Rente«, hatte uns die OP-Schwester zugeflüstert.

»Sie sehen sehr jung aus für die Rente«, hatte meine Freundin höflich geantwortet.

»Nicht meine, seine«, hatte die Schwester gesagt.

---

69 Irgendwer muss das OP-Gebiet offen halten, und da haben sich Menschen bewährt, die Haken halten. Ein Knochenjob, vor allem, wenn am anderen Ende des Hakens eine Hüfte hängt.

Am nächsten Tag machte der Chef wieder Visite. »Morgen entlassen wir Sie«, sagte er zu einem jungen Mann mit Bein im Gips und wuscheligen Locken, die er um 6.45 Uhr noch nicht akkurat gekämmt hatte. »Dann können Sie endlich mal zum Friseur. Liegen hier rum wie Kaspar Hauser.«

Ob der Chefarzt wusste, dass der junge Mann nicht sprechen konnte, weil er viele Jahre zuvor an einem großen Hirntumor im Temporallappen operiert worden war?[70]

»Nein, das glaube ich nicht«, sagte meine Freundin, aber sie war von uns beiden schon immer die mit dem halb vollen Glas.

Warum nur konnte ich mich so schlecht auf die Gegenwart konzentrieren?

Ausschabung, Ausschabung, Ausschabung ... Hier spielte die Musik, und nicht in der Unfallchirurgie, wo der leitende Oberarzt uns die zwölf Aufgaben des Herakles vorsagen ließ, weil er fand, den Medizin-Quatsch könnten wir uns auch zu Hause durchlesen. Mein ausgeprägtes mythologisches Fachwissen rührt von diesem Praktikum. Herakles (oder Herkules) – der Oberarzt ließ uns eine Liste mit den griechischen und römischen Synonymen erstellen – hätte seine Freude gehabt an der Souveränität, mit der wir den Atlas hielten.[71]

---

70 Auch der jugendliche Kaspar Hauser konnte kaum sprechen, als er 1828 in Nürnberg aufgefunden wurde. Die Theorien hierzu sind vielfältig, er selbst soll irgendwann angegeben haben, seine Kindheit als Gefangener in einem dunklen Raum verbracht zu haben. Seine Sprachlosigkeit wäre damit hinreichend erklärt. Die des Patienten auch – im Temporallappen liegt das Sprachzentrum.

71 Bei Aufgabe Nummer elf übernimmt Herakles kurz die Funktion des Titanen Atlas und trägt den Himmel auf seinen Schultern. Atlas heißt daher auch der 1. Halswirbel des Menschen – »Seht ihr, wie sich der Kreis schließt«, sagte der Oberarzt. Puh.

Dankbar sehe ich, wie die Gynäkologin »Kürettage« auf ihre Einweisung schreibt – eine elegante Lösung und ausnahmsweise ein französisches Wort, welch Wohlklang und wie viel besser als Abrasio: »Wir machen jetzt Tabula abrasia mit Ihnen, und dann werden Sie entkernt.«

Warum nur denke ich auf einmal an Alkohol? Ach ja – Kürettage, Vernissage ... Ein Aperol Spritz vielleicht? Ein langes Abendkleid ...

»Danach geht die Blutung in der Regel in einen Zustand über, der einer normalen Regelblutung ähnelt ...«

Keine Ahnung, was ich in der Zwischenzeit an Informationen verpasst habe.

»... Nach einer Woche würde ich Sie gerne wiedersehen. Bis dahin schreibe ich Sie krank ...«

»Das geht nicht«, unterbreche ich sie.

Sie zieht die Augenbrauen fragend nach oben.

»Das geht nicht«, sage ich. »Ich muss arbeiten.«

Sie seufzt. »Ich kann Sie natürlich nicht zwingen, aber eine Blutung kann theoretisch lebensgefährlich sein, und in der Regel ist es besser, wenn man das Gewebe per Kürettage entfernt.«

»Muss ich über Nacht in der Klinik bleiben?«

»Nein, wahrscheinlich nicht. Der Eingriff ist in Vollnarkose, wird aber ambulant durchgeführt.«

Ich fühle mich an all die Momente erinnert, in denen ich versucht habe, Menschen zu einer Behandlung zu raten, die sich dann im vollen Wissen um die möglicherweise fatalen Konsequenzen gegen ärztlichen Rat entließen. Es war mir immer schwergefallen, nachzuvollziehen, warum jemand das Offensichtliche nicht wahrhaben wollte, und jetzt saß ich selbst auf der anderen Seite des Tischs, und der einzige Grund, den ich gerne angebracht hätte: Ich habe keine Lust, dass das hier passiert. Ich möchte, dass mein Leben einfach wie bisher weitergeht.

»Das kann ich gut verstehen, aber leider kann ich die Situation nicht ändern.«

Peinlicherweise scheine ich laut gedacht zu haben, doch die Gynäkologin bleibt freundlich.

»Das waren sicher keine einfachen Tage für Sie«, sagt sie, und damit ich nicht wieder anfange zu weinen, nicke ich nur.

»Wenn die Blutung stärker wird, gehen Sie bitte in die Rettungsstelle, ansonsten dürfte morgen früh reichen. Hier ist die Überweisung, und eine Liste von Kliniken, die infrage kommen.«

»Natürlich«, gebe ich ohne weiteren Kampf auf. »Vielen Dank.«

Ein Blick auf die Liste zeigt mir, dass ich auch in meine Rettungsstelle gehen könnte. Na bitte. »Hallo Micha, ich habe gerade das Kind von Benedikt verloren. Erinnerst du dich an ihn? Wohnt jetzt mit Helen zusammen, deinem One-Night-Stand von neulich. Kannst du der diensthabenden Gynäkologin Bescheid sagen? Ich muss ausgeschabt werden. Wie war es in London?«

Der Apothekenmoment

Auf dem Nachhauseweg nehme ich wieder ein Taxi. Es ist dasselbe von vorhin.

»Geht es Ihnen besser?«, fragt der Mann.

»Ja«, lüge ich wieder, ziehe meine Sonnenbrille ins Gesicht und starre auf mein Handy. Doch der Blick des Fahrers im Rückspiegel zeigt mir, dass er meine Lüge auch dieses Mal durchschaut hat.

»Haben Sie Liebeskummer?«, fragt er, und der Einfachheit halber nicke ich.

»Liebeskummer ist wie Knie-OP«, sagt er. »Schlimmer, als man denkt, und dauert ewig, bis es heilt. Aber irgendwann wird es besser.«

Ich schniefe, und er sagt: »Beide Knie mit Total-Prothese. Das erste nach der Scheidung von meiner ersten Frau. Das zweite nach dem Tod meiner zweiten. Mein Körper ist jedes Mal buchstäblich in die Knie gegangen.«

»Das tut mir leid«, sage ich. »Besonders das mit dem Tod Ihrer zweiten Frau.«

»Das war schlimm, ja«, sagt der Mann. »Aber ich habe mich wieder erholt, so gut es eben geht.«

»Danke«, sage ich. »Ich erhole mich bestimmt auch bald wieder.«

»Da bin ich mir sicher«, sagt der Mann.

Den Rest der Fahrt verbringen wir schweigend. Hin und wieder schließe ich die Augen.

»Können Sie mich an der Ecke rauslassen?«, bitte ich ihn schließlich.

»Natürlich«, sagt er und lächelt mir noch ein letztes Mal zu. »Gute Besserung.«

»Danke«, sage ich.

Dann gehe ich in die Apotheke und hole mir Ibuprofen und eine Vaginalpilz-Kombipackung.

»Nicht ungewöhnlich, wenn der Körper Stress hat«, hatte die Gynäkologin noch gesagt, als sie mir zum Abschied das Rezept in die Hand drückte. »Am besten, Sie warten mit der Behandlung bis nach dem Eingriff.«

Die Welt teilt sich in zwei Gruppen von Frauen: Die eine weiß, was genitale Pilzinfektionen sind, die andere weiß es nicht.[72] Die Verteilung auf eine dieser Gruppen ist absolut zufällig, so wie man sich auch nicht aussuchen kann, ob man den Geschmack von Koriander mit einem Gewürz oder einer Seifensorte assoziiert. Ich liebe Koriander, aber ich hasse Vaginalpilz, und ich glaube, sicher sagen zu können, dass es niemanden gibt, bei dem es andersherum ist.

Während ich auf die Apothekerin warte, fällt mein Blick auf einen großen Korb mit Kondomen neben der Kasse. Ich nehme eine Packung in die Hand und fühle mich wie am Tag nach der Party, an dem man sich schwört, niemals wieder zu trinken, nur um noch am selben Abend eine Flasche Wein fürs Abendessen zu kaufen. Nicht, dass ich Lust verspürte, aber nie wieder Sex?

Ich greife nach einer zweiten Packung und muss schmunzeln: Es ist die Marke meines ersten Kondomkaufs, dasselbe nüchterne Logo, dasselbe spartanische Design, sogar die Va-

---

72 Für Letztere sowie für die Männer: Jucken, Brennen, Ausfluss und die sichere Überzeugung, dass es nie wieder weggeht.

ginalpilz-Kombipackung verspräche mehr Spaß, und ich wusste gar nicht, dass es überhaupt noch Kondome gab, in deren Verpackung nicht eine Armee von englischsprachigen Grafikdesignern ihr Leben investiert hatte.

Aber ich weiß noch gut, wie nervös ich vor meinem allerersten Kondomkauf war, so nervös, dass ich nächtelang wach gelegen und mir ausgemalt hatte, wie sich eine lange Schlange hinter mir bilden und ein junger Mann an der Kasse mit lauter Stimme »Na, heute Abend großer Tag?« und »Was kosten denn die Kondome?« quer durch den Laden rufen würde.

Als ich kurz davor war, die Sache aufs nächste Jahr zu vertagen, war es meiner damals besten Freundin gelungen, mich zu beruhigen:

»Nicki«, sagte sie. »Wir haben März. Wenn du die Sache aufs nächste Jahr vertagst, schlafe ich mit ihm.«

»Okay, okay«, sagte ich. Sie war zwar meine Freundin, aber man wusste ja nie.

»Wieso sollte überhaupt jemand kommentieren, dass du Kondome kaufst?«, fragte sie noch. »Ich sage immer, ich kaufe sie für meine Schwester.«

»Also hat doch jemand gefragt!«, triumphierte ich.

»Na ja, früher, als meine Eltern mich geschickt haben. Da war ich fünf.«

»Krass, deine Eltern.«

»Alt-68er ... Keine Geheimnisse ...«

»Verstehe. Und was sagst du jetzt?«

»Jetzt kaufe ich keine mehr.«

»Aber du hast doch dauernd Sex!«

»Ich bin auf die Pille danach umgestiegen. Kondome reißen sowieso immer. Ich habe das mal durchgerechnet.«

Sie zeigte mir eine Excel-Tabelle, auf der fein säuberlich jeder Geschlechtsakt plus/minus gerissenes Kondom, der Preis der entsprechenden Kondompackung sowie der der Pille danach vermerkt waren. Die Pille danach sei deutlich günstiger, erläuterte sie mir, und wenn man es gut koordiniere, könne man sogar mehrmals pro Pille miteinander schlafen.[73]

»Warum nimmst du nicht einfach die richtige Pille?«, wollte ich wissen.

»Ich bin doch nicht krank und nehme jeden Tag eine Tablette! Obwohl ...« Sie runzelte die Stirn und zog die Tabelle zu sich herüber. »Seit ich mit Tom zusammen bin, würde es sich fast schon lohnen. Oder aber er lässt sich temporär sterilisieren ...« Sie schien zu überlegen.

»Geht das?«

»Wenn sie daran arbeiten, dir den Blinddarm durch die Vagina zu operieren, wird man ja wohl ein paar Samenleiter vorübergehend ruhigstellen können.«

Ich schluckte, als mir klar wurde, wie weit mir meine Freundin gedanklich voraus war. Doch ich hatte Glück, und als ich damals meine erste Packung Kondome kaufte, ging alles gut. Die Frau an der Kasse war mindestens 60 Jahre alt, ich erzählte ihr, dass ich die Kondome für meine Schwester kaufen würde, sie sagte »Sammeln Sie Punkte?«, und ich war so erleichtert, dass ich die Tüte mit den Kondomen einfach liegen ließ.

Was habe ich damals nicht alles für meine Schwester gekauft. Seitdem meine Freundin mir ihren Trick verraten hatte, gingen sämtliche unangenehmen Einkäufe auf ihr Konto, und

---

73 Kein schlechter Gedanke, aber leider keine empfehlenswerte Lösung: In der Pille danach ist ein Vielfaches der Hormondosis einer normalen Pille enthalten – mit den entsprechenden gesundheitlichen Gefahren und Risiken. Belassen wir es also bei den statistischen Gehversuchen meiner Freundin, die später in Mathematik promovieren und ins Marketing von Ritex einsteigen würde.

auch wenn es mir sicherlich nie jemand glaubte, stellte ich sämtliche kompromittierenden Fragen bei der Gynäkologin nur noch in ihrem Namen.

»Meine Schwester hat mich gebeten, für sie zu fragen, ob man von Analsex schwanger werden kann.«

Die Gynäkologin schüttelte den Kopf.

»Meine Schwester würde gerne wissen, ob sie lesbisch ist, weil sie schon seit drei Monaten keinen Jungen mehr geküsst hat.«

Die Gynäkologin schüttelte den Kopf.

»Was macht man, wenn man sich zu zwei Männern hingezogen fühlt, die sich aber beide nicht für einen interessieren?«

Die Gynäkologin verwies mich an Dr. Sommer.[74]

Dessen Rat war überraschend pragmatisch: Such dir einen dritten.

Das machte ich, und wieder hatte ich Glück, als seine Mutter uns nicht dabei erwischte, wie wir die Pornos heimlich wieder in den elterlichen Schrank zurückstellten.

Auf mein Glück konnte ich mich seit jeher verlassen. Niemals traf ich Kollegen in der Sauna oder den Chef im Erotikmuseum, niemals schnüffelte mir der Hund meines Dates am Schritt, und niemals fand meine WG heraus, dass ich mir nicht dreimal pro Tag die Beine rasierte, sondern meinen neuen Vibrator testete.

---

74 Deutscher Arzt und Psychotherapeut, der in den 70ern und 80ern für die Zeitschrift *Bravo* Fragen zum Thema Sex beantwortete. Das Dr. Sommer-Team gibt es heute noch, und liest man sich die Fragen durch, stellt man fest: außer dem Internet hat sich nichts verändert, nicht einmal das Pseudonym. Warum auch? Dr. Herbst macht Altersdepression, Dr. Winter Sterbehilfe, und Dr. Frühling klingt nach einem Deutschlehrer, der sich von seiner Frau im Bett Eduard Mörike nennen lässt.

Die Apothekerin räuspert sich: »Wir haben ein Sonderangebot«, unterbricht sie meine Gedanken, und angesichts ihrer lauten Stimme zucke ich ein wenig zusammen. »Wenn Sie zwei Packungen nehmen, kriegen Sie eine dritte geschenkt.« Sie lächelt mich freundlich an, und auf einmal fühle ich mich wie damals in der Drogerie.

»Nein, danke«, sage ich und werde rot.

»Wieso nicht? Wir schenken Ihnen eine Packung mit Noppen.«

»Nein, danke«, sage ich noch mal.

»Was haben die Leute nur gegen Noppen?«

»Ich weiß es nicht«, sage ich.

Sie seufzt beleidigt. »Dann also nur eine Packung *ganz* normale Kondome und die Vaginalpilz-Kombipackung.«

»Die ist für meine Schwester«, sage ich, und tatsächlich hat sich hinter mir eine kleine Schlange gebildet.

»Jaja«, sagt sie. »Die große oder die kleine?«

»Wie jetzt?«

»Die große oder die kleine Vaginalpilz-Kombipackung?«

»Das, was auf dem Rezept steht«, murmle ich.

»Oh, die ganz große. Die muss ich erst bestellen.« Sie lächelt mich freundlich an. »Das Angebot mit den Kondomen gilt übrigens noch die ganze Woche.«

»Danke, nein.«

»Danach ist das Gleitgel im Angebot.«

»Ich glaube, ich bin okay«, sage ich, und unter den grinsenden Augen meines Hintermanns flüchte ich aus der Apotheke.

Fast hätte ich meine Mutter angerufen und ihr Mitgefühl eingeholt für den peinlichsten Apothekenmoment meines Lebens, sie würde verstehen, dass man auch als Erwachsene sehr rot werden konnte, sie hatte eine ähnliche Geschichte in petto, auch hier spielte eine übermotivierte Apothekerin die

Hauptrolle – ich überlege kurz, doch ich tue es nicht, denn für ein Gespräch mit meiner Mutter bin ich zu schlecht vorbereitet.

»Was ist denn, Kind?«, würde sie sagen. »Deine Stimme klingt so seltsam, du rufst doch nicht ernsthaft wegen der Apothekengeschichte an«, und dann würde sie nicht lockerlassen, bis ich ihr alles, aber auch wirklich alles erzählt hätte, Stichwort BKA Rasterfahndung, nur ohne begleitende kritische Debatte ob der Zweckmäßigkeit.

Auch mit Micha hätte ich gerne mein Erlebnis geteilt, allerdings ebenfalls nur den lustigen Teil, aber auch er würde über den anderen reden wollen. Noch nie in meinem Leben habe ich so sehr prokrastiniert wie in den letzten Tagen und Wochen. Warum rufe ich ihn nicht einfach an? Meine Fähigkeit zu normaler menschlicher Kommunikation scheint mit dem Embryo abgegangen zu sein, obwohl, irgendwie war da vorher schon ein Leck, wann ging das los? Ist es der Schichtdienst? Sollte ich doch mal wieder schlafen? Oder habe ich etwa einen pubertätshormonproduzierenden Tumor und kommuniziere deshalb schlecht?

Fragen über Fragen – ich brauche Dr. Sommer, ach was, ich brauche Dr. Karneval, die fünfte Jahreszeit, die zweite Bedeutung von »Jecken« ist bekloppt, plemplem, gaga, wäre ich Arzt, wäre Dr. Karneval mein Pseudonym, und ich arbeitete immer nur elf Minuten am Tag.

Bis dahin sollte ich vielleicht zu meiner Freundin ins Kondom-Marketing wechseln und Geschichten für deren Social-Media-Feed posten: Der erste Urlaub meiner Eltern in der Toskana, und sie hatten in einem Reiseführer gelesen, dass man in den ländlichen Gebieten Italiens nur schwer an Kondome kam. Nur die Apotheken hätten welche, hieß es, und man müsse Glück haben, wenn die Filiale bei der Abrechnung auf einen formellen Bericht an den Papst verzichtete. Meine Eltern hatten lange diskutiert, wer von beiden dem organisierten Katholizismus die Stirn bieten müsse, und fast wäre der Plan daran gescheitert, dass mein Vater argumentierte, meine Mutter solle doch bitte, wo er schon die Vorhaut beisteuere, wenigstens die Vorhut bilden – schließlich aber losten sie, und es war meine Mutter, die sich mit gesenktem Kopf und im Schutz der einbrechenden Dämmerung in die Apotheke wagte.

Nervös schlich sie an den Regalen vorbei und versuchte, die am unauffälligsten aussehende Schachtel zu entdecken, mit der in der Logik des Reiseführers die Kondome getarnt sein würden. Unter den misstrauischen Augen der Apothekerin fasste sie sich schließlich ein Herz und fragte zaghaft: »Kondomi?«

Die Apothekerin hob die Augenbrauen.

Meine Mutter schluckte, senkte ihre Stimme zu einem Flüstern und wisperte: »Kondomi?«

Keine Reaktion.

Meiner Mutter rann der Schweiß von der Stirn. »Kondomi?«, flüsterte sie erneut und beschloss dann, angesichts des unverändert ratlosen Blicks der Apothekerin aufs Ganze zu gehen und den Geschlechtsakt kurzerhand pantomimisch darzustellen. Sie stellte ihre Tasche auf den Boden und schob, so schilderte es mein Vater, der draußen vor der Apotheke wartete, ihr Becken rhythmisch vor und zurück, während sie mit zunehmendem Selbstbewusstsein ein ums andere Mal »kondomi« sagte.

In diesem Moment gingen die Mundwinkel der Apothekerin nach oben, sie lachte laut, rief »preservativi!« und gab den Blick auf ein Regal hinter der Kasse frei, in dem dicht gepackt und deutlich sichtbar ein glitzerndes Päckchen neben dem anderen lagerte und mit farbenfrohen Buchstaben seinen Inhalt verkündete. Meiner Mutter blieb der Mund offen stehen: Neben denen mit Rotweingeschmack lagen genoppte Kondome, die nach Basilikum rochen und in den Farben der Nationalflagge leuchteten. Es gab welche mit Nieten, die in Form des italienischen Stiefels rund um die Kondomspitze angeordnet waren, und Kondome, die bei Kontakt mit Flüssigkeit wie Lametta glitzerten. Es gab die Gothic-Variante in Schwarz, die Prinzessinnen-Kollektion mit rosafarbenen Schleifchen am Bund und ein Jimi-Hendrix-Kondom mit aufgenähtem Afro.

Das Angebot der Apotheke stellte jedes Beate-Uhse-Fachgeschäft in den Schatten, und meine Mutter war von der Schnelligkeit, mit der sich die Problemlage verändert hatte, derartig überfordert, dass sie panisch meinen Vater in die Apotheke winkte. Der hatte die raschen Handbewegungen der Apothekerin fehlinterpretiert, und während diese lediglich meiner Mutter Packung um Packung auf die Theke stapelte, stürmte er in die Apotheke, bereit, meine Mutter zu verteidigen, die, so war er sich sicher, wegen der akkuraten Imitation des Geschlechtsakts bereits mit einem Bein im Gefängnis stand.

An dieser Stelle der Geschichte brach meine Mutter gewöhnlich vor Lachen in Tränen aus, während sie versuchte, den Gesichtsausdruck meines Vaters zu imitieren, der nun gleichermaßen hilflos auf das Überangebot starrte. In den nächsten fünf Minuten lernten meine Eltern, dass es sowohl Kondome mit bereits integriertem Spermageschmack gab als auch solche, die sich nach dem Geschlechtsakt von selbst resorbierten – doch irgendwann erbarmte sich die Apothekerin, hielt inne und musterte meine Eltern von oben bis unten. Dann strich sie sich eine Haarsträhne aus der Stirn und sagte freundlich, wenngleich mit einem Anflug von Resignation: »Classico?«

Die Erleichterung meiner Eltern war wohl mit Händen zu greifen, und während beide immer wieder dankbar nickten, nahm die Apothekerin ein Päckchen aus dem Regal, zeigte bestätigend auf das Wort »classico« und steckte es in eine Papiertüte, auf der ein Paar beim Oralsex abgebildet war.

Was die Italiener machten, schienen sie richtig zu machen, und als ich zu Hause auf den Kassenzettel blicke, sehe ich es:

»Es bediente Sie Giulia Rossi.«

Fehlte nur noch die passende Tüte.

Der Teufel steckt im Detail

»Es kann gut sein, dass Sie sich in den nächsten Tagen auch emotional etwas wackelig fühlen«, hatte die Frauenärztin gesagt, und genau das war es, wackelig und irgendwie brüchig, so als könnte das Gefühl jeden Moment ausrutschen und hinfallen, und zwar ungebremst aufs Gesicht.

Kurz bevor ich mich hinlege, rufe ich Nina an.

»Oh Mann, Nicki«, sagt sie. »Es tut mir so leid. Natürlich übernehme ich deinen Dienst.« Sie macht eine kurze Pause. »Weiß Micha eigentlich inzwischen Bescheid?«

»Nein.«

»Du solltest ihn einweihen.«

»Ich weiß.«

»Ich komme dich morgen nach der Arbeit besuchen.«

»Das musst du nicht.«

»Ich möchte aber.«

Fünfzehn entgangene Anrufe, alle von Micha.

»Alles in Ordnung«, schreibe ich ihm. »Nur ein kleiner Notfall bei meiner Schwester. Lange Schlange in der Apotheke. Melde mich später. Sorry.«

Ich melde mich nicht. Stattdessen schlafe ich schlecht, stehe tausendmal auf, um zu checken, dass ich nicht aus Versehen verblute und bin am nächsten Morgen wirklich froh über den Termin in der Klinik. Ich fahre in ein Krankenhaus am anderen Ende der Stadt, möglichst weit weg von allen, die ich kenne. Trotzdem treffe ich vorm Aufzug eine ehemalige Kommilitonin. Sie hält ein Neugeborenes in ihrem Arm.

»Wir warten nur auf unseren Papa«, sagt sie.

»Hä?«, sage ich verwirrt, doch es stellt sich heraus, dass sie ihren Mann meint.

»Wir sind ja so verliebt, mein Mann und ich«, sagt sie noch.

»Ihr seid wohl noch nicht lange zusammen?«

»Hä?«, sagt jetzt sie.

»Na ja, wenn ihr noch so verliebt seid ...«

»Aber ich meine doch Loa Bo!«

»Loa Bo?«

»Unser Baby.«

»Ach so«, sage ich. »Na dann herzlichen Glückwunsch. Woher kommt denn der Name?«

»Aus meinem Kopf.« Sie lächelt sanft. »Das solltest du unbedingt auch mal versuchen.«

Wieder sehe ich sie fragend an.

»Na das mit dem Baby! Es ist wirklich wunderschön, so ein Baby zu haben.«

»Kann ich mir vorstellen«, sage ich.

»Was machst du eigentlich hier?«

»Ich lasse gleich mein Baby ausschaben.«

»Um Gottes willen, warum denn das?«

»Weil es tot ist.«

Unter ihren entsetzten Blicken steige ich in den Aufzug und drücke auf den vierten Stock.

»Es hätte Hans-Joachim geheißen«, sage ich noch, dann schließt sich die Tür.

Quatsch.

»Ich besuche meine Schwester, gesunde Drillinge, alle vaginal geboren.«

Ich sehe den Neid in ihren Augen.

»Und ohne PDA.[75]«

Sie erblasst.

Alles Quatsch.

Die Wahrheit ist noch besser. Ihr Mann ist der Neurochirurg, und diesmal erkennt er mich. Er wird so rot wie Emily neulich in der Waldbühne und zieht seine Frau in den Aufzug.

Ich winke beiden zu, und dann ist erst einmal Schluss mit lustig.

»Mir ist schwindlig«, sage ich zu der Anästhesistin, die sich an meiner Infusion zu schaffen macht.

»Das ist das Schmerzmitt…«

Als ich aus der Narkose erwache, sind nur zwanzig Minuten vergangen, und ich fühle mich fabelhaft.

»Alles lief glatt«, sagt die Gynäkologin. »Sie können wieder nach Hause gehen. Haben Sie jemanden, der Sie abholt?«

»Nein«, sage ich. »Zum Glück nicht.«

Sie lacht, und ich bin froh, dass in ihren Augen kein Mitleid liegt. Mitgefühl, von mir aus, aber kein Mitleid – was lernt man nicht alles auf der anderen Seite des Bettes.

»Denken Sie daran, dass Sie fahruntüchtig sind, und treffen Sie in den nächsten 24–48 Stunden keine wichtigen Entscheidungen.« Sie lächelt mich freundlich an. »Aber das wissen Sie ja sicher als Kollegin.«

»Gar nichts weiß ich«, sage ich und grinse inadäquat lange.

---

75 Periduralanästhesie. Überraschend emotional diskutierte Schmerzmittelgabe über das Rückenmark im Rahmen der Geburtshilfe und weniger positiv konnotiert als die sogenannte natürliche Geburt. Schlimmer nur noch der Kaiserschnitt. Was allerdings gerne vergessen wird: Die Geburt ist eine der größten Gefahren im Leben der Menschen – wer sich also sehr naturverbunden fühlt, möge überlegen, ob der eigene Blinddarm nicht auch ohne Narkose rauskann. Ging ja früher auch.

»Ihre erste Narkose?«, fragt die Gynäkologin.

Ich nicke.

Mein Hoch hält bis nach Hause.

Dort steht Micha vor meiner Tür.

»Hey«, sagt er.

»Hallo«, sage ich.

»Kann ich hochkommen?«

»Klar«, sage ich und weiche seinem Blick aus.

»Weißt du …« Er bricht ab. »Egal, lass uns erst mal hochgehen.«

Schweigend steigen wir die Treppen hinauf, ich spüre seine Anwesenheit wie einen Vorwurf im Rücken, gleich muss ich mich erklären, doch mein Kopf ist leer.

In der Wohnung angekommen, nimmt er mich am Arm.

»Es ist nicht okay, Nicki.«

»Was?«

»Einfach zu verschwinden.«

»Ich bin hier.«

»Du weißt, was ich meine.«

»Wir sind nicht verheiratet.«

Seine Augen verengen sich. »Soll ich gehen?«

Es ist das erste Mal, dass ich ihn sauer sehe, und da ist es wieder, das Wacklige, als ob mein Gefühl rutscht.

»Nein«, sage ich, aber mehr ist nicht drin.

»Dann rede endlich mit mir.«

Wieder sehe ich an ihm vorbei.

»Mensch, Nicki, was ist los? Ich war ein paar Tage weg, und auf einmal ist alles anders. Was ist passiert? Habe ich irgendetwas falsch gemacht? «

»Ich war schwanger«, bricht es schließlich aus mir hervor. »Von Benedikt. Es ist abgegangen.«

Er sieht mich an.

»Ich komme aus der Klinik«, sage ich. »Ich wusste nicht, wie ich es dir erzählen soll. Ich …«

Er sieht mich weiter an. Sein Blick ist seltsam wund.

»Ich … Ich wollte es nicht, ich hätte abgetrieben, ich wollte es mit dir. Oder mit jemand anderem … aber nicht einfach so. Aber dann ging es ab, und jetzt ist es auch nicht gut …«

Er schluckt. »Kann ich mich setzen?«

Ich deute aufs Sofa. Er setzt sich.

»Es tut mir leid«, sage ich. »Ich hätte es dir sagen sollen.«

Er sieht mich an.

»Es tut mir leid«, wiederhole ich.

»Ich war beim Urologen«, sagt er.

»Was?«

»Ich war beim Urologen.«

»Wieso?«

»Mensch, Nicki, was denkst du denn? Ich bin verliebt in dich, ich denke den ganzen Tag an nichts anderes, ich weiß nicht mehr, wo ich stehe, was ich will, ich weiß überhaupt nichts, außer dass ich meine Gefühle zu dir nicht einfach weiterlaufen lassen kann, wenn ich mir nicht endlich klar darüber werde, ob ich Kinder haben will … Aber je mehr ich darüber nachdenke, desto unklarer wird es, ich weiß nicht mehr, ob meine Gefühle noch zu meiner bisherigen Einstellung passen, ich weiß nicht, ob das noch echte Überzeugung ist oder die Gewöhnung an einen alten Zustand, ich will nicht versteinert in der Vergangenheit verharren, aber ich weiß genug von Liebe und deren Vergänglichkeit, dass ich gar nicht anders kann, als meinen Meinungsumschwung nicht ganz ernst zu nehmen, ich …« Er nimmt meine Hand. »Ich kann den ganzen Tag an nichts anderes denken als an dich und deine Hände unter meinem Kittel, aber ich weiß nicht, ob das reicht … Ich wollte vom Urologen hören, was möglich ist, ich habe damit nicht gerechnet ... Mit dir. Mit uns ...«

»Ich auch nicht. Du bist mein Oberarzt.«

»Lenk nicht ab.«

»Warum hast du nichts gesagt?«

»Ich wollte ...«

»Ist schon okay, ich habe ja auch nicht gefragt.«

»Ich wollte erst einmal Klarheit für mich.«

»Und hast du sie jetzt?«

Er lächelt schwach. »Emotional nein. Medizinisch ja.«

»Was soll das heißen?«

»Es gibt verschiedene Möglichkeiten. Man kann die Samenleiter operativ wieder zusammennähen, aber die Erfolgschancen sind nach so langer Zeit gering.«

»Habe ich auch gelesen.«

»Es gibt die Möglichkeit einer Hodenbiopsie, und wenn genug Spermien da sind, kann man damit eine künstliche Befruchtung durchführen.«

»Mich interessiert mehr der emotionale Teil.«

Er blickt zu Boden.

»Ist schon okay, ich werde nicht versuchen, dich zu überreden.«

»Das weiß ich. Das ist es nicht ... Es hätte ...« Er schluckt. »Es hätte auch meins sein können.«

»Was meinst du damit?«

»Es hätte auch mein Kind sein können.«

»Wie das denn?«

»Ich habe Spermien im Ejakulat. Nicht ganz so viele, aber genug, um auf natürlichem Weg ein Kind zu zeugen.«

»Wie soll das gehen? Hast du damals keine Kontrolle gemacht?«

»Doch, aber nur eine, ganz kurz nach dem Eingriff. Die war

in Ordnung, aber der Urologe meinte, es gäbe Regenerationsprozesse, er hätte das alles schon gesehen …«

»Okay«, sage ich.

»Nein, nicht okay! Es tut mir so leid, Nicki.«

»Was denn?«

»Alles. Dass du nach einem One-Night-Stand schwanger geworden bist, dass du den Abgang hattest und dass es vielleicht gar nicht von einem One-Night-Stand war …«

»Mir tut es auch leid.«

»Der Urologe hat mich angerufen, während ich in London war. Ich hätte es dir sonst schon längst erzählt.«

Meine Finger sind in seinen, mein Puls pocht, es lebe die zweite Pubertät.

»Es tut mir wirklich so leid. Wie geht es dir denn?«

»Es geht.«

Er sieht mich an. »Hast du es Benedikt erzählt?«

»Nein.«

Er streicht mir übers Haar. »Hast du Hunger?«

Ich nicke.

»Ich kaufe was ein, okay?«

Als er wiederkommt, bin ich eingeschlafen, doch als ich aufwache, steht neben mir ein Teller Risotto, und Micha reicht mir ein großes Glas Orangensaft. Ich fühle mich wie früher, als ich Schnittchen im Bett essen durfte, wenn ich krank war. Ist das der Moment, nach dem man Ausschau halten soll? Wenn der Liebhaber Risotto bringt und man dabei an seine Kindheit denkt?

»Danke«, sage ich schwach. »Ich wusste gar nicht, dass du so gut kochen kannst.«

Er lächelt. Dann küsst er mich. Seine Lippen schmecken nach Kaffee, und ein ganz klein wenig nach Zigarette. So haben früher alle Küsse geschmeckt, ich weiß gar nicht mehr, wann das aufgehört hat, es muss einer dieser rätselhaften Übergänge gewesen sein, deren man erst gewahr wird, wenn sie sich bereits vollzogen haben, unbemerkt, der Schalter umgelegt, und die Welt ist eine andere.

Dass auch meine sich verändert hat, wurde mir zum ersten Mal auf dem letzten Klassentreffen bewusst, dort waren auf einmal alle verheiratet, schwanger und Nichtraucher, sogar die Männer – ich erinnere mich, dass ich irritiert war, belustigt, ungläubig, das bisherige Leben schien hinfällig, durch die Elternschaft genullt, doch es hatte mich nicht gestört, ich lauschte den Erzählungen der anderen mit der überlegenen Indifferenz eines Menschen, der mit sich im Reinen ist.

Heute wiederum sähe es anders aus, heute würde ich mich fragen, was ich falsch und die anderen richtig gemacht hätten, heute säße ich das erste Mal bei denen, die darunter litten, das nächste Level nicht erreicht zu haben, und nicht einmal Till wäre bei mir, der ewige Klassenclown, denn der nimmt jetzt erstmals Ritalin, und es geht ihm ausgezeichnet.

Kinderlos, Raucherin, unklarer Beziehungsstatus, fehlt nur noch Davidoff Cool Water, und meine Jugend wäre komplett.[76]

»Nina übernimmt meinen Nachtdienst«, löse ich mich nach einer halben Ewigkeit von Micha und seinen Lippen. »Nur für morgen habe ich noch niemanden gefunden.«

»Bin ich wirklich so ein Sklaventreiber, dass du dir sogar Sorgen machst, wenn du krankgeschrieben in den Armen dessen liegst, der den Dienstplan schreibt?«

»Ja«, sage ich.

---

76 Tatsächlich gehe ich manchmal in die Drogerie und rieche an dem Parfüm, ohne es zu kaufen, denn Nostalgie muss gut dosiert werden – genau wie ein Klassentreffen, genau wie Kinder, genau wie wahrscheinlich alles im Leben, und genau wie ein Kuss.

»Dann habe ich wohl alles richtig gemacht.« Er grinst ein wenig unbeholfen und nimmt meine Hände in seine. »Magst du noch mal reden?«, fragt er.

»Lieber wann anders«, sage ich.

»Was möchtest du denn gerne machen?«

»Vielleicht einen Film schauen?«

»Aber nicht wieder *Rambo*!«

»Ich weiß gar nicht, was du gegen diesen Film hast«, sage ich, und mein Beleidigtsein ist nur halb gespielt.

»Ich habe nichts gegen ihn, ich habe ihn nur schon alleine mit dir fünfmal gesehen.«

»Okay, okay. Wie wäre es mit Fußball?«, frage ich und nehme einen Löffel von dem inzwischen fast erkalteten Risotto.

»Habe ich auch schon mindestens fünfmal gesehen«, grinst er, doch er holt bereitwillig den Laptop, und wir landen in der Halbzeit, genau richtig zur Bierwerbung, meines Erachtens schon immer das verlässlichste Vergnügen einer Fußballpartie und bei mir irgendwo im Stammhirn abgelegt, direkt neben den Schnittchen.

Wäre ich nicht gedanklich ohnehin bereits in den Neunzigern angelangt, katapultierte mich spätestens jetzt die Waldseeromantik von Krombacher zurück auf die elterliche Couch, neben meinen Vater und in die erste Halbzeit unzähliger Fußballspiele.

Besser als Krombacher ist nur der Kult-Werbespot von Jever aus dem Jahr 1995, anstelle eines Waldsees sieht man das Watt, und der Mann, der in der Dämmerung mit einem Boot durchs Wasser gleitet, ist ein französisches Model und zugleich der Prototyp des deutschen Bierwerbungsmannes: Mitte vierzig, schlank bis hager, sehr gepflegter Bart, vielleicht drei bis fünf Tage, und die Nase stets ein wenig zu groß, um für Hugo Boss modeln zu können – doch im Falle des Franzosen ist sogar die Nase perfekt, schade, dass sein Gesicht immer nur halb im Bild ist, vielleicht war was mit dem einen Ohr? Egal, man sieht Wiesen, Schafe, einen Leuchtturm, und parallel erklingt eine raue Stimme aus dem Off, es ist nicht die des Franzosen, aber sie passt zur Wildheit von Nordsee und Landschaft, und sie betont die Konsonanten wie ein Schauspieler. Ich tippe inzwischen auf einen Germanisten, der sich nach dem Scheitern seiner Doktorarbeit über stimmlose Verschlusslaute bei Jever beworben hat.[77]

»Keine Staus«, sagt die Stimme, und die nächsten zwei Wörter sind ihr Lebenswerk: »Keine Heck-tik«, sagt sie, und dann noch: »Keine Anrufe, keine Termine, keine Kompromisse, kein anderes Bier.«

Während der letzten Worte lässt sich der Franzose mit wehendem Trenchcoat in die Dünen fallen, aber selbst sein ikonischer Fall ist Nebensache – wer die Stimme einmal »keine Heck-tik« hat sagen hören, wird nur noch Jever trinken oder Schafe züchten wollen, und dies wie so oft im Kontext von Werbung völlig unabhängig von der Qualität des beworbenen Produkts.

»Ich liebe Bierwerbung«, sagt Micha, als der Anpfiff zur zweiten Halbzeit erfolgt. Er lehnt sich an meine Schulter. »Das ist bei mir irgendwo im Stammhirn abgelegt.«

Muss ich ihn heiraten, oder reicht es, wenn ich das nächste Mal die Schnittchen mache?

So oder so. Ich kratze das letzte bisschen Risotto vom Teller und bin für einen Moment ziemlich glücklich.

---

77 Bitburger hatte abgelehnt – »Wir machen stimm*hafte* Plosive! Sagen Sie mal! Bringt man Ihnen an der Uni gar nichts mehr bei?«

Beta-hCG in den Augen

Die nächsten Tage hole ich nach, was so lange zu kurz kam: Ich schlafe aus, weiter, durch, wieder ein, und dazwischen tue ich nichts außer essen, trinken und wieder schlafen. Es ist wie Urlaub, nur besser, denn ich habe die Liste mit den To-dos weggeworfen, ich muss also weder den Keller entrümpeln noch die Zimmerpflanzen umtopfen, ich muss nicht putzen, nicht saugen, kein Spülmaschinensalz kaufen, nicht zum Zahnarzt, keine Haftpflicht abschließen, keine WC-Tabs einwirken lassen, ich muss kein Pfand wegbringen, kein Fotobuch erstellen, nicht in den Baumarkt fahren, die Gefriertruhe enteisen, den Hausmeister anrufen, die Steuererklärung abgeben, das neue Bild aufhängen, noch mal den Hausmeister anrufen, meinen Dauerauftrag ändern – ich muss gar nichts, und ich lasse den Elektromüll im Flur, gleich neben der Matratze und dem alten Lattenrost, der jedes Mal auf den Besuch kippt, wenn der sich in Unkenntnis der lokalen Gegebenheiten zu forsch seine Schuhe bindet.

Nur ein einziges Mal verlasse ich die Wohnung, um etwas zu erledigen.

»Wie geht es Ihnen?«, fragt die Gynäkologin.

»Es geht mir sehr gut«, sage ich. »Ich hatte ganz vergessen, wie schön es ohne Arbeit ist.«

»Das freut mich«, sagt sie. »Ich vergesse das auch dauernd, und wenn ich eines bereue, dann, dass ich mutmaßlich zu spät in den Ruhestand gehen werde. Wenn ich heute stürbe, ich hätte außer aufräumen und arbeiten nichts gemacht.«

»Vielleicht hin und wieder die Steuererklärung?«

Sie lächelt. »Das postmoderne Erwachsenenleben ist bisweilen eine einzige Aneinanderreihung von Zumutungen«, sagt sie.

»Gibt es Alternativen?«, frage ich hoffnungsvoll.

»Meine Urgroßeltern haben sich buchstäblich zu Tode gepflügt. An vielen Orten der Welt ist das heute auch noch möglich – ich befürchte, besser, als wir es haben, geht es nicht.«

Sie legt den Ultraschallkopf beiseite.

»Mit Ihrer Gebärmutter ist alles in Ordnung. Dennoch: Falls Sie eine Schwangerschaft wünschen, wäre es gut, noch ein bisschen zu warten.«

»Das ist kein Problem«, sage ich. »Mein Kinderwunsch schläft sich aus. So wie ich.«

»Dann erst einmal alles Gute für Sie.«

»Danke«, sage ich. »Für Sie auch.«

Auf dem Rückweg setze ich mich in die Weinbar bei mir um die Ecke. Es ist erst 15 Uhr, aber es ist schon offen.

»Kein Aperol Spritz«, steht an der Tafel.

»Was ist falsch an Aperol Spritz?«, frage ich.

»Ich habe eine Weinbar«, sagt der Kellner. »Aber ich mache eine Ausnahme für dich. Du warst früher dauernd da, was war los?«

Ich winke ab. »Arbeit«, sage ich.

»Ich dachte schon, du wärst schwanger.«

»Das auch.«

»Echt jetzt?«

»Nein, war nur ein Witz.«

»Ich will keine Kinder.«

»Warum nicht?«

»Hast du schon einmal Eltern mit Kindern beim Brunchen beobachtet?«

»Ich schaue immer weg.«

Er grinst. »Hey, mein Schatz, magst du den großen Teller oder den kleinen? Okay, den kleinen. Soll ich den hier in die Mitte stellen oder an den Rand? Okay, an den Rand. Aber Vorsicht, das kippelt! Okay, du willst, dass es kippelt. Soll ich das Brötchen aufschneiden oder aufbrechen? Okay, du willst selber mit dem Messer. Aber das Messer ist scharf, okay, du willst da mit der Zunge trotzdem mal drüberlecken. Soll ich dir nicht lieber eine Gabel geben? Okay, du willst mit dem Löffel in den Joghurt schlagen. Okay, aber nur einmal, okay, mein Schatz, das reicht, na gut, einmal noch, huch, jetzt reicht es aber wirklich ... Aber es reicht natürlich nicht, es geht ewig so weiter, und ich trinke derweil entspannt drei Flaschen Sekt.« Er grinst. »Dafür bin ich in den Augen der Gesellschaft der egoistische dauerfrühstückende Single und habe im Alter wahrscheinlich niemanden, der zumindest eine Alibi-Woche lang versucht, mich zu Hause zu pflegen.«

Ich muss lachen. »Aus deinem Bericht spricht persönliche Betroffenheit.«

»Ich hatte mal ein Frühstückscafé – und mein Bruder hat drei Kinder.« Er hat sich inzwischen selbst ein Glas Wein eingeschenkt und setzt sich zu mir. »Die ich übrigens sehr gerne mag, ich verstehe gar nicht, wo das Problem ist, wenn ein paar wenige Menschen keine eigenen wollen ...«

»... oder keine kriegen können. Ist ja meist keine freiwillige Entscheidung.«

»Sehe ich auch so. Meinem Bruder sind Kinder passiert, meiner Schwester nicht, und sie sagt, sie fühle sich als Außenseiterin in einer Gesellschaft, für die Kinder kriegen wie Medizin studieren ist.«

»Immer die richtige Wahl, egal, wie man sich damit fühlt?«

»Ganz vergessen, du bist ja vom Fach.« Er grinst. »Ich habe auch mal eine Weile Medizin studiert.«

»Das wusste ich gar nicht.«

»Bis zum sechsten Semester, und es war herrlich. Alle anderen mussten sich ständig für ihre Berufswahl rechtfertigen, nur ich nicht.«

»Warum hast du aufgehört?«

»Es hat mich nicht glücklich gemacht. Ich hatte keine Zeit mehr für die schönen Dinge des Lebens.« Er nimmt einen Schluck aus seinem Glas und prostet mir zu. »Ich bin eigentlich Musiker, aber die Weinbar ist ein alter Traum von mir. Sollte eigentlich eine Jazz-Bar werden, aber alle hören Elektro, also lasse ich Beats laufen, verkaufe Wein und schreibe an meinem nächsten Album.«

»Klingt traumhaft.«

»Mal sehen, ob es auf Dauer funktioniert, aber falls nicht, hat mein Bruder angedeutet, er würde mich notfalls durchfüttern, bei drei Kindern käme es auf ein viertes auch nicht mehr an.«

»Sympathisch.«

»Auf jeden Fall. Alle anderen tun so, als würden sie ihre Kinder für meine Rente gebären. Und das Problem mit dem Brunchen verstehe ich auch nicht. Ich brunche ja nicht und betreue währenddessen mein Kind schlecht, sondern ich brunche, weil ich niemanden betreuen muss. Wozu der Vorwurf?«

»Vielleicht ist es weniger Vorwurf als Abgrenzung, weil das Leben mit Kindern so anstrengend ist, dass man sich permanent vergewissern muss, dass man trotzdem alles richtig gemacht hat.«

»Da könntest du recht haben. Aber jetzt lasse ich dich mal in Ruhe deinen Aperol trinken …« Er steht auf und lächelt mir zu.

»Es war mir ein Vergnügen«, sage ich. »Ich habe Zeit.«

Und es stimmt.

Seit Ewigkeiten habe ich wieder einmal Zeit, denn die Gynäkologin hat meine Krankschreibung um zwei Wochen verlängert.

»Warum machen Sie das?«, hatte ich gefragt.

»Die meisten gehen nach einer Fehlgeburt zu früh wieder arbeiten, weil es medizinisch gesehen ja nichts Schlimmes ist, aber wenn ich ehrlich sein darf, Sie sahen auch ohne beta-hCG in den Augen aus, als könnten Sie eine Pause brauchen.«

»Beta-hCG in den Augen?«

»Manchmal brauche ich keinen Ultraschall, um zu sehen, dass die Frauen schwanger sind.«[78]

»Beeindruckend«, hatte ich gesagt und mir überlegt, wie praktisch diese Fähigkeit auch für meine Tätigkeit wäre.

---

78 State of the art ist der Nachweis von beta-hCG, einem Hormon, das in aller Regel nur während der Schwangerschaft produziert wird, in Blut oder Urin. Oder halt der dicke Bauch.

Eat pray love

Als ich nach fast drei Wochen wieder in die Rettungsstelle fahre, ist mir seltsam zumute. Doch Nina und Martin haben vorgesorgt. Eine schwere Mandelentzündung soll ich überstanden haben, mit einem Abszess, den man beinahe hätte operieren müssen. Lauter mitfühlende Nachfragen und Komplimente, dass ich trotzdem schon wieder da sei. Ganz viel Vanilleeis müsse ich essen, rät mir das gesamte Team, und Schwester Emily hat mir tatsächlich eins mitgebracht.

»Schwester Beate hat sich nach dir erkundigt«, flüstert sie mir zu.

»Das kommt einer Liebeserklärung gleich«, sagt Rolf. Auch er lächelt freundlich. »Schön, dass du wieder da bist.«

»Danke«, sage ich ein wenig verlegen.

Meine erste Amtshandlung ist die Morgenvisite mit dem Chef.

»Wieso ich?«, frage ich Martin.

»Weil du schon ewig nicht mehr dran warst.«

Es scheint, als wäre auch der Chef schon lange nicht mehr dran gewesen, denn nach jedem Zimmer fragt er entsetzt: »Noch eins? Das ist ja vollkommen absurd, was man da jetzt alles organisieren muss.«

Ich nicke zustimmend, und kopfschüttelnd tritt er ans nächste Bett. Er wirkt müde, fast so, als hätte auch er sehr lange sehr wenig geschlafen. Immer wieder fallen ihm die Augen zu, und ich sehe, dass er sich am Bettende festhält, dort wo der Name der Patientin, auf ein kleines Schild gedruckt, um die Stange gewickelt ist. Das Schild dient der Identifikation, und wenn dann noch die richtige Person drinliegt, kann eigentlich gar nichts schiefgehen. Möchte man meinen. Gerade hat der Chefarzt wieder fast sein Gleichgewicht verloren – ich räuspere mich.

Ertappt öffnet er die Augen und setzt ein verbindliches Lächeln auf: »Frau Tempur«, sagt er, während er auf das Schildchen am Bettende schielt. »Ich bin der Chefarzt. Ich kümmere mich um alles.«

»Äh, Chef«, sage ich leise und deute auf den Zettel. »Das ist Frau Müller. Tempur heißt die Matratze.«

»Oh«, macht er und wird ein bisschen rot, doch die Patientin hat gar nicht zugehört.

»Können Sie bitte das Fenster schließen?«, sagt sie.

»Selbstverständlich«, antworte ich und schließe das Fenster.

»Es zieht immer noch.«

Ich rüttele am Griff. »Tut mir leid, das Fenster ist geschlossen.«

Missbilligend blickt sie mich an: »In diesem Laden funktioniert wirklich gar nichts. Das Essen ist schlecht. Die Leute sind unfreundlich. Sie haben gestern beim Blutabnehmen dreimal danebengestochen, und jetzt zieht es auch noch! Am Ende werde ich noch krank.«

»Sie sind doch schon krank«, wirft der Chefarzt ein.

»Ich war gestern gar nicht da«, sage ich.

»Irgendeiner wird es schon gewesen sein«, grummelt die Frau.

»Ich müsste einmal auf Ihre Lunge hören.«

Sie nickt unwillig, und ich zücke mein Stethoskop. Als ich mich über sie beuge, höre ich es auch: Ein leises Zischen dringt an mein Ohr.

Ich blicke auf und muss grinsen: »Ich nehme Ihnen jetzt mal den Sauerstoffschlauch aus dem Ohr«, sage ich und stecke die Plastikpfropfen wieder in ihre Nasenlöcher. »Dann zieht es auch nicht mehr so.«

Die Frau wird rot und murmelt vor sich hin. »Eins zu null für Sie. Aber ich will ein anderes Zimmer.«

»Wieso denn das?«

»Meine Bettnachbarin will ihren Wecker nicht ausstellen.«

»Ihre Bettnachbarin hat eine künstliche Herzklappe. Die kann sie nicht ausstellen.«

»Das kann ja jeder sagen. Für mich hört sich das an wie ein Wecker.«

»Für mich auch«, mischt sich die Nachbarin ein. »Darüber wollte ich sowieso mit Ihnen sprechen. Ich kann die Dame gut verstehen, ich kann auch kaum mehr schlafen, so laut tickt diese Klappe. Das hat mir niemand gesagt. Der Mercedes unter den Klappen, hieß es – dass ich nicht lache!«

»Meine Damen, ich bitte Sie.« Der Chefarzt hebt beschwichtigend die Hände.

Doch die Patientin wird lauter: »Mein Mann hat mich mein Leben lang geliebt! Ich schnarche seit unserer ersten Nacht, und nie hat er sich daran gestört! Aber seit der Klappe besteht er auf getrennten Betten!«

Ihre Augen füllen sich mit Tränen.

Der Chefarzt tritt ans Bett und zuckt zurück: »Huch, die ist ja wirklich laut. Was ist das für ein Modell?«

Die Frau reicht uns ihren Ausweis.

»Tatsächlich der Mercedes unter den Klappen.« Der Chefarzt pfeift anerkennend durch die Zähne. Dann wirft er einen Blick ins Ausweisinnere: »Aber was hat man Ihnen denn da einprogrammiert? Weckerticken extra laut!« Er lacht fröhlich. »Was hätten Sie denn stattdessen gern?«

»Was gibt es denn?«, fragt die Frau interessiert.

»Weckerticken leise, Weckerticken mittel und die Verspätungsdurchsage der Deutschen Bahn.«

»Was?«

»War nur ein Witz. Aber Sie haben die Wahl zwischen Hufeklappern, Meeresrauschen, Walgesang oder völliger Stille.«

»Nehmen Sie Meeresrauschen!«, ruft die alte Dame. »Ich möchte Meeresrauschen!«

»Da muss ich vorher meinen Mann fragen«, sagt die Frau. »Aber stecken Sie sich doch bis dahin einfach wieder den Sauerstoffschlauch ins Ohr.«

Der Chefarzt lacht und geht zur Tür.

»Das mit dem Meeresrauschen war nur ein Witz«, rufe ich, während ich ihm hinterhereile.

»Denken Sie, wir sind blöd?«, fragt die Frau.

»Natürlich nicht, ich dachte nur, ich stelle das richtig.«

Die Frau schüttelt den Kopf: »Kein Humor, die Jugend, kein Humor.«

»Das war lustig«, sagt der Chef, als er sich draußen von mir verabschiedet. »Ich sollte öfter Visite machen.«

»Könnte ich demnächst einmal mit Ihnen sprechen?«, frage ich.

»Wollen Sie auch ein Sabbatical?«

»Wie meinen Sie das?«

»Die eine kommt, der andere geht«, sagt er missbilligend.

»Ich weiß nicht, was Sie meinen«, sage ich.

»Micha geht.«

»Micha geht?«

»Nach Chile. Fragen Sie mich nicht, warum. Und wohin wollen Sie?«

»Wann geht er denn?«

»Ende des Jahres. Wollen Sie seine Stelle?«

»Sehr witzig.«

»Wieso? Er sagt, Sie machen sich gut.«

»Ich habe noch nicht einmal den Facharzt.«

»Na dann mal los.«

»Ich möchte gerne eine halbe Stelle«, sage ich.

Kopfschüttelnd sieht er mich an. Dann seufzt er. »Reisende soll man nicht aufhalten. Mir ist alles recht. Ist ja Ihre Karriere.«

»Äh, danke«, sage ich. »Soll ich dann noch mal zum Gespräch kommen?«

»Ach was. Klären Sie das mit der Personalabteilung.«

Völlig überrumpelt bleibe ich zurück. Micha geht nach Chile, und das war mein Personalgespräch.

Immerhin eines habe ich gelernt: Ich habe keine Lust mehr auf Spielchen.

»Was machst du in Chile, und warum weiß ich das nicht?«, schreibe ich Micha, und dann gehe ich zurück und fange an zu arbeiten.

Ob es Menschen gibt, die einfach zur Arbeit gehen und tun, was sie tun müssen, ohne dass ihr Inneres parallel dazu die Handlung eines Bergdoktor-Romans inszeniert?

»War es so schlimm?«, fragt Martin.

»Was?«

»War die Visite so schlimm, oder warum machst du so ein Gesicht?«

Ich winke ab.

»Lass mich raten, es ist wieder was mit Micha.« Er knufft mich in die Seite.

»Hast du denn gar keine Probleme?«, frage ich.

»Außer dass James mich heiraten will?«

»Ehrlich?«

»Möglicherweise.« Er grinst. »Aber no way.«

»Trotzdem schön, dass er dich gefragt hat.«

»Hat er nicht. Ich habe den Ring entdeckt.«

»Vielleicht ist er gar nicht für dich.«

»Das ist nicht komisch.«

»Sorry«, sage ich.

Aber es ist zu spät, und schon hat auch er ein Bergdoktor-Problem.

»Heute Abend bei Nina?«, frage ich noch.

»Ja«, sagt er zerstreut.

—

Abends ist Nina die Einzige mit guter Laune.

»Das ist doch jetzt alles deine Fantasie«, versucht sie Martin zu beruhigen. »Für wen soll er den Ring denn sonst gekauft haben?«

»Aber warum hat er ihn mir noch nicht gegeben?«

Sie seufzt und sieht mich hilfesuchend an, doch ich bin abgelenkt, denn gerade ruft Micha an.

»Sorry«, sage ich. »Komme gleich wieder.« Dann gehe ich auf den Balkon.

»Tut mir leid, dass ich mich jetzt erst melde«, sagt Micha. »Ich hatte bis eben NEF-Dienst.«

»Ich weiß.«

»Kann ich später noch vorbeikommen? Ich wollte dir gerne etwas erzählen.«

»Stimmt das mit Chile?«

»Können wir später in Ruhe reden?«

»Okay«, sage ich.

»Ich freue mich auf di…«, sagt er, aber ich habe aufgelegt, bevor sein Satz zu Ende ist.

Meine Stimmung ist endgültig hinüber, es stimmt also, und dabei waren wir uns wieder so nahegekommen, nur das

Thema Kinder hatten wir ausgespart, aber was gab es da auch groß zu sagen? Seine Spermien waren wach, mein Kinderwunsch schlief, er war sich unsicher, und ich war einfach nur erschöpft. Ich hatte ihm erzählt, dass ich reduzieren wollte, und er hatte mich darin bestärkt.

»Da fragt später keiner mehr«, hatte er gesagt. »Und dem Chef ist ohnehin alles egal, außer du wirst schwanger und fällst komplett aus.«

Daraufhin hatten wir schnell das Thema gewechselt, und als ihm ein paar Stunden später die Visitenkarte des Urologen aus der Hosentasche fiel, amüsierten wir uns gemeinsam, denn der Urologe mit Schwerpunkt Vasektomie hatte sein Kärtchen mit den Scheren einer riesigen Krabbe verziert.

»Fehlt nur noch die Sprechblase mit Schnipp-Schnapp«, hatte ich gesagt, und Micha hatte gegrinst. »Kein besonders subtiler Humor, der Mann, aber vielleicht geht das auch nicht als Urologe, immerhin ist ein Penis ja auch kein besonders subtiles Körperteil.«

»Wie war das eigentlich?«

»Was?«

»Na, die Spermaprobe.«

»Peinlicher, als ich gedacht hätte. Zuerst habe ich zwei Patienten erkannt, die mir ins Sprechzimmer gefolgt sind, weil sie dachten, ich sei der Urologe, und dann hat mir die MFA wortlos einen Briefumschlag in die Hand gedrückt, so einen großen, der aussieht, als bekäme man gleich einen Preis verliehen, aber drauf stand Stimulationsmaterial, und drin waren Pornohefte.«

»Und damit geht man dann in eine Kabine?«

»Schön wäre es. Mich hat man in ein Zimmer geführt, das aussah wie ein Wartezimmer, mit Jacken an der Garderobe und ohne Schlüssel für die Tür. Ich so: ›Äh, kommt da niemand rein?‹ Sie so: ›Nee, keine Sorge.‹ Ich so: ›Puh.‹ Sie so: ›Die Praxis wird gerade umstrukturiert.‹ Ich so: ›Kann ich warten, bis eine Kabine frei wird?‹ Sie so: ›Leider nein. Der Doktor hat es heute eilig.‹«

»Und kam jemand rein?«

»Nein. Aber so schnell war ich noch nie. Ziehen Frauenärztinnen eigentlich bei der Untersuchung Handschuhe an?«

»Meine immer. Warum?«

»Der Urologe nicht. Ich meine, er hat nicht viel gemacht, aber warum ohne Handschuhe?«

»Das scheint in manchen Disziplinen so ein Ding zu sein. Mein Zahnarzt fasst mir auch immer mit nackten Händen in den Mund.«

»Bleibt zu hoffen, dass er nicht in seiner Freizeit Urologe ist.«

Ich hatte gelacht, und dann hatten wir das erste Mal wieder miteinander geschlafen. Ganz ohne Stimulationsmaterial, dafür dreimal hintereinander.

Und jetzt Chile. What the fuck?

Als ich vom Telefonieren zurückkomme, sind Nina und Martin keinen Schritt weiter in der Ring-Diskussion.

»Männer haben eine derart leicht zu manipulierende Fantasie«, stöhnt Nina.

»Frauen auch«, sagt Martin. »Sieh Nicki an, sie behauptet, Micha ginge nach Chile.«

»Das kommt mir auch spanisch vor«, sagt Nina.

»Haha«, mache ich.

Nina grinst. »Neulich standen drei Frauen am Flohmarkt, die sagten, sie hätten den Kuchen, den sie verkauften, nackt gebacken. Sehr gut sahen sie aus, die drei, und etwa 150 Männer haben ihnen den Stand eingerannt. Als mal kurz niemand hinsah, habe ich sie gefragt, ob das stimmt. Um Gottes willen, sagten sie, sie hätten in ihrem Leben noch nichts gebacken, und ob ich gar nicht sähe, dass sie nicht mal Kuchen hätten.«

Ich muss lachen, Martin auch, aber als ich nach Hause gehe, macht meine Fantasie aus dem imaginären Kuchen eine zehnstöckige Buttercremetorte, und als ich Micha die Tür öffne, bin ich überzeugt davon, dass in Chile eine von ihm gezeugte Großfamilie auf ihn wartet.

»Hey«, sagt er und umarmt mich zärtlich. »Tut mir leid, dein Gespräch mit dem Chef. Ich wollte es dir selbst erzählen.«

»Was denn erzählen?«

»Setz dich doch erst einmal hin.«

Ich setze mich, und Micha schenkt mir ein Glas Wein ein. Es ist so banal wie abgedroschen, aber es gefällt mir, dass er sich in meiner Wohnung wie zu Hause fühlt, und ich möchte nicht, dass es aufhört.

Er nimmt meine Hand.

»Das mit Chile stimmt. Ich habe mich vor ein paar Wochen spontan in einer Klinik beworben.«

»Warum hast du nichts erzählt?«

»Es war ein Hirngespinst, ich hatte es fast schon vergessen, aber vor zwei Tagen kam eine Zusage.«

»Für was denn genau?«

»Ich habe mich als Assistenzarzt in einer Rettungsstelle beworben, ohne Bezahlung, eher wie ein Hospitant, denn ich spreche ja kaum Spanisch, und ich will auch nicht die volle Verantwortung woanders übernehmen. Aber ich will ...« Er macht eine lange Pause, dann sieht er mich an und sagt: »Ich will irgendwie mal raus, und ich weiß, es passt nicht, weil es jetzt uns gibt, aber es fühlt sich an, als müsste ich es trotzdem machen. Ich glaube, ich brauche diesen Kreis ...«

»Welchen Kreis?«

»Den einen, der sich schließen muss, bevor es weitergehen kann.«

»Paulo Coelho? *Eat Pray Love*?«

Er lacht kurz auf. »Erinnerst du dich an den Morgen in deiner Wohnung, als ich dir von meiner ungeplanten Vaterschaft erzählt habe?«

Ich nicke. Natürlich erinnere ich mich.

»Auf dem Nachhauseweg fühlte ich mich auf einmal wie damals kurz nach dem Abitur. Und es roch auch so, nach dieser Art von Sommer, die man nur als sehr junger Mensch erlebt, wo die Zeit stehen bleibt, wo gleichzeitig nichts passiert und alles … die Unendlichkeit der Möglichkeiten, die Unbeschriebenheit der Zeit, und alle sagen einem dauernd, wie jung man ist, Lehrer, Eltern, Unbekannte, aber man selbst denkt sich, ja, natürlich, was sonst? Es gibt keine andere Wirklichkeit als das Jungsein, und man ist uneingeschränkt Gegenwart, ich weiß gar nicht, wann das kippt, aber ich lebe schon ewig nicht mehr im Hier und Jetzt, warum auch? Ich hoffe, dass der Dienst zu Ende ist oder das Meeting, dass ich dies oder das erledigen kann, dass ich Urlaub habe, dass der Winter vorbeigeht, dass der Sommer kommt … und ich weiß, ich kann die Zeit nicht zwanzig Jahre zurückdrehen, aber das letzte Mal, dass ich sie und mich als unbeschrieben empfunden habe, war vor der Nachricht von Biancas Schwangerschaft. Danach ist es mir nicht mehr gelungen, an das Davor anzuknüpfen, aber davor hatte ich alle diese Pläne, und Medizin war nur einer davon, ein anderer war ein Jahr in Chile, ich wollte nach Valparaíso, ich weiß nicht, warum, es gab keinen Grund außer den Wohlklang des Namens und die Assoziation mit Pablo Neruda, seine Gedichte hatten wir in der Schule gelesen, ich kenne wenige spanische Wörter, aber wegen Pablo Neruda weiß ich, was Pappeln heißt, denn in Nerudas Gedichten gab es davon so viele wie in Valparaíso Stufen, und diese Stufen führten in Viertel, wo die Häuserwände bunt waren und in meiner Vorstellung auch die Menschen.« Wieder macht er eine längere Pause und sieht mich an.

Als ich nichts sage, räuspert er sich. »Die Stadt wurde ein Sehnsuchtsort, aber als ich dachte, ich würde Vater, habe ich die Reise abgesagt und stattdessen angefangen zu studieren, und dann hat die Medizin mich geschluckt und erst kürzlich wieder ausgespuckt. Bis auf das Jahr, in dem ich mich wegen des Behandlungsfehlers kaum aus dem Haus getraut habe, habe ich keine Pause gemacht.«

»Das tut mir leid«, sage ich endlich. »Das wusste ich nicht.«

»Wie auch?«

Wir sehen uns an.

»Was denkst du?«, fragt er und greift nach meiner Hand.

Ich entziehe sie ihm und bleibe mit einem leeren Gefühl zurück.

»Es macht mich traurig«, sage ich. »Ich wähnte dich hier mit mir.«

Er sieht mich an. »Komm doch mit.«

»Was?«

»Komm doch mit. Du willst doch selbst etwas ändern.«

»Ich wollte eine halbe Stelle und nicht auswandern.«

»Es ist ja nicht für immer.«

Ich antworte nicht.

»Wann, wenn nicht jetzt?«

»Das ist kein Argument.«

»Ich meine ja nur.« Wieder nimmt er meine Hand, und diesmal lasse ich sie ihm. »Du wolltest bis vor Kurzem Kinder, ich wollte bis vor Kurzem keine, wir beide wollen uns, warum nicht erst mal etwas ganz anderes, und dann sehen wir, was passiert?«

»Vielleicht verliebst du dich in eine Chilenin.«
»Das Risiko ist es mir wert.« Er grinst.
»Sehr witzig.«
»Überleg es dir.«
»Bis wann?«
»Bis wann du willst.«
»Was heißt eigentlich Pappel?«, frage ich.
»Álamo.«
»Klingt schön«, sage ich.
Er nickt.

Pillepalle

Am nächsten Tag hat er Früh- und ich Nachtdienst, sodass ich mich im Halbschlaf von ihm verabschiede und erst am Abend allein in die Rettungsstelle fahre.

Dort sieht es übel aus, und Nina übergibt mir erschöpft zwei grenzwertig stabile Patienten mit Lungenentzündung und eine extrem schlecht gelaunte Frau, die bereits drei Formulare in den Beschwerdebriefkasten geworfen hat.

»Sie sei nicht Buchhalterin, sondern Finanzbuchhalterin, ihre tägliche Trinkmenge betrage 1,7 Liter und nicht 1,6, und sie schwitze schon seit drei Jahren, nicht erst seit zwei. Ob ich das bitte ändern würde, meine unprofessionelle Dokumentation habe sonst rechtliche Konsequenzen.« Nina seufzt.

»Was ist das überhaupt für eine Anamnese?«, frage ich. »War der Endokrinologe wieder da?«

Sie nickt. »Ein seltsames Fach.«

»Musstest du auch die Hoden tasten?«

Sie grinst. »Sie hatte keine.«

Dann verabschiedet sie sich in die Nacht.

»Kommst du bitte mal schnell?«, fragt Schwester Beate, und ich eile mit ihr in den Schockraum, wo einer der beiden Männer mit der Sauerstoffsättigung fällt. Nach ein paar Minuten ruft zum Glück die Intensivstation an, doch für den anderen Patienten gibt es kein Bett, und so verbringe ich die nächsten zwei Stunden damit, die Kapazitäten der umliegenden Kliniken abzufragen.

Bis zum Traumaalarm. Der betrifft in der Regel vor allem Anästhesie und Unfallchirurgie, wobei die eine den Kreislauf sichert und die andere feststellt, welche Körperteile ins CT müssen – ich muss allerdings trotzdem anwesend sein, wahrscheinlich für den Fall, dass der Anästhesist reden will und in der Psychiatrie niemand Zeit hat.

In einen gebrochenen Oberschenkel passen zwei Liter Blut, in einen Unterschenkel einer und in den Bauch etwa fünf. In den Brustkorb noch mal drei, aber da die meisten Menschen nicht mehr als sechs Liter Blut haben, braucht man kein Mathestudium, um auszurechnen, was passiert, wenn man sich beim Motorradfahren das Bein einklemmt, den Lenker in den Bauch und das Stoppschild in die Brust rammt.

Drei Minuten nach dem Alarmeingang sind elf Leute im Schockraum, die wichtigsten mit Röntgenschürzen und ihrer Funktionsbezeichnung mit Klettverschluss auf dem Rücken.

Martin und ich versuchen, nicht im Weg zu stehen, und ich fühle mich wie die Ärztin in einer Serie, nur leider auf der falschen Seite des Bildschirms.

»Ihr sollt da ruhig selbstbewusst mitentscheiden«, hatte Micha vor Ewigkeiten zu uns gesagt. »Manchmal geht der Überblick verloren, und dann kriegt der Patient ein Ganzkörper-CT, hat aber eigentlich einen Herzinfarkt, und niemand hat Blut abgenommen.«

Martin hatte skeptisch die Stirn gerunzelt.

»Okay«, hatte Micha gesagt. »Ich übertreibe natürlich, aber ein internistischer Blick auf die BGA schadet nie.«[79]

---

79 In fast jedem Schockraum steht ein BGA-Gerät und spuckt innerhalb kürzester Zeit eine Blutgasanalyse aus. Der Erkenntnisgewinn aus den kaum drei Milliliter Blut ist enorm: Sauerstoff-

Ich muss trotz der angespannten Stimmung fast lachen, als ich mir vorstelle, was passieren würde, wenn ich mich an der Fußballmannschaft vorbei nach vorne drängeln würde, den Oberarzt der Radiologie wegschubsen, den Unfallchirurgen tackeln und dann der Anästhesistin die BGA abnehmen: »Na dann wollen wir mal sehen, aha, aha …«

Der Patient kommt intubiert und beatmet, und die Notärztin berichtet von einem an Tragik kaum zu überbietenden Unfall, wenn so etwas passiert, kann alles passieren, denke ich, und ich bin mir sicher, ich bin nicht die Einzige, die sich vornimmt, in Zukunft zu Hause zu bleiben.

Während ihres Berichts ist es kurz ganz still, dann geht es los. Die Feuerwehr hebt den Mann von der einen auf die andere Trage, die Anästhesistin übernimmt den Kopf, der Unfallchirurg den Körper. Im Gesicht des Adonis die Andeutung einer Stirnfalte, kurzer Bodycheck[80], er nickt. Der Patient kriegt ein Ganzkörper-CT, nach dem Bericht der Notärztin scheint dies fast untertrieben, doch bevor es weitergeht, fällt sein Blutdruck, und es wird hektisch, die Anästhesistin hängt eine Blutkonserve nach der anderen an, aber es wird nicht reichen, der Mann verstirbt auf dem Weg ins CT, doch das erfahre ich erst später, denn ich werde nach nebenan gerufen, wo der nächste Notarzt eingetroffen ist.

Der Mann auf der Trage ist kaltschweißig und atmet schnell.

»Die Intensivstation hat keine Betten«, sage ich.

---

versorgung, rote Blutkörperchen und die Konzentration lebenswichtiger Blutsalze – die BGA ist die »Tagesschau« in 100 Sekunden, wenn die in Ordnung ist, kann man weiterzappen.

80 Schnelle, strukturierte Ganzkörperuntersuchung von Traumapatient:innen in der Notfallmedizin, nicht zu verwechseln mit schnellem, strategischem Ausknocken von Gegner:innen im Eishockey.

»Was soll ich machen?«, fragt der Notarzt.

»Nichts«, sage ich. »Ich rede mit mir selbst. Hat er schon Morphin gekriegt?«

»Gerade eben 5 mg.«

»Mir wird schwindlig«, sagt der Patient.

»Das ist das Morphium, gleich wird es besser.«

Pfleger Rolf schließt den Monitor an, und ich nehme Blut ab, es tropft auf den Boden, je mehr man sich dann beeilt, die Flexüle wieder zuzustöpseln, desto übler wird es, meine Schuhe werde ich wegwerfen, die Hose, wäre es meine, auch, doch sie wird in die Wäsche kommen, oft schon habe ich mich gefragt, was die Kleidung, die ich gerade trage, wohl am Vortag erlebt hat, aber zum Glück erfahre ich es nie. Endlich sitzt der Verschluss, und ich reiche Rolf eine blutverschmierte BGA-Spritze.

Gespielt genervt verzieht er das Gesicht.

»Wir nehmen Sie jetzt an die Maske«, sage ich. »Das ist zu Beginn sehr unangenehm, versuchen Sie, nicht dagegen zu atmen.«

Der Mann schüttelt abwehrend den Kopf, und ich sehe die Panik in seinen Augen, als wir die Maske festzurren. Hätte ich Jura studiert, müsste ich spätestens jetzt nach Hause gehen, denn Einverständnis sieht anders aus, doch es gibt keine Patientenverfügung, und Zeit für Diskussionen gibt es auch nicht.

Habe ich mir meinen Beruf so ausgemalt?

Nein.

Naiv.

Doch wo liest man die Realität nach? Oder vielmehr wann?

Oft schon habe ich mich gefühlt wie eine Ornithologin, die allein auf einer verlassenen Insel struppige Vögel zählt, des Abends in ihrer Hütte friert und sich fragt, warum zum Geier sie glaubte, aus ihrer kindlichen Vorliebe für Eulen ein Zoologie-Studium ableiten zu müssen.

Lässt sich von einer Achtzehnjährigen mehr Weitblick erwarten als von einem kleinen Mädchen? Wahrscheinlich ja, aber ich kenne viele, deren Entscheidung für das Medizinstudium ähnlich überlegt gefallen sein dürfte: Gutes Abi. Jura? Ach nö, macht mein Papa. Na dann …

Mit einer großen Schere schneidet Rolf das Unterhemd des Patienten in Stücke, und wenig später ist der Mann nackt. Dann ein Blasenkatheter, niemand meint es böse, aber der Mann ist immer noch nackt. Sein Ausgeliefertsein berührt, und im Rest der Stadt geht das Leben weiter. Auch das denke ich mir oft, wie die Zeit an unterschiedlichen Orten für den einen Menschen ganz andere Dinge tut als für den anderen, und überhaupt ist der Mensch allem ganz schön ausgeliefert, mein Patient hat nun endlich eine Decke, und der von nebenan braucht keine mehr, vielleicht bin ich empfindlicher geworden, aber für heute reicht es mir – zum Glück hat die Intensivstation nun doch ein Bett.

»Rate mal, welches«, sagt Rolf, aber ich ahne es schon, der Traumaalarm hatte ein Bett geblockt, das ist nun frei, genau wie die Decke, die der Mann nie gebraucht hat. Ich bin fast froh, dass meine nächsten beiden Patienten kein Problem haben außer zu viel Zeit: Ich erfahre in einer Detailfülle von ihrem Schnupfen, dass ich mir sicher bin, sie müssen sehr lange studiert haben, anders kann ich mir die Kapazität, eine banale Tatsache von derart vielen Seiten zu beleuchten, nicht erklären. Aber hey, immerhin stirbt niemand.

Welches Fach hätte ich denn machen können, hätte ich vorher gewusst, dass mir auf einmal alles zu viel ist?

HNO? Kehlkopfkrebs …

Gynäkologie? Brustkrebs …

Urologie? Prostatakrebs …

Auge? Auge!

Warum bin ich darauf nicht gekommen? Kaum Krebs, wenig Tod, nur ein Organ, und doch bei allem das Gefühl, es immer schon gewusst zu haben: Diabetes, na klar, sehe ich am Augenhintergrund, Bluthochdruck, ihr Deppen, das wusstet ihr nicht? Gefäßverkalkung, Entzündung – was macht ihr eigentlich den ganzen Tag?

Das Auge als Tor zur Seele, aber zwischen dir und dem Leiden ist immer die Untersuchungslampe, sie ist das Stück Distanz, das im Schockraum so oft verloren geht, der Puffer für den Selbstschutz, in die augenärztliche Sitzung bereits integriert – man sieht den Leuten in die Augen, ohne ihnen in die Augen zu sehen. Dazu immer pünktlich Feierabend, nie Blut abnehmen, und Medikamente gibt es auch nur drei: Augentropfen, Augentropfen, und diese spezielle Art von Augentropfen, die in die Augen getropft werden. Ich gebe zu: Riefe man mich zu einem roten Auge, mir fiele am Ende nur Schröpfen ein.

Dafür ist der augenärztliche Kollege, der mich aufhält, als ich gerade aus dem Schockraum komme, relativ fantasielos, was die erhöhten Blutdruckwerte seines Patienten betrifft. Wir sind also quitt, zumindest, was unser Unwissen betrifft. Ein schöner Gedanke.

»Ich sehe ihn mir mal an«, sage ich und öffne die Tür zum Behandlungszimmer, während der Augenarzt mir dankend zunickt und sich auf den Weg in den Warteraum macht, um seinen nächsten Patienten abzuholen.

»Ich tippe mal auf rotes Auge«, sagt er noch, und ich nehme mir vor, ihn später zu fragen, ob er zufrieden ist mit der Wahl seines Fachgebiets.

Der Patient, der selbstredend auch ein rotes Auge hat, wird von seiner Frau begleitet, die ein Kopftuch trägt, und ich schäme mich, als ich überrascht bin, dass nicht er spricht, sondern sie.

Die beiden haben ein kleines Baby dabei.

»Wie alt ist es denn?«, frage ich.

»Drei Tage«, sagt die Frau.

Sie sieht aus, als käme sie von einer Schönheitsfarm, vielleicht ist das Kind adoptiert?

»Herzlichen Glückwunsch«, sage ich.

»Danke«, antwortet die Frau freundlich, und ich schäme mich weiter, drei Wochen krank nach Fehlgeburt, und drei Tage nach Geburt ... na ja ... hier.

Viele Gefühle drin in diesem Dienst. Als Mensch mit Sprachbarriere ist man ausgeliefert, denn der Informationsverlust ist enorm, egal, wie gut die Übersetzung ist, und außerdem ist man immer in der schwächeren Position. Eine Freundin hatte mir von dem Hausarztbesuch ihres italienischen Freundes erzählt, der hatte die zugegebenermaßen eher hypochondrischen Beschwerden ihres Freundes mit den Worten »das ist Pillepalle« abgetan. Der Freund hatte erleichtert genickt, immerhin gab es eine Diagnose, aber dann besorgt gefragt: »Was ist denn Pillepalle?«

Der Arzt sagte ihm, das solle er seine Freundin fragen, und das tat er auch. Noch aus der Praxis rief er sie an und sagte: »Ich habe Pillepalle, was ist das?«

Meine Freundin war kurz besorgt, sie hatte Pillenpanne verstanden, aber dann fiel ihr auf, dass in diesem Fall wohl eher sie ihn anrufen würde als umgekehrt, außer er ging fremd und bekam das Kind einer anderen Frau, sie erzählte mir, dass ihr in diesem Moment viele Dinge durch den Kopf geschossen sind, aber am Ende tat sie nichts, außer die Praxis wechseln. Nur ihr Freund blieb dem Hausarzt treu, der sei der Einzige, der ihm Deutsch beibrächte, sagte er, alle anderen sprächen immer nur Englisch oder testeten ihre sinnlosen Vokabeln aus Duolingo und dem Volkshochschulkurs.

Als ich Martin davon erzählt hatte, grinste er. »Erinnerst du dich an den Kollegen, der sich entschieden hat, den Mann mit dem deutschen Namen aufzurufen, obwohl Frau Mohammadi eher da war?«

Ich nickte. »Der Moment der ultimativen Gerechtigkeit«, sagte ich, und gemeinsam schwelgten wir in der Erinnerung an das Gesicht des Kollegen, als sich der alkoholkranke Herr Müller-Meier-Schmidt zur Begrüßung über das Stethoskop des Kollegen erbrach, Sandra hingegen Frau Mohammadi nach drei Minuten fokussierter Anamnese in die Chirurgie verlegt hatte.

»Wo trug der Kollege noch mal sein Stethoskop?«

»Um den Hals natürlich«, grinste Martin.

Das Problem des hohen Blutdrucks ist ähnlich schnell geklärt. Aus Sorge, er könne den Moment verpassen, in dem er aufgerufen werden würde, hat der Mann fünf Stunden im Warteraum ausgeharrt, ohne sich von seinem Platz zu bewegen. Als ich schließlich vorsichtig auf seinen Unterbauch drücke, wird sein Auge noch röter, außerdem unterdrückt er ein Stöhnen. Ich schicke ihn auf Toilette, und nachdem er seine Blase entleert hat, ist der Blutdruck völlig in Ordnung.

Dankbar schütteln seine Frau und er mir die Hand, und als ich dem Augenarzt von meiner Diagnose berichte, ist auch dieser sichtlich erleichtert ob der ausnahmsweise eindeutigen internistischen Stellungnahme.

»Tut mir leid, dass ich da nicht selbst draufgekommen bin«, fügt er ein wenig beschämt hinzu.

»Ich kann gerne noch mal den Urologen fragen, ob er ähnlich gehandelt hätte«, sage ich.

»Um Himmels willen, nein!«

»Sind Sie eigentlich zufrieden mit Ihrem Fach?«, frage ich.

»Definitiv«, sagt er. »Und Sie?«

»Wenn ich beide Augen zudrücke.«

—

Am Morgen mache ich Mareike die Übergabe.

»Schön, dass du wieder da bist«, sagt sie. »War viel los?«

Ich nicke geplättet. »Viel Schockraum, wenig Betten. Und dazwischen all das andere.«

»Das war die ganzen letzten Wochen so. Du hast nichts verpasst.« Sie lächelt. »Ganz schön übel, so eine Mandelentzündung im Erwachsenenalter«, fügt sie mitleidig hinzu.

Ich drehe mich um, aber es ist niemand im Zimmer, und kurzerhand erzähle ich ihr die Wahrheit.

»Ach Nicki«, sagt sie und umarmt mich. »Das tut mir wirklich leid. Wie geht es dir?«

»Deutlich besser, aber jetzt schlägt er mir einen Auslandsaufenthalt vor.«

»Sprechen wir eigentlich die ganze Zeit von Micha?«

Ich werde rot. »Ist das so eindeutig?«

»Ich glaube nicht, aber ich habe euch neulich zusammen gesehen.«

»Wann denn?«

»Ihr kamt gerade aus dem Arztzimmer.«

Ich werde noch röter.

»Ihr saht aus, als könntet ihr viel Spaß in Chile haben.« Sie zwinkert mir zu.

Ich überwinde meinen Apothekenmoment und frage sie ernsthaft um Rat.

»Nach alles hinwerfen klingt es für mich nicht«, sagt sie. »Obwohl ich es persönlich sehr schade fände.«

»Ich habe Angst, ich könnte es trotz allem vermissen.«

»Was denn?«

»Na das hier.« Ich mache eine ausladende Bewegung mit der Hand.

»Das Ersatzleben, weil das echte Pause macht?«

Ich spüre, wie meine Gefühle einander konterkarieren. Gerade noch erdrückt von der Mitleidlosigkeit des Schockraums und schon voller Sorge, es bliebe nichts von meinem Leben übrig, überließe ich es der Leere der Karrierelosigkeit.

»Die Leere der Karrierelosigkeit«, sinniert Mareike, und ich wundere mich nicht einmal mehr, dass ich anscheinend laut gedacht habe.

»Ich befürchte, wir haben uns alle daran gewöhnt«, sagt sie. »An den Stress und das Adrenalin, die Überstunden, den Nachtdienstzuschlag und vielleicht auch die Anerkennung der anderen, aber der Preis ist hoch ...« Sie legt mir eine Hand auf den Arm. »Wenn du es dir leisten kannst, warum nicht eine Auszeit? Noch dazu, wo sie sich dir sozusagen in den Weg wirft? Zurück kannst du immer, und dem Chef ist ohnehin alles egal, außer du wirst ...«

»... schwanger und fällst komplett aus. Jaja ...«

Wir grinsen beide.

»Mir hat mal ein Kollege beim Tanzen zugerufen, ich solle keine Pause machen, die Menopause käme früh genug«, sagt sie.

»Puh«, sage ich.

Sie lächelt mich an. »Ich muss dir auch etwas erzählen ...« Sie blickt über ihre Schulter, aber wir sind unverändert alleine im Zimmer.

»Jetzt bin ich gespannt«, sage ich.

Auf dem Nachhauseweg schreibe ich Inma. »Warst du schon mal in Valparaíso?«

»Ja«, schreibt sie sofort zurück. »Aber vor allem als Patientin im Krankenhaus. Seeigel. Nicht mein bester Urlaub. Essen auf Station allerdings besser als bei euch.«

Na dann.

Die Ulme aller Ulmen

Am Abend bin ich mit Martin und Nina verabredet. James steht hinterm Tresen und sorgt dafür, dass unser erster Drink aufs Haus geht. Dann zieht er sich seine schwarzen Barkeeper-Handschuhe aus und stößt mit uns an.

»Ist das ein Ring an seiner Hand?«, flüstert Nina, als James wieder abtaucht.

Martin nickt. Er sieht maximal beglückt aus, wie ein Kleinkind, das aus Versehen mit Handy und Nutella-Glas allein gelassen wurde, oder wie dessen Eltern, als sie feststellen, dass das die Lösung all ihrer Probleme ist.

»Und wo ist dein Ring?«, frage ich.

»James heiratet erst einmal sich selbst, und wenn das gut läuft, komme ich mit dazu.«

»Ehrlich?«

»Quatsch. Hier ist mein Ring, und ihr seid Trauzeuginnen.« Sein Lächeln geht übers ganze Gesicht.

»Ehrlich?«

»Ehrlich.«

Wir umarmen erst ihn und dann James und dann wieder ihn, und schon geht der nächste Drink aufs Haus.

»Welch Erleichterung«, flüstert Nina mir zu. »Noch so ein Abend, und ich hätte ihm selbst den Antrag gemacht.«

»Ich habe noch eine Neuigkeit«, sagt Martin.

Wir sehen ihn an.

»Ich werde kündigen.«

»Was?«

»James und ich wollen reisen.«

»Wohin denn?«

»James hat praktisch überall in Europa Verwandte, und ich möchte gerne nach Nepal.«

»Das klingt toll«, sagt Nina.

»Finde ich auch!«

»Das einzige Problem … Er will nicht fliegen.«

»Bliebe Potsdam«, sage ich.

»Haha.«

»Oder der Spreewald«, grinst Nina. »Dort ist meine letzte Beziehung gescheitert.«

»Wieso?«

»Trennung aufgrund asynchronen Ruderschlags.«

Martin lacht. »Bei mir war es immer der Tanzkurs. Genauer gesagt, der Zwischenschritt. Keine Ahnung, wer sich schon alles wegen des Zwischenschritts getrennt hat.«

Ich hebe die Hand.

Nina räuspert sich. »Ich habe ähnliche Neuigkeiten«, grinst sie und macht eine Pause.

»Na sag schon.«

»Ich werde auch kündigen.«

Martin und ich blicken uns an.

»Warum denn das?«

»Ihr erinnert euch an Georg?«

»Georg der Geiger?«, fragen wir beide gleichzeitig.

Sie nickt. »Wir haben vorhin Schluss gemacht. Es ist okay, ehrlich!«, wehrt sie unser Mitleid ab. »Es war mehr Nostalgie als neues Gefühl … Aber was mir wirklich gefehlt hat, ist die Musik – und meine Geige … Eine Orchesterkarriere ist utopisch, das weiß ich, aber ich möchte wieder Unterricht nehmen, und dafür brauche ich Zeit.«

»Ich finde die Idee wunderbar«, sage ich, und noch bevor ich sie umarmen kann, hat Martin schon die nächste Runde aufs Haus organisiert.

Nina prostet uns zu. »Wie hast du dich eigentlich entschieden?«, fragt sie.

»Ich gehe mit Micha nach Chile«, sage ich.

Nina und Martin prusten los.

»War einer schon beim Chef?«

Wir schütteln den Kopf.

—

Am nächsten Tag habe ich frei, und als Micha von der Arbeit kommt, setzen wir uns mit einem Bier in den Park.

»Nina und Martin planen ein Sabbatical«, sage ich.

Micha lacht auf. »Der Chef kriegt einen Herzinfarkt ...« Dann wird er ernst. »Und was ist mit dir?«

»Gruppenzwang«, sage ich und sehe ihn an.

Er nimmt meine Hände in seine. »Ich hatte es gehofft«, sagt er.

»Ich mache es nicht nur wegen dir.«

»Umso besser. Kann ich also doch die Chilenin heiraten.«

»Kannst du«, sage ich. »Ich fahre wegen der Pappeln.«

»Natürlich.« Er grinst, und es ist wieder dieses ein wenig unbeholfene Grinsen, das ich so gerne mag.

»Wusstest du, dass Mareike auch kündigt?«, frage ich.

»Nicht dein Ernst.«

»Doch. Du hättest sie inspiriert, sagt sie. Sie will wieder mehr Zeit mit ihrem Mann verbringen, ins Theater gehen, die Kinder sehen.«

»Der Chef wird mehrere Bypässe brauchen ... Hast du schon mit ihm gesprochen?«

Ich schüttle den Kopf. »Morgen«, sage ich, und dann bleiben wir noch eine Weile sitzen, ohne zu reden.

Erst als es anfängt zu tröpfeln, nehmen wir unsere Fahrräder und fahren zu mir. Es ist spät geworden, und der trockene Boden staubt, als die Regentropfen nach wochenlanger Durststrecke auf seiner Oberfläche zerplatzen.

»Ich habe gar nicht mehr damit gerechnet, dass Regen eine Option sein könnte«, sagt Micha, als wir schließlich komplett durchnässt bei mir zu Hause ankommen.

»Ich auch nicht«, sage ich und hole uns ein Handtuch.

»Duschen bei dir ist immer ein bisschen wie im Hotel«, sagt Micha.

»Wieso?«

»Wegen der weißen Handtücher. Und sag mal, bügelst du die?«

»Natürlich nicht«, lüge ich, und dann verbringen wir einen dieser seltenen Momente, in denen nicht nur die Zeit ein wenig stehen bleibt, sondern auch man selbst, und der Duft des regennassen Asphalts verschmilzt mit dem unserer Körper, von Ferne ein Lachen, leise Musik, und das Geräusch der Tropfen noch lange auf dem Fensterbrett.

Am nächsten Tag verschlafen wir wieder fast, und erst als ich mich am Eingang der Rettungsstelle von Micha verabschiede, der seine Notarzt-Jacke im Auto hat liegen lassen, fällt mir ein, dass ich Geburtstag habe.

»Warum hast du denn nichts gesagt??«

Nina und Martin, die ich einweihe, weil mir bisher nicht einmal meine Mutter gratuliert hat, sind ehrlich empört.

»Es war so viel los«, sage ich.

Kopfschüttelnd umarmt mich Martin. Nina gibt mir einen Kuss auf die Wange.

»Na dann herzlichen Glückwunsch! Du siehst keinen Tag älter aus als 36.«

»Ich bin 34 geworden.«

»Oh«, grinst sie.

Überraschenderweise ist die Rettungsstelle leer. Das ist ungewöhnlich für einen Freitagvormittag mit Nieselregen, da denkt halb Berlin eigentlich, das wäre doch mal wieder was, nicht dass am Montag die Sonne scheint und man draußen was verpasst ...

Gemeinsam setzen wir uns mit einem Kaffee zu Pfleger Rolf in den Pflegestützpunkt.

»Braucht ihr den Computer?«, fragt er.

Wir schütteln den Kopf.

»Uns ist bloß langweilig«, sagt Martin.

»Ihr könnt mir helfen, den Verbandswagen aufzufüllen«, sagt Schwester Beate, die gerade ins Zimmer kommt.

Rolf duckt sich hinter den Computer. Nina und ich tun es ihm gleich.

»Ich mach schon«, sagt Martin.

»Schleimer«, ruft Rolf ihm hinterher, ist aber sichtlich froh, nicht aufstehen zu müssen.

Um 18 Uhr ist immer noch niemand da, und endlich ist auch Beate zufrieden mit dem Füllungszustand der Vorratsschränke. Erschöpft lässt sich Martin auf einen Stuhl fallen. Beate tut es ihm gleich.

»Danke«, sagt sie lächelnd. »Magst du vielleicht bei uns anfangen, jetzt wo du gekündigt hast?«

»Woher weißt du denn das?«

»Die Rettungsstelle hat Ohren«, sagt Rolf.

»So ein Schmarrn«, sagt Beate. »Ich habe Augen, und der Chef sah vorhin aus, als bräuchte er dringend eine Mutter-Kind-Kur.«

Rolf seufzt. »Nicht, dass ihr euch etwas darauf einbilden solltet, aber ganz so schlimm wie sonst war es mit euch nicht.«

»Nimmst du dir Schwester Beates Komplimente zum Vorbild?«

Rolf nickt.

Beate grinst.

Dann geht die Tür.

»Hoffentlich ist es nicht für uns«, seufzt Martin. »Ich bin gefühlt schon halb im Urlaub.«

Leider landet der Schein direkt auf dem internistischen Brett.

»Für Drogen ist es zu früh«, sagt Rolf.

»Alkohol?«, schlage ich vor.

»Vorhofflimmern«, sagt Nina, die als Erste aufgestanden ist. »Aber sieh mal, die Patientin heißt wie du.«

»Zeig her!« Ich greife nach dem Rettungsstellenschein, und sie hat recht, die Patientin heißt wie ich.

Oder vielmehr wie meine Mutter.

In diesem Moment bringt Schwester Babsi zehn weitere Scheine.

Nina liest vor: »Brustschmerzen, Schwindel, Diabetes ... die heißen alle so wie du!«

Ich springe auf und gehe in den ersten Behandlungsraum. Dort wartet meine Mutter.

»Mama!«, sage ich entsetzt. »Was machst du denn hier?«

»Ist Papa schon da?«, flüstert sie.

»Ist der auch krank?«

»Ich bin doch nicht krank!«

»Aber hier steht Vorhofflimmern.«

»Ich weiß nicht mal, was das ist. Hat Papa gegoogelt. Er hat eine Bauchwandhernie, und dein Bruder einen Herzinfarkt.«

»Wie bitte?«

»Mensch, Nicki, jetzt sei doch nicht so fantasielos, wir kommen, um mit dir Geburtstag zu feiern!«

»Das könnt ihr doch nicht machen!«

»Wieso nicht? Die Schwester an der Anmeldung hielt das für eine gute Idee. Sie ruft gerade ihre Familie an.«

»Du hast das Schwester Babsi erzählt?«

»Wie gesagt, sie war begeistert, und ihr Mann bringt Nachtisch mit. Ich habe Nudelauflauf dabei und Papa die Gitarre. Deine Schwester hat sogar versprochen, ihn auf der Geige zu begleiten, und du weißt, wie sie sich sonst immer ziert.« Meine Mutter ist bester Laune. »Kann ich die Töpfe irgendwo warm stellen? Ich habe extra ein bisschen mehr gekocht.«

Ich gebe auf und suche Pfleger Bastian. Der wirkt ertappt, als ich ihn im Warteraum antreffe. Er misst gerade einem älteren Mann, der ihm sehr ähnlich sieht, den Blutdruck.

»Das ist mein Vater«, sagt er. »Er hat ...«

»Herzinfarkt oder Bauchwandhernie?«, frage ich.

»Nierenstein«, sagt der Mann stolz. »Mein Neffe macht Bauchwandhernie.«

»Dann kann er ja neben meinem Mann sitzen«, sagt meine Mutter. Sie ist mir gefolgt.

»Mama«, sage ich. »Du kannst doch nicht einfach ...«

Micha kommt ins Zimmer.

»Hast du deine Jacke gefunden?«, frage ich.

Er nickt. »Was ist denn hier los?«

»Sie sind also dieser Oberarzt?«, sagt meine Mutter und mustert ihn von oben bis unten.

»Wer ist das?«, fragt er.

»Das ist meine Mutter«, sage ich betreten.

»Was macht sie denn hier?«

»Den Geburtstag meiner Tochter feiern! Schreiben Sie diesen Dienstplan?«

»Warum hast du mir nicht gesagt, dass du Geburtstag hast?«, fragt Micha.

»Hätte ich freibekommen?«

»Natürlich nicht«, sagt er. »Ich arbeite ja auch an meinem.«

»Du hast auch heute Geburtstag?«

Martin und Nina verdrehen die Augen.

In diesem Moment betritt Schwester Babsi den Raum.

»Deine Mutter hat eine Blinddarmentzündung«, sagt sie und wedelt mit einem weiteren Rettungsstellenschein.

»Meine Mutter hat doch Vorhofflimmern«, sage ich.

»Nicht deine Mutter, seine«, sagt sie und deutet auf Micha. Der öffnet irritiert die Tür und läuft in die Arme einer freundlich blickenden Frau mit einem großen Picknickkorb in der Hand.

»Mama«, sagt er. »Was machst du denn hier?«

»Herzlichen Glückwunsch, mein Bubi!«

Martin, Nina und ich grinsen uns an, und Micha wird tatsächlich rot.

»Sie hatten also dieselbe Idee?« Meine Mutter freut sich und schüttelt Michas Mutter die Hand. »Dann können wir ja gemeinsam essen!«

Ich blicke zu Micha.

Der blickt zu seiner Mutter.

»Jetzt sei nicht so ein Stoffel«, sagt die. »Ich habe Gulasch mitgebracht.« Sie tätschelt ihm die Wangen. »Das wünscht sich mein Bubi immer zum Geburtstag«, sagt sie.

Martin prustet in seinen Kasack, und Micha wird noch ein wenig röter.

»Deine Schwester kommt auch gleich«, sagt seine Mutter. »Die Kinder haben Windpocken.«

Als ich aus dem Fenster sehe, hat sich eine riesige Schlange vor der Tür gebildet, und in den nächsten Minuten füllt sich die Rettungsstelle mit Michas Familienmitgliedern, die offenbar Infektionskrankheiten gegoogelt haben: Scharlach, Masern, Mumps, Röteln – nicht alle haben ihre Hausaufgaben gemacht: »Pocken sind doch ausgestorben!«, rügt Micha seinen Bruder.

»Sei nicht immer so ein Besserwisser«, schimpft der und baut mit Pfleger Rolf aus zwei Patientenliegen eine lange Tafel im Arztzimmer.

Schwester Beate holt weiße Laken aus dem Schockraum, und an Kerzen hat selbstverständlich meine Mutter gedacht. Wenig später treffen die Kinder von Schwester Babsi ein, alle mit angeborenen Gerinnungsstörungen, und die Familie von Pfleger Bastian, die sich auf chronisch entzündliche Darmerkrankungen spezialisiert hat. Die Angehörigen des Laborpersonals haben durchweg Hepatitis und die des Sicherheitsdienstes komplizierte Schussverletzungen.

»Magst du nicht James Bescheid sagen?«, fragt Nina Martin.

Der deutet zufrieden Richtung Eingang, wo Schwester Beate James den Blutdruck misst.

»Brustschmerzen?«, fragt sie.

James schüttelt den Kopf. »Z76.9.«[81]

»Beeindruckend recherchiert, und als Einziger ehrlich«, sagt sie anerkennend.

James nickt dankend und macht sich sofort daran, mit Mareikes Mann, der sich als versierter Sommelier erweist, eine Bar aufzubauen.

Dann beginnt das Fest.

Der Auflauf meiner Mutter reicht für die halbe Rettungsstelle und das Gulasch von Michas Mutter für die restliche

---

81 »Inanspruchnahme des Gesundheitssystems aus nicht näher bezeichneten Gründen«. Gibt es tatsächlich als Diagnoseoption und trifft eigentlich immer dann zu, wenn man bei schlechtem Wetter aus Langeweile in die Rettungsstelle geht.

Klinik. Die beiden Frauen verbrüdern sich. Mein Vater tanzt mit Schwester Beate, ich tanze mit Micha.

»Wäre der nicht was für dich?«, flüstert mir meine Mutter zu, und ich nicke.

Martin und Nina grinsen.

Da torkelt ein Mann um die Ecke.

»Du hast Onkel Theo eingeladen?«, frage ich meine Mutter.

»Natürlich, das ist doch ideal! Er kann trinken, so viel er will, und wir können in Ruhe feiern, ohne dass ihn einer extra in die Rettungsstelle bringen muss, wenn er stürzt.«

Der Plan geht auf. James mixt einen Drink nach dem anderen, und Onkel Theo wird alle halbe Stunde durchs CT gefahren.

»Keine intrakranielle Blutung«, schreibt der Radiologe ein ums andere Mal, bis meine Mutter die Idee hat, ihn in Ruhe stürzen zu lassen und am Ende der Nacht einfach ein Sammel-CT zu machen.

Micha ist beeindruckt, der Radiologe erleichtert, und Onkel Theo hat wie immer Glück, denn auch dieses CT ist unauffällig. Ich lege ihm zum Ausnüchtern eine Infusion und lasse die bayrische Unfallchirurgin die Platzwunde versorgen.

»Konnst du des ned langsom amoi seiba machn?«, sagt die, doch als sich der Adonis ohne Kinder, ohne Frau und ganz offensichtlich Single mit einem Teller Tiramisu neben sie setzt, hat sie mich vergessen.

Kurz darauf zieht Micha mich in sein Büro.

»Hast du eigentlich schon mit dem Chef gesprochen?«

Ich nicke. »Vorhin. Zusammen mit Martin und Nina.«

»Was hat er gesagt?«

Ich richte mich auf. »Lassen Sie mich rekapitulieren: Sie wollen mit Micha nach Chile, Mareike mit ihrem Mann ins Theater, Martin auf den Himalaya, und Nina hat sich eine neue Geige gekauft? Wo ist Ihr verdammtes Problem? Sie sind doch nicht mal Generation Z.«

»Was hast du geantwortet?«

»Das Problem ist das System.«

»Und er?«

»Sie ticken doch nicht ganz richtig.«

Micha lacht. »Mein Gespräch verlief ähnlich, aber wer will es ihm verdenken? Es gibt ein Sprichwort auf Spanisch, das heißt: Bitte die Ulme nicht um Birnen. No le pidas peras al olmo.«

»Der Chef ist die Ulme?«

Er nickt. »Die Ulme aller Ulmen.«

Ich lache, und als wir uns küssen, ist es auf einmal wieder da: das Gefühl, für das schon zehn Hausärzte, zwanzig Neurologinnen und siebenunddreißig Rettungsstellen keine Erklärung gefunden haben.

Danksagung

Ich danke meiner Agentin Anja Johannsen für ihren Enthusiasmus und die so professionelle wie herzliche Begleitung.

Danke auch an das restliche Team von Graf & Graf.

Vielen Dank an den Ullstein Verlag und ganz besonders an Benjamin Brückner, meinen Lektor. Ich hätte mir keine kompetentere Unterstützung wünschen können.

Ich danke Raphael Philipp für seine Inspiration und Hilfe. Dank auch an Ina Jacobi und Matthias Merkel für Einsicht in die Welt der Orchester und Fische. Vielen Dank an Katharina Wäschle, Alexander Wienand, Hanna Clemens, Uli Hannemann, Paul Bokowski, Bernd Jacobi, Renate Merkel und Günter Merkel.

Ich danke Rakete 2000, LSD (Liebe statt Drogen) und Prunk und Prosa für gemeinsame Lesefreuden, und ich danke all den Zuhörenden, ohne deren stete Resonanz ich womöglich immer noch ausschließlich Arztbriefe schriebe.

Vielen Dank an Mandy Mangler, Felix Bangert, Surath Perera und Christian Strasburger, der noch der letzten Aminosäure Poesie einzuhauchen vermag.

Ich danke der Berliner Ärztekammer für die Umbenennung ihrer Mitgliederzeitschrift in Berliner Ärzt:innen. Dies war der Anstoß zu meiner Kolumne.

Dank auch an die taz für das Drucken meiner Texte.

Danke an all die Chefärzte, die mich zu meiner Familienplanung befragt haben – ihnen habe ich das fünfte Kapitel gewidmet.

Der größte Dank jedoch gilt meiner Familie. Danke Mama, Gun, Papa, Ina, Matze, Jo. Danke Amici, Bren. Danke R., F., S.